颈椎病的诊断与非手术治疗

张卫华 刘 强 主编

化学工业出版社
·北 京·

内容简介

本书较为系统地讲解了颈椎病的病因及发病机制、临床常用检查方法、各型颈椎病临床表现与诊断，详尽地介绍了颈椎病的特效非手术疗法（牵引、推拿手技、针灸、局部注射、中西药物、物理疗法、体育疗法）、颈椎病的康复与自我疗法、预防与保健以及与颈椎有关的常见疾病的治疗等内容。其内容丰富，文、图、视频并茂，方法具体，操作性强，并附有20个典型病例治疗介绍，适合外科临床医师（特别是颈椎病专科医师）、中医师、基层医务人员和颈椎病患者阅读参考。

图书在版编目（CIP）数据

颈椎病的诊断与非手术治疗 / 张卫华，刘强主编．北京：化学工业出版社，2025. 8. -- ISBN 978-7-122-48441-3

Ⅰ. R681.5

中国国家版本馆CIP数据核字第2025LT8540号

责任编辑：郭伟疆　高　霞　　文字编辑：赵阿丽　师明远
责任校对：王鹏飞　　装帧设计：关　飞

出版发行：化学工业出版社
（北京市东城区青年湖南街13号　邮政编码100011）
印　　装：大厂回族自治县聚鑫印刷有限责任公司
710mm×1000mm　1/16　印张15　字数289千字
2026年1月北京第1版第1次印刷

购书咨询：010-64518888　　售后服务：010-64518899
网　　址：http://www.cip.com.cn
凡购买本书，如有缺损质量问题，本社销售中心负责调换。

定　　价：69.90元　

#《颈椎病的诊断与非手术治疗》
编写人员名单

主　编　张卫华　刘　强

副主编　王孟琳　安军明　曹　雪

编　者（以姓氏笔画为序）

马利波　王　健　王孟琳　吕　瑛
刘　强　闫子月　安军明　李　昂
张　朴　张卫华　赵　耀　贺瑨帮
晁姣姣　黄功琴　曹　雪　龚吉春
符奇飞　策勒木格

前言

颈椎病是现代社会中一种极为常见的疾病，人们长时间伏案工作，低头玩手机，不良的坐姿、睡姿使它的发病率逐年上升，且呈现出年轻化的趋势。它让患者感受到颈肩疼痛、头晕目眩、上肢麻木，严重影响了患者的工作效率与生活质量。

在颈椎病的众多治疗方法中，手法治疗以其独特的优势和显著的效果备受关注。本书在前5版基础上完善而成，旨在系统、全面地介绍颈椎病的相关知识以及特效的手法治疗方法。作者从基础理论入手，详细阐述了颈部应用解剖与中医经络脏腑的关系，让读者对颈椎的生理结构和病理机制有深入的了解；分析了各种因素在颈椎病发生发展过程中的作用，为后续的治疗提供了理论依据；介绍了颈椎病的检查方法，帮助读者准确判断颈椎病的类型、病情严重程度，为制订个性化的治疗方案奠定基础；讲解了各类型颈椎病临床表现、诊断标准及鉴别诊断，使读者能够清晰地认识各种颈椎病的特点，避免误诊和漏诊。

本书的核心部分——特效手法治疗，是作者多年临床经验的总结和提炼。作者详细介绍了推拿手技疗法、针灸疗法等多种手法治疗的具体操作方法、适应范围及注意事项，还配备了大量插图和诊疗视频。这些手法治疗不仅具有疏通经络、行气活血、松解挛结筋肉、整复错位颈椎等功效，而且操作相对简便、安全，副作用小，易于被广大患者接受。本书还介绍了其他辅助治疗方法，如牵引疗法、封闭与穴位注射疗法、中西药物疗法、理疗、体育疗法等，以及颈椎病的康复与自我疗法、预防与保健等方面的知识。通过综合运用多种治疗方法，能够达到更好的治疗效果，帮助患者缓解症状、恢复功能、提高生活质量。

本书不仅适合从事中医推拿、针灸、康复等专业的医护人员参考借鉴，也适合广大颈椎病患者阅读参考。由于编写时间有限，内容庞杂，疏漏之处在所难免，恳请广大读者批评指正，希望本书能够成为广大读者对抗颈椎病的有力武器，为大家的健康保驾护航。让我们共同努力，摆脱颈椎病的困扰，享受健康美好的生活。

張卫华

2025年5月

原第1版 前言

颈椎病是临床常见的多发性疾病。随着社会竞争的日益激烈，工作、学习压力的不断增加和劳动强度的进一步加大，近年来本病的发病率有明显增高趋势，这种增高趋势在中老年人中表现得更为突出，不仅给广大患者身体上造成了一定的痛苦，而且也带来了不同程度的精神压力，影响其工作、学习和生活，因而研究、探索并总结治疗颈椎病的有效治法和预防措施十分必要。

本书作者由从事非手术治疗颈腰椎病临床及其研究工作多年、实践经验丰富的专家组成。本书较系统地论述了颈项部应用解剖学、常用检查方法、颈椎病的病因、发病机制、分型、临床表现、诊断与鉴别诊断；详尽地介绍了牵引、推拿手技、针灸、穴位注射与封闭、中西药物、刮痧与拔罐、理疗、体疗等多种非手术疗法及预防保健措施。本书具有以下特点。

1. 内容丰富、全面，以中西医理论为指导，介绍的方法均为治疗颈椎病最主要的且疗效颇佳的非手术疗法。

2. 条理清晰，语言精练。

3. 图文并茂，方法具体，可操作性强，并摘录了作者20余年临床实践的部分典型病例，便于按图索骥，效仿应用。

本书适用于各级各类医生，特别是颈椎病专科门诊医生及中（西）医医学院校学生、基层临床工作者学习和使用。

由于作者水平有限，书中错误和疏漏之处，敬请广大读者和同仁斧正。

张卫华

2005年6月

目录

第一章
绪 论

颈椎病病因较多，病理变化较为复杂，临床表现多种多样，给患者身心健康和生活带来不同程度的影响，是一种常见的慢性退行性疾病。

一、颈椎病的基本概念

颈椎病，就字面意义而言，即颈段脊柱疾病的总概括，其涵盖的内容十分广泛，包括颈段脊柱的骨性（骨折、骨质疏松、退行性变等）、软组织性疾病（炎症、损伤、椎间盘突出等）和肿瘤等。我们这里讲的颈椎病是人们已习惯了的一种叫法，指以颈椎间盘、颈椎椎体及其各骨关节、软骨、韧带、肌肉、筋膜等组织原发性或继发性退行性变为主，致使其相邻的神经根、血管（主要是椎动脉）、交感神经、脊髓等组织受到压迫、刺激、失稳等损害而引起的相应临床症状与体征。

大量的临床工作与研究表明，颈段脊柱各组织退行性变，最早也是最主要的原因在于颈部各椎间盘的退行性变，而颈段脊柱其他组织的退变多继发于颈椎间盘退变之后，在此基础上，由于颈部的组织急性损伤、慢性积累性损伤，特别是工作中持续的不良姿势，进而导致椎节失稳、松动、微错位等动力学异常，或出现颈椎间盘髓核的突出、膨出或脱出，韧带、骨膜下血肿或见骨赘形成，以及继发颈椎椎管狭窄等器质性改变。

二、颈椎病的研究进展与临床特点

自 1948 年 Brain 将颈椎病确定为独立的一种疾病以来，人们对其进行了富有成效的基础研究和临床探索。

有关颈椎病的发病率，各地报道不一，约为3.8%～18%，颈椎病不同类型差别较大，神经根型最高，约占60%，其后依次为椎动脉型、交感神经型、脊髓型。目前，我国各省、市、县综合医院及中医医院几乎所有的骨科、疼痛科、针灸推拿科、理疗科主要采用中西医结合的非手术方法治疗本病，且取得了较为理想的治疗效果。有的医院还成立了专门的颈椎病、颈腰椎病或脊椎病专科；有的地区专门开设了颈椎病专科医院（如山东省青岛市等地），从事颈椎病专病的诊疗和科研工作。

笔者在多年诊治颈椎病的临床实践中发现，该病患病人群中中老年人居多，以40岁以上者多见，且随着年龄的增大就诊者愈多，50岁以上的患者经手法治疗症状缓解后1年内有近半数复发而出现不同程度的颈椎病症状与体征。但现在发病有趋向年轻化的趋势，20～30岁就诊者不断增加，大学生、中学生数量不少，也有部分小学生。从我们诊治的情况看，男女之间患病的比例相差不大，男性略多于女性。发病常与职业密切相关，主要是长时间低头伏案工作的公务员、编辑、文秘、会计、电脑操作者、检验工、教师、学生、图纸设计人员等群体。近年农民就诊率明显上升，这与农村产业结构调整、农民种植经济作物大量增加有关。近年来尽管诊治颈椎病的医生成倍增加，但患病就诊者增加量更多，说明该病发病率有逐年增高的趋势。

三、预防与诊治颈椎病的意义

由于颈椎病属常见、多发疾病，且近年有明显上升趋势，给广大患者的身心健康带来一定的影响，因而总结、研究、探索治疗颈椎病的有效方法和预防措施十分必要。

颈椎病多可通过详问病史，严格仔细的体格检查以及X线、脊髓造影、CT和磁共振成像等影像学检查得到确诊。颈椎病患者约95%经非手术治疗可痊愈或好转，仅有5%经非手术治疗效果不满意，对生活、工作造成严重影响的患者才考虑手术。因而非手术治疗该病是主要的、有效的、首选的方法。

第二章
颈部应用解剖

颈部位于头部、胸部与上肢之间。其前方有咽、喉、气管、食管、甲状腺等；两侧有纵行的大血管和神经；后部正中为骨性的脊柱颈段。

第一节　颈椎、颈部筋膜与肌肉

颈椎共有 7 块，第 1、第 2 和第 7 颈椎因形态有所差异，称为特殊颈椎；其余 4 块颈椎（即第 3、第 4、第 5 和第 6 颈椎）形态基本相似，称为普通颈椎。

椎骨由椎体、椎弓和突起三部分组成（图 2-1）。

一、普通颈椎的基本形态

（一）椎体

自第 2 颈椎至第 6 颈椎椎体逐渐增大，椎体的横径约为矢状径的 1.5 倍，上面略小于下面，后缘略高于前缘。男略大于女。椎体上面在横径上凹陷，在矢径上隆凸，下面在横径上隆凸而在矢径上凹陷。椎体上面的前缘呈斜坡状，下面前缘有嵴状突起，覆盖于其下一椎体上缘的斜坡上，上下椎体重叠呈马鞍状，故于椎体前方所见的椎间隙低于椎体中部椎间隙。在手术切除椎间盘时应加以注意，避免过多切除下位椎体的骨质。椎体前面呈弧形隆起，上、下缘有前纵韧带附着。后面扁平，有滋养血管出入孔，后纵韧带附着于此。椎体上面的侧方有嵴样隆起，

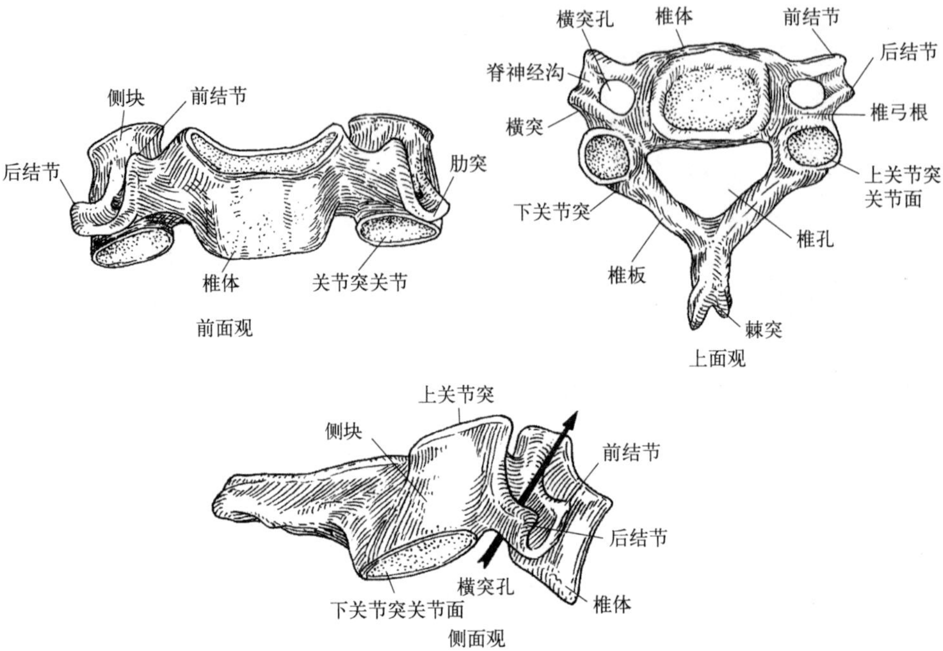

图 2-1　颈椎椎骨形态

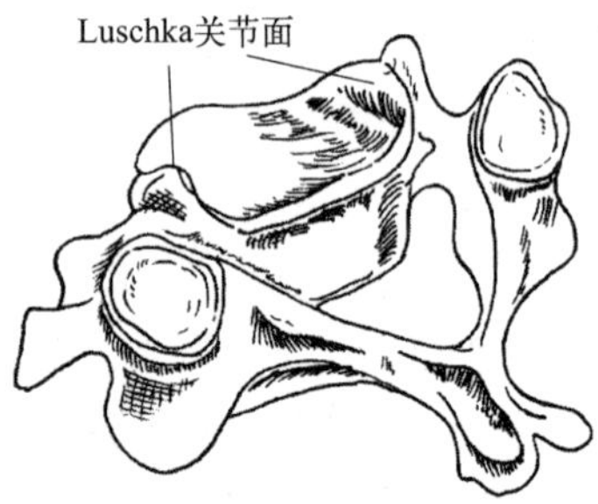

图 2-2　Luschka 关节

称为钩突，与上位椎体下面侧方相应斜坡的钝面形成钩椎关节（图 2-2），又名 Luschka 关节（德国人 Luschka 最早发现）。该关节属于滑膜关节，表层有软骨覆盖，周围有关节囊包绕，参与颈椎活动并限制椎体向侧方移动，可维持椎体间的稳定性。若遇到突发性头颈部外伤，可引起该关节创伤性关节炎，并引起脑部症状而易与脑外伤相混淆。钩椎关节的内侧为致密的椎间盘及隆起的钩突，从而阻止并减少了髓核自椎体侧后方突出或脱出的机会。其前方偏内为较坚韧的前纵韧带，偏外为血管丰富的颈长肌，后内缘与坚韧的后纵韧带相延续，后外则有钩椎韧带附着，以增强关节的稳定性。颈椎各关节、韧带等随年龄的增长而出现退行性变，可引起血管、神经压迫，产生相应的临床症状。

（二）椎弓

椎弓从椎体侧后方发出，呈弓状，由左右各一的椎弓根和椎弓板构成。椎弓根短而细，与椎体后外缘呈 45°相连接，上、下缘各有一较狭窄的凹陷，称为颈椎椎骨上切迹和颈椎椎骨下切迹。相邻两个椎骨上、下切迹形成椎间孔，有脊神经和伴行血管通过。椎弓板是椎弓根向后延伸的部分，呈板状，窄长而薄，在椎体后缘与两侧椎弓根合拢构成椎管。上位椎板下缘向后翘起，有覆盖下位椎板的趋势，其前面有黄韧带附着，并向下延伸止于下位椎板的上缘，当黄韧带肥厚或松弛时，可突向椎管压迫脊髓，尤其颈椎后伸时更为明显。

（三）突起

突起包括成对的横突，上、下关节突和单一的棘突。颈椎的横突短而宽，较小，发自椎体和椎弓根的侧方，向外并稍向前下。中央部有椭圆形横突孔，内有椎动脉、椎静脉通过。横突孔的横径与椎动脉外径明显相关。因此减压时，应以扩大横径为主。横突末端分成横突前、后结节，两结节间的深沟通过脊神经的前支。

关节突分为上关节突和下关节突，左右各一，呈短柱状。起于椎弓根和椎板的连接处，位于横突后方，关节面平滑呈卵圆形，覆有关节软骨。上下关节突关节面与椎体轴呈 45°。这种结构形式在遭受屈曲外力时易产生脱位和半脱位（图 2-3）。此关节属滑膜囊关节，表面有软骨面，周围为较松弛的关节囊。其前方直接与脊神经根相贴，因此，当发生增生、肿胀或脱位时，易压迫脊神经根导致相应症状。

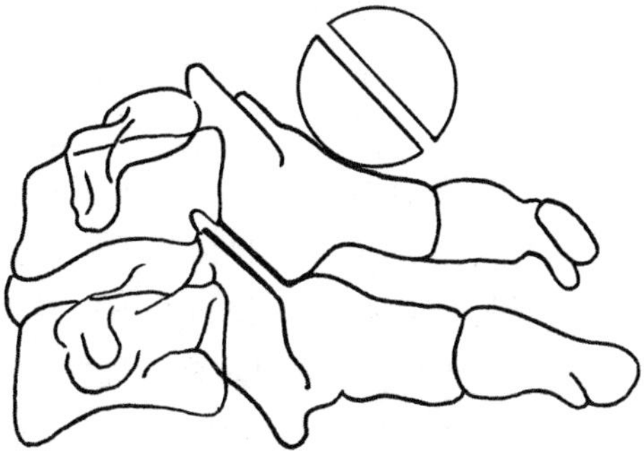

图 2-3 颈椎关节突关节与水平面交角

颈椎关节突呈短柱状，有一定的坚固性。椎弓根与椎体矢状面之间夹角可反映关节突与椎体间的相对位置关系。角度越大，关节突距椎体相对越远，其抗弯曲和扭曲力较强，所以颈椎关节突作为内固定植入部位是可行的，以其后部中点作为关节突进钉点。

棘突位于椎弓的中央，呈矢状位，斜向下方，颈 3～颈 5 末端呈分叉状，突向侧下后方，以增加与项韧带及其附着肌肉的接触面积，对颈部的仰伸和旋转运动起杠杆作用。

二、特殊颈椎的结构特点

（一）第 1 颈椎（即寰椎）

该颈椎由前后两弓及两个侧块相互连成环状（图 2-4），上与枕骨髁相关节，下与枢椎构成关节。

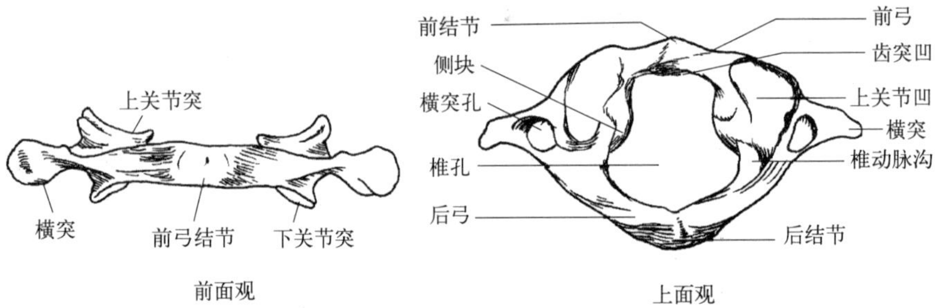

图 2-4　寰椎形态（前面观和上面观）

1. 前弓　大约占寰椎的 1/5，为连接两侧侧块的弓形板，向前隆凸，中央有小结节，称为前结节，为颈长肌及前纵韧带的附着部。后方正中有圆形的齿突关节面，与枢椎的齿突构成寰齿关节。在前弓的上下缘分别有寰枕前膜和前纵韧带附着。

2. 后弓　与侧块后方相连，长而曲度较大，后面正中为粗糙的后结节，朝上后，为左、右头后小直肌的附着点，并可限制头部过度后伸。后弓上方偏前与侧块连接处有一深沟，称为椎动脉沟，有椎动脉和枕下神经通过。有时该处可形成沟环（出现率为 10%），容易压迫椎动脉，出现椎动脉供血受阻症状。另外，行寰椎后弓切除减压时，应注意不要超过后结节两侧 1.5cm，以免损伤椎动脉及枕下神经。后弓下面靠近侧块处亦有一较浅沟槽，与枢椎椎弓根上缘的浅沟相吻合形成椎间孔，其内有第 2 颈神经通过。

前、后弓均较细，尤其与侧块连接处更为脆弱，是力学上的薄弱部，遭受外力后容易发生骨折。由前、后弓所构成的椎管最为宽大，其前 1/3 为枢椎的齿突占据，中 1/3 为颈髓通过，而后 1/3 则为宽敞的有效间隙，一旦发生脱位，可减轻对颈髓的压迫作用。

3. 侧块　是寰椎两侧骨质增厚的部分，相当于普通颈椎的椎弓根与上、下关节突。上面是肾形凹陷的上关节面，与枕骨髁形成寰枕关节。下方是圆形微凹的下关节面，与枢椎上关节面组成寰枢外侧关节。上、下关节面的周围分别由寰枕关节囊与寰枢关节囊包绕，侧块内侧有一粗糙结节，系寰椎横韧带附着部，该韧带将寰椎分为大小不等的两部分。前方较小容纳齿突，后方容纳脊髓及其被膜。

侧块的前方有头直前肌附着。

4. 横突 大而扁平，不分叉，有许多肌肉附着，为寰椎旋转运动的支点。基底部偏外侧有一较大圆孔，称为横突孔，有椎动脉、椎静脉通过。

（二）第 2 颈椎（即枢椎）

该颈椎椎体向上有柱状突起，称为齿突，具有“枢轴”作用，故名枢椎。除齿突外，枢椎外形与普通颈椎相似（图 2-5）。

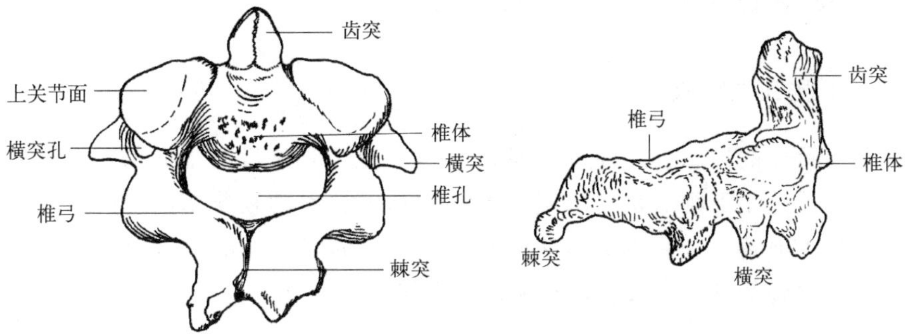

图 2-5 枢椎形态

1. 齿突 长 14～16mm，根部较扁，前后各有一卵形关节面，分别与寰椎齿突关节面及寰椎横韧带相连。末端较尖，称为齿突尖，上有齿突尖韧带，两侧有翼状韧带附着。齿突原属于寰椎体的一部分，发育中与其分离，一般在 6 岁时与枢椎椎体完全融合。该部颈椎在发生和发育过程中畸形和变异较多，如齿突缺如、齿突中央不发育等，从而导致该区域失稳产生脊髓压迫症状。因齿突根部较细，在外伤时易骨折引起危及生命的高位截瘫。

2. 椎体 比普通颈椎小，于齿突两旁各有一朝上的圆形上关节面，与寰椎的下关节面构成寰枢外侧关节。该关节面由于负重较大的关系，其关节面面积较大，边缘向外伸出，常遮蔽横突孔上口内侧一部分，可使通过其中的椎动脉发生扭曲，尤其在头部向一侧过度旋转或枢椎发生移位时，常加重椎动脉的压迫。椎体前中部两侧微凹，是颈长肌附着部。

3. 椎弓 短而粗，其上方有一浅沟与寰椎下面的浅沟形成椎间孔，其下方有面向前下的下关节突，与第 3 颈椎的上关节突构成关节，关节的前方为枢椎下切迹，与第 3 颈椎上切迹形成椎间孔，内有第 3 颈神经穿出。枢椎椎弓根解剖上比较薄弱，承受杠杆作用力较大，上段颈椎过度伸展及挤压时，可引起骨折。

4. 横突 较短小，前结节缺如，有一斜行横突孔。椎板呈棱柱状，较厚。棘突粗大，末端分叉有许多肌肉附着，下方有纵行深沟。

（三）第 7 颈椎（即隆椎）

其大小与外形介于普通颈椎与胸椎之间，其棘突长而粗大，末端不分叉，呈结节状，故称隆椎。临床上常以此作为辨认椎骨序数的标志。横突孔变异较多，通常无椎动脉通过，仅有椎静脉通过。横突较粗大，前结节较小或缺如。如横突过长，或有颈肋出现，则可引起胸腔上口狭窄综合征。

三、颈部的表面标志解剖及骨性标志

（一）胸锁乳突肌

颈部最重要的标志为胸锁乳突肌，后仰且旋转时显得非常突出，此肌向前有一深沟，向上达于下颌后窝，胸锁乳突肌发达者，此沟较狭窄，在沟的深处可以触到颈部的大血管。头后仰时，该肌紧张；耸肩时，后部的斜方肌从其起始处沿上项线往下经颈侧部止于锁骨，从锁骨抵止部可以摸出。

（二）甲状软骨

在颈前面中线上，甲状软骨较为明显，男性可以直接看出。甲状软骨坚硬而有抵抗力，是喉部重要的保护组织；甲状软骨两侧板联合的角可以摸出，也是喉部的重要标志。患者仰卧位，垂直投照环状软骨相当于颈 5～7 间隙，按此可做上下的推算，胸骨柄上方约两横指为颈 6～7 间隙，两横指半为颈 5～6 间隙，三横指约颈 3～5 间隙。

（三）舌骨

在甲状软骨的上缘 2.5cm 处为舌骨体，由于舌骨能自由活动，故需将两侧固定后方能摸出。吞咽时，尤为清楚。头仰时，舌骨下部的轮廓较为明显，舌骨大角约位于乳突和甲状软骨间的中部。

（四）环状软骨

环状软骨平面紧贴胸锁乳突肌前缘，颈总动脉在第 6 颈椎横突前结节上，这个结节称为颈动脉结节。自胸锁关节向上划一线至耳垂，在甲状软骨上缘平面下的一段代表颈总动脉的路径，其上段则为颈外动脉的路径。

（五）锁骨上窝

锁骨上窝在颈根部有一弯曲，弯曲之内侧端对着胸锁关节，外侧端对着锁骨中点，弯曲的顶点在锁骨上 1.25cm。

（六）隆椎棘突

在颈后部正中沟下部，为低头状态下颈部的最高点。隆起的第 7 颈椎棘突是计数椎骨的一个重要标志。

（七）神经点

在胸锁乳突肌后缘中点处，为颈丛皮支浅出颈筋膜的集中点，也是临床颈部皮神经阻滞麻醉的部位，又称为神经刺点。

四、颈椎骨的连结

（一）椎间盘

椎间盘是椎体间主要连结结构，由软骨板、纤维环及髓核组成。自第 2 颈椎下至第 1 骶椎上方相邻两个椎体之间均有椎间盘，共 23 个，第 1、第 2 颈椎之间无椎间盘，最后一个位于第 5 腰椎与第 1 骶椎之间。

1. 软骨板 作为髓核上下界，与相邻椎体分开。软骨板覆盖在椎体上、下面骺环中间骨面上，中央部较薄呈半透明状，平均厚度 1.0mm。完整的软骨板与纤维环共同将髓核密封，保持一定压力状况。软骨板破坏即可使髓核突出而进入椎体间。软骨板具有软骨细胞，在生长发育时，软骨板有软骨性生长作用，一旦发育成熟，纤维环附属其上，成为固定的环状结构。软骨板还具有半透膜作用，水分可以扩散入髓核。髓核的代谢与软骨板密切相关，发育成熟者，其内血管均已闭锁。

2. 纤维环 为周边的纤维软骨组织，质地坚韧、富有弹性，紧密连结上、下两个椎体。纤维环是椎间盘维持负重最重要的结构，与上下软骨板及前、后纵韧带紧密相连。

纤维环由外层、中层和内层纤维组成。外层由胶原纤维构成，为梭形细胞；内层由纤维软骨带组成，为类软骨样圆形细胞。细胞排列与分层的纤维环方向一致。纤维环前部和两侧部分最厚，为最薄的后部厚度的两倍。外层纤维在椎体表面的骺环之间，与中层纤维通过夏贝氏纤维与骺环相连。内层纤维在两个椎体软骨板之间，深层进入髓核并与细胞间质相连。纤维环的各层纤维以 30°～60°交叉编织排列，在横切面上呈同心环状排列，此排列的纤维环能限制扭转活动并且缓冲震荡，增加椎间关节的弹性。纤维环周边部分穿入椎体骺环骨质中。内层纤维附

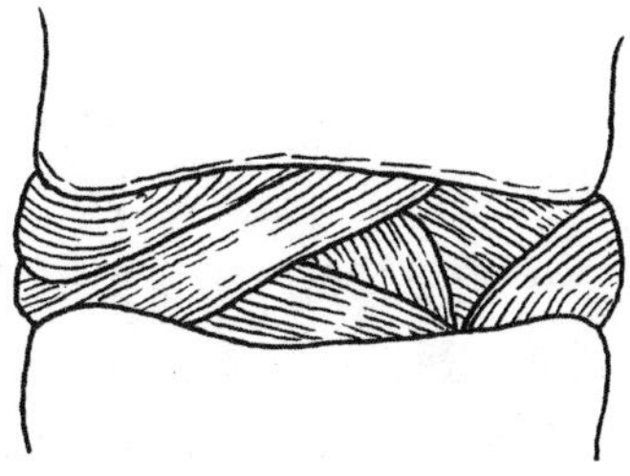

图 2-6 椎间盘纤维斜形交叉

着于透明软骨板。中央部纤维与髓核的纤维相融合。纤维环前部宽而厚、后部薄，再加上前方有坚强的前纵韧带保护，因此髓核组织最常见的突出方向是椎间盘的后方（图 2-6）。

3. 髓核 由于纤维环前部较厚，故髓核一般位于椎间盘的中、后 1/3 处，并不在中心位置。在横切面上，髓核占据了大约 40%的面积。髓核是含水量较多的类黏蛋白样物质，呈白色，内含软骨细胞和成纤维细胞，具有一定的张力和弹性，并可随着外界压力变化改变其形状和位置。由于髓核在密封状态下，故具有应力分布的变化。基质和原纤维结构并无一定排列。幼年时含水量达 80%以上，结构与纤维环明显划分；此种高水含量使髓核犹如一个水囊，可调节椎间盘内压力。随年龄增长水分逐渐减少，老年时由于髓核的纤维变粗，区别不明显。椎间盘的厚度占整个脊柱高度的 25%，而在颈椎高度中则只占 22%。成年人的椎间盘除纤维环周缘部外，无血管和神经支配，其营养主要从椎体内血管经软骨板渗透而来，软骨板的通透性或髓核的渗透能力发生变化，可导致椎间盘变性，进而影响椎体间的稳定性。椎间盘的生理功能除连结椎体外，因其富有弹性，可减轻和缓冲外力对脊柱和颅脑的震荡，并参与颈椎活动，增加其运动幅度。由于前纵韧带宽大肥厚，且髓核偏居于椎间隙的后方，因此当其病变或遭受外力打击时不易从前方脱出，而易向狭窄薄弱的后纵韧带处脱出，出现压迫症状。

（二）韧带

主要包括连结颅底与颈椎及各椎体之间的一些韧带（图 2-7）。重要的有以下八种。

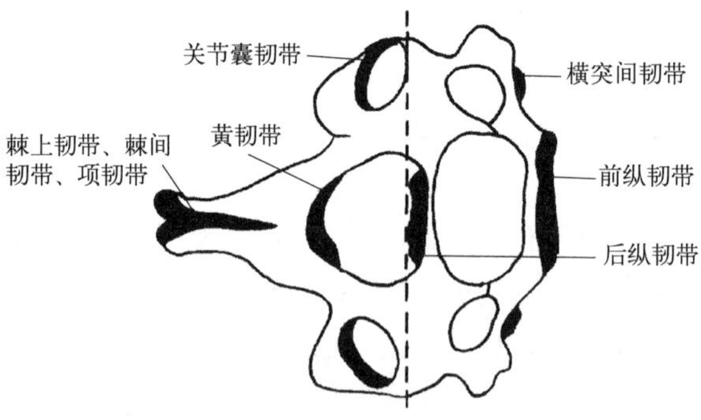

图 2-7 颈椎椎骨连结结构横切面图

1. 前纵韧带 位于椎体前面。上端起自枕骨底部和寰椎前结节，向下韧带纤维延伸，途经各椎体前面，止于第 1 或第 2 骶椎前面。前纵韧带为人体最长的韧带。其宽度和厚度在各个不同部位有明显差异，在颈椎和腰椎及其椎间盘部较阔，但略薄；而胸椎节段较窄且厚。前纵韧带系由浅层、中层和深层并列的纵形纤维组织而成。浅层纤维较长，通常跨越3～4个椎体；中层纤维略短，可跨越2～3个椎体；深层纤维最短，仅连结相邻两个椎体。前纵韧带与椎体和椎间盘关系在不同部位紧密程度也不尽一致。通常，前纵韧带在椎体水平与椎体之间较疏松，而与椎体边缘和椎间盘连结紧密，紧贴其表面。三层纤维共同作用，维持椎体前方的稳定性，具有较强的张应力。前纵韧带的主要作用是限制颈椎过度后伸，防止椎间盘向前脱位。一旦断裂，易引起颈髓的过伸性损伤，表现为脊髓中央管症候群。

2. 后纵韧带 位于椎管前壁内面，细长但较坚韧。自第1颈椎椎体后面，向上方移行于覆膜，向下方沿各椎节的椎体后缘，直达骶骨，并移行于骶尾后深韧带。后纵韧带的宽度和厚度在各节段不同，颈椎、上胸椎及其椎间盘部较宽阔；下胸椎和整个腰椎节段相对较窄。该韧带有分三层和两层之说，但通常将其分为两层。浅层纤维边缘跨越3个或4个椎节，而深层纤维呈“八”字形，仅连结相邻两个椎节。深层韧带纤维边缘部分紧靠椎弓根。后纵韧带通常在椎体后部较为薄弱。在椎间盘水平与其纤维环紧贴，而在椎体水平则较疏松，其间有椎体静脉通过；在做颈前路手术时，应力争保护此韧带的完整性。韧带的中央部较厚，而两侧延展部较宽但薄弱。椎间盘变性后，髓核突出常发生在后纵韧带的两侧，而在正中央部较少见（图2-8，图2-9）。

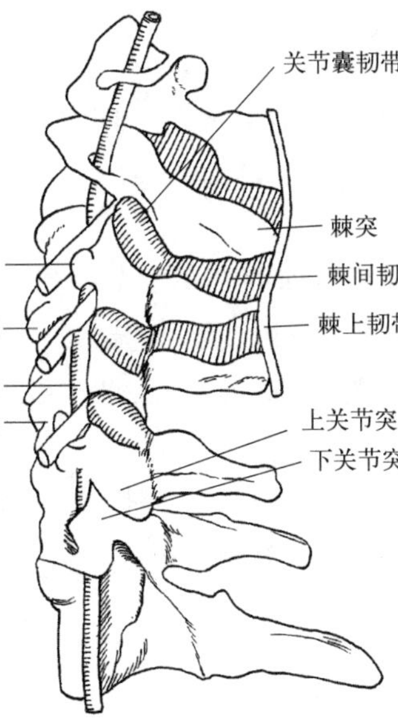

图2-8 颈椎椎骨连结结构侧面观

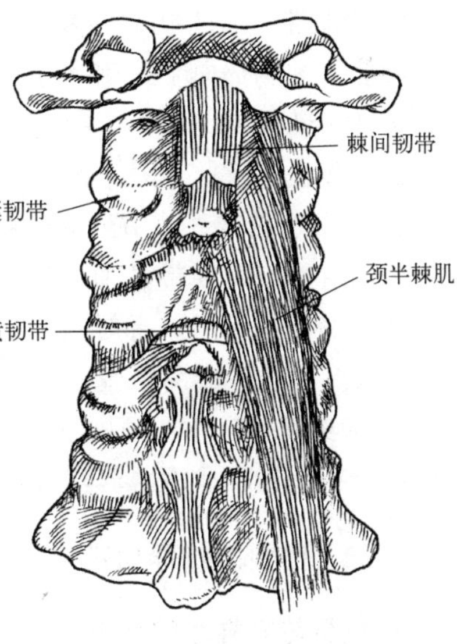

图2-9 颈椎椎骨连结结构后面观

3. 黄韧带 由黄色弹性纤维组成，故名黄韧带。该韧带主要部分位于椎板间，又称椎板间韧带或弓间韧带。黄韧带呈膜状，成节段性结构。上起上位椎板下缘前面下 2/3，下方附着于下位椎板上缘和背部。黄韧带前面凹陷、光滑，正中部有一裂隙，其间有少量脂肪组织，并伴有静脉通行。后中央部与棘间韧带相连；向外至关节突关节内侧缘，向外侧扩展部附着于横突根部，同时近关节处与关节囊相融合参与形成关节囊。黄韧带厚度和宽度在不同部位也有差别。颈椎节段薄而宽，胸椎则厚而略窄，腰椎的黄韧带又厚又宽。在同一节段的黄韧带，上方较薄，下方较厚。退变的黄韧带因失弹性可明显增厚。黄韧带占据椎管内壁背侧 3/4 面积。正常的黄韧带厚度为 2～3mm。黄韧带具有弹性，可以在一定范围内伸展和短缩，对限制脊柱过度前屈有一定作用，并参与维持颈椎的正常对位。

黄韧带如发生变性、纤维化或增厚，则弹性骤减，易随颈椎的后伸而呈皱褶状突向椎管，甚至可达椎管前后径的 1/3，而造成对脊髓的压迫，尤其是在椎管矢状径狭窄及椎体后缘有骨刺形成时更明显。

4. 棘间韧带　棘间韧带位于相邻椎节的棘突之间而故名。该韧带沿棘突基底到棘突尖，充盈棘突间。韧带的前部与黄韧带中央裂隙部相贴，后部逐渐移行于棘上韧带。颈椎和上胸椎棘间韧带发育欠佳，较松弛薄弱；腰椎厚而坚韧，发育相当完善。

5. 棘上韧带　棘上韧带由连结胸、腰、骶椎各棘突之间纵行韧带融合而成，有限制脊柱前屈的作用。而在颈部，棘上韧带从颈椎棘突尖向后扩展成三角形的弹性膜，并与颈棘间韧带融合，共同形成项韧带。

6. 项韧带　棘上韧带在颈部移行为强而有力的项韧带。项韧带为三角形的弹性纤维膜，基底部向上，附着于枕外隆凸和枕外嵴，尖部向下，同寰椎后结节及其以下 6 个颈椎棘突的尖部相连，后缘游离而肥厚，有斜方肌附着。主要维持头颈部的直立体位。

7. 关节囊韧带　关节囊韧带系指包绕在相邻椎体间关节突关节囊外面的韧带。该韧带因有部分黄韧带参加，故是略带黄色的弹力纤维。关节囊韧带增强了关节突关节囊的保护作用，有时很坚韧。成人的关节囊韧带，随着关节突关节退变和变形而发生变化，容易松弛。

8. 横突间韧带　在颈椎不发达。位于相邻两椎节的横突之间，呈扁平膜状束带编织，因该韧带非常薄弱，对脊椎连结和稳定功能无重要作用。

（三）枕颈部特殊韧带

1. 枕骨与寰椎之间韧带（图 2-10）

（1）寰枕前膜：连结枕骨大孔前缘与寰椎前弓上缘，为前纵韧带的延续部，中间略厚，两侧宽阔而薄，且与关节囊融合。

（2）寰枕后膜：连结枕骨大孔后缘与寰椎后弓上缘，前面与硬脊膜紧密连结，后方连结头后小直肌，两侧移行于关节囊，外下方与寰椎后弓的椎动脉沟之间形

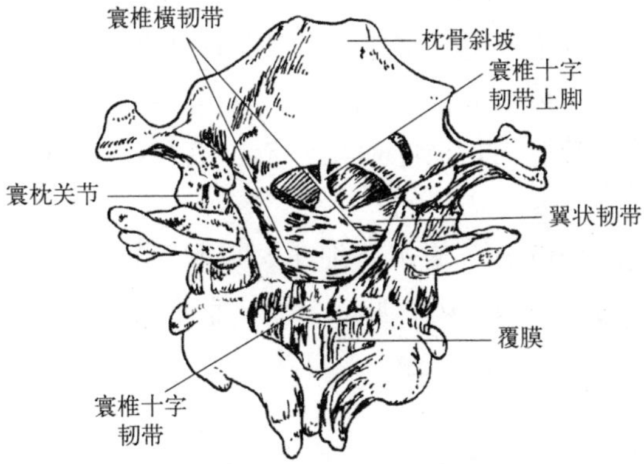

图 2-10　枕骨与寰椎之间韧带

成管道，有椎动脉和枕下神经通过。

（3）寰枕外侧韧带：连结于寰椎横突与枕骨颈静脉突之间，加强关节囊外侧壁。

2. 寰椎与枕骨及枢椎之间韧带（图 2-11，图 2-12）

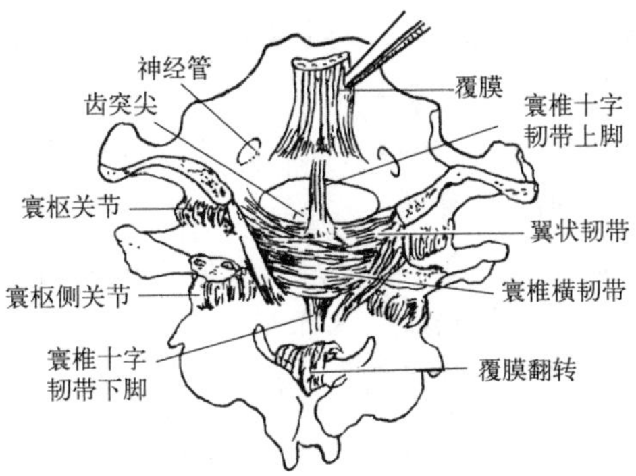

图 2-11　寰枕关节的韧带

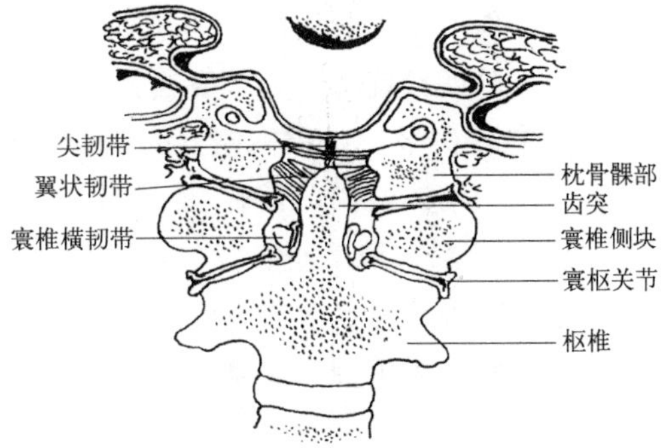

图 2-12　寰枢关节的组成（冠状面）

（1）寰枢前膜：起于寰椎前面和下缘，止于枢椎椎体前方，长而坚韧，中部与前纵韧带移行。

（2）寰枢后膜：位于寰椎后弓下缘与枢椎椎弓上缘之间，较薄、中部略厚，两侧有第 2 颈神经穿过。

（3）寰椎横韧带：连结于寰椎两侧块内侧面，肥厚而坚韧，位于齿突后方，使齿突同寰椎前弓后面的齿突关节面相接触。其前面中部有薄层关节软骨面与齿突构成寰齿后关节。韧带中部向后上、前下各发出一束纵行纤维，附着于枕骨大孔前缘及枢椎后面，状如十字，又称寰椎十字韧带，可加强横韧带的坚固性。此韧带有病变或受强烈暴力打击断裂时易引起寰枢关节脱位而压迫颈髓。

（4）覆膜：起自枕骨底部的斜坡，通过齿突及寰椎十字韧带的后面下行，移行于后纵韧带，前面同寰椎十字韧带相连，外侧附于寰枢外侧关节囊。

（5）翼状韧带：起于齿突的上外侧面，左右各一，斜向外上方，止于枕骨髁内侧面的粗糙部。该韧带坚韧，横断面呈圆形，直径约 8mm，限制头颅过度前屈和旋转。

（6）齿突韧带：又称齿突悬韧带，细小、束状，位于寰椎横韧带的深面，连结齿突尖与枕骨大孔前正中缘。头后仰时紧张，前屈时松弛。

（四）枕颈部连结

1. 寰枕关节 由 4 个关节组成，包括 2 个中间的车轴关节及 2 个侧方的滑动关节。

2. 寰齿前关节 由寰椎的齿突关节面与枢椎齿突的前关节面组成，关节囊薄而松弛。

3. 寰齿后关节 由寰椎横韧带与枢椎齿突后方的关节面组成，常与寰枕关节相联系。齿突前后关节可视为一组关节，也有人称之为滑囊。

4. 寰枢外侧关节 由左右寰椎下关节面和枢椎上关节面连结构成，侧关节向外下方倾斜。寰椎侧块的下关节面稍凹与枢椎上关节面的凸面相适应，利于寰枢椎间最大限度地旋转。关节囊松弛，其内侧及后部有韧带加强。

5. 钩椎关节 是颈椎侧方的钩突与相邻上一椎体下面侧方的斜坡构成的滑膜关节，位于椎体两侧，具有限制椎体间侧方移动的作用。

6. 关节突关节 左右各一，自第 2 颈椎起直到腰 1 和骶 1 都具有此类关节。均由相邻上下关节突上的关节面构成。颈部的关节囊较松弛，关节的方向朝下朝前，颈椎的关节突关节与椎体轴呈 45°。这种结构形式在遭受屈曲外力时易产生脱位和半脱位。关节突前方直接与神经根相贴，因此该处增生、肿胀、松动或不稳、脱位时，神经根很容易受累。关节突关节参与构成椎管和椎间孔的后壁，受脊神经后支分支支配。神经受压或被牵拉损伤也可引起疼痛。

（五）颈椎椎管的构成

颈椎椎管前壁为椎体、椎间盘和后纵韧带；后壁为椎弓板和黄韧带；侧壁为椎弓根；后外侧为椎间关节。横断面呈三角形，容纳颈段脊髓。第 1 颈椎管径最小，自此向下管径逐渐增大，与脊髓颈膨大相适应（图 2-13）。

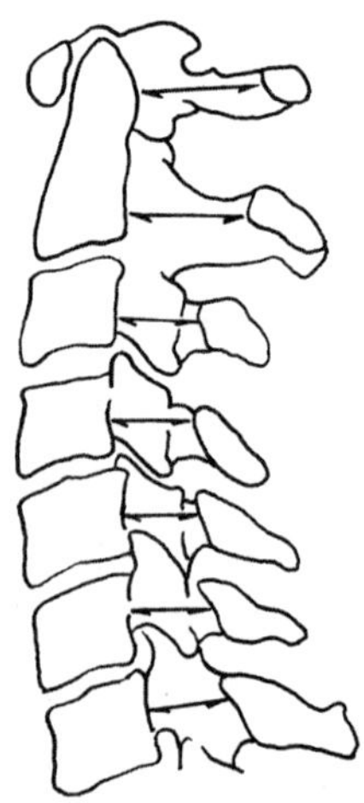

图 2-13 颈椎椎管形态

颈椎椎间孔是由相邻脊椎椎间切迹构成的骨纤维管道。前内壁为钩突的后面、椎间盘和椎体下部，后外壁为椎间关节的内侧部和关节突及黄韧带的一部分，其矢状切面呈椭圆形或卵圆形。椎间孔内容纳血管、淋巴管、脂肪组织及脊神经根，其中神经根多位于椎间孔的底部。构成椎间孔的骨、纤维结构发生退行性变或活动异常均可刺激神经根，产生相应临床症状。

第 1 颈神经自寰椎与枕骨之间穿出，第 2～7 颈神经自同序数颈椎上方的椎间孔穿出，第 8 颈神经自第 7 颈椎下方的椎间孔发出，并按下一椎骨的序列数命名，如颈 5～6 间发出的神经称为颈 6 脊神经。

五、颈部的筋膜、肌肉

（一）颈浅筋膜

颈部以两侧胸锁乳突肌为界，分成颈前三角和颈后三角。颈前三角指胸锁乳突肌内缘、下颌骨下缘与前正中线之间的区域；颈后三角为胸锁乳突肌外缘、锁骨上缘与斜方肌前缘之间的区域。颈部浅筋膜内含有颈部皮神经、颈部浅静脉和颈浅淋巴结群。

颈丛皮支均由胸锁乳突肌后缘中点浅出，其重要的分支有枕小神经、耳大神经、颈横神经（颈皮神经）、锁骨上神经和膈神经。颈部浅静脉主要是颈外静脉。颈浅淋巴结群位于颈阔肌下方，有 4～6 个。

（二）颈深筋膜

颈深筋膜为套层，其内包裹并支持颈部肌肉、咽、气管、食管、淋巴结及大血管和神经。除颈部浅层的神经血管和颈阔肌由颈浅筋膜包裹外，所有颈部软组织均为其包裹。

（三）颈部肌肉

颈部肌肉分为与头颈活动及稳定性有关的肌群和悬吊上肢并与其运动有关的肌群。主要有胸锁乳突肌（受副神经及颈神经前支支配；两侧肌肉一同收缩使颈后伸仰头，一侧肌肉收缩，头向同侧屈曲，面转向对侧）（图 2-14）、前中后斜角肌群（与第 1 肋之间的裂隙共同围成前斜角肌间隙，有臂丛和锁骨下动脉通过）（图 2-15）、舌骨上下肌群（完成吞咽、下颌骨运动和对喉的支持）、斜方肌和肩胛提肌（上提肩胛骨，帮助上肢上举）、枕骨下肌群（包括头后大直肌、头后小直肌、头上斜肌和头下斜肌，作用在于旋转和后仰头颅；寰枕关节前面的头前直肌，寰椎横突与枕骨之间的头侧直肌，使头颅侧倾）（图 2-16）。

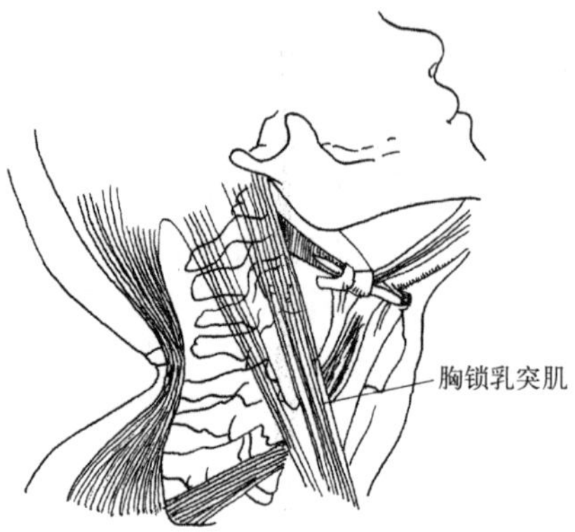

图 2-14　胸锁乳突肌

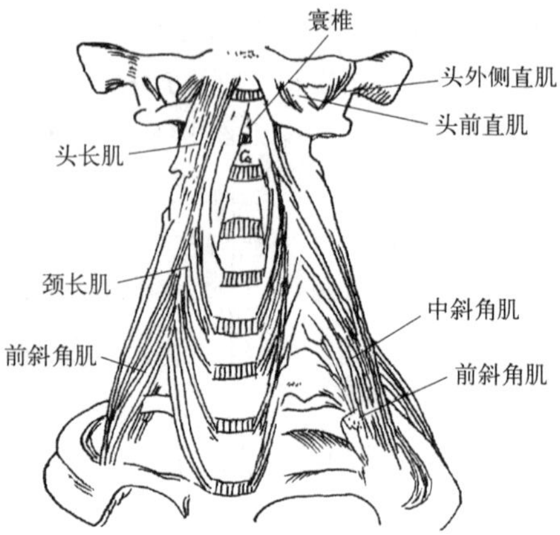

图 2-15　颈前、侧肌肉

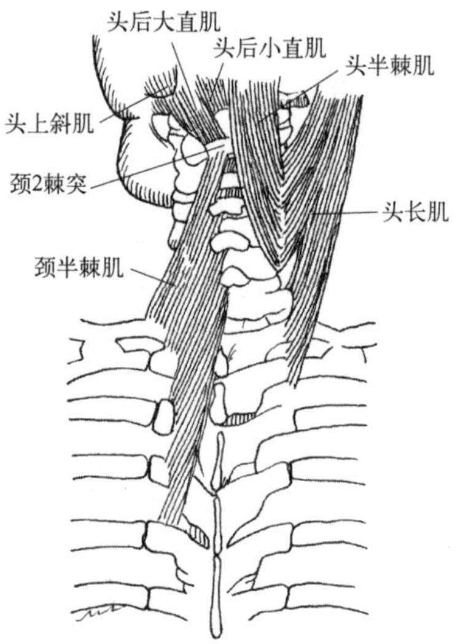

图 2-16　颈后深肌群

第二节　颈髓与颈部神经分布、血液供应

一、脊髓的形态与结构

脊髓位于椎管的中央，根据部位分为颈髓（图 2-17）、胸髓、腰髓、骶髓和尾髓五部分。成年人，脊髓末端的位置相当于第 1 腰椎椎体的下缘或第 2 腰椎椎体的上缘。脊髓有颈膨大（颈 6 节段最粗）和腰骶膨大（第 12 胸椎处最粗）。脊髓发出

31 对脊神经，其中颈神经 8 对、胸神经 12 对、腰神经 5 对和尾神经 1 对。腰骶膨大的神经根纵行向下围绕终丝成为马尾。脊髓表面有数条纵行线，在椎间孔处有脊神经。

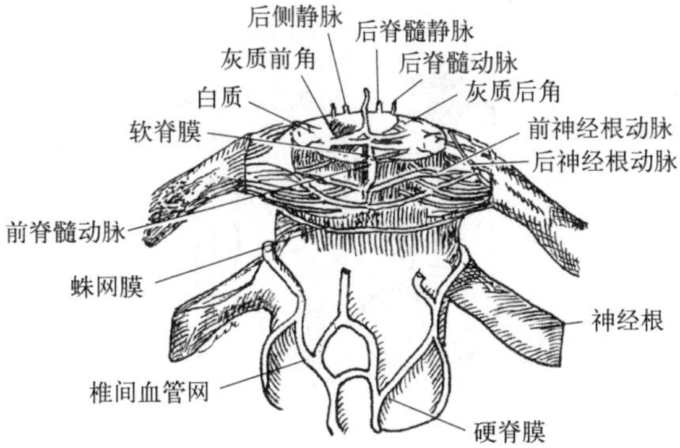

图 2-17　颈段脊髓的结构

1. 脊髓的被膜　脊髓外面覆盖着三层被膜，外层为坚韧结缔组织形成的硬脊膜，中层透明的薄膜为蛛网膜，内层为紧贴于脊髓表面的软脊膜，作用在于保护和支持脊髓。

2. 脑脊液　脑脊液是一种无色透明液体，总量约为 100～180mL，其中脑室内占 30～50mL，脊髓蛛网膜下隙约占 70～80mL。其主要功能为均衡压力，输送营养物质到神经组织，并排出代谢产物。

二、脊髓的感觉与运动传导径路

（一）感觉传导径路

脊髓的感觉传导束主要有浅感觉传导束、深感觉传导束和非意识性本体感觉传导束（图 2-18）。分为浅感觉传导径路（主要由脊髓丘脑束完成，传导躯干和四肢的痛、温觉及粗触觉）、深感觉传导径路（传导本体感觉和精细触觉，位于脊髓后索内）和小脑本体感觉径路（由脊髓小脑束传导非意识性本体感觉，将颈、躯干以及四肢的肌肉关节冲动传至小脑，再由小脑反射性地调节肌肉运动，以维持身体平衡）。

（二）运动传导径路

运动传导径路主要由支配随意运动的锥体系和支配不随意运动的锥体外系组成。大脑皮层的随意冲动经上运动神经元（锥体束）（由大脑中央前回皮质锥体细胞发出纤维，终止于脊髓前角细胞和脑神经核运动细胞）和下运动神经元（由脊

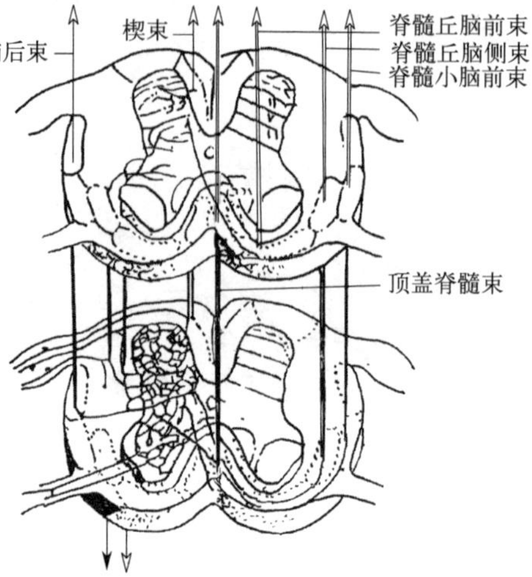

图 2-18　主要上行传导束模式图

髓前角细胞和脑神经核运动细胞开始，其纤维经脊髓前根和周围神经到达肌肉，协调锥体束活动和调整肌张力，使动作更协调、准确）传导。另有网状脊髓束、红核脊髓束和顶盖脊髓束等自大脑发出的下行传导束组成锥体外系来参与运动功能的完成（图 2-19，图 2-20）。

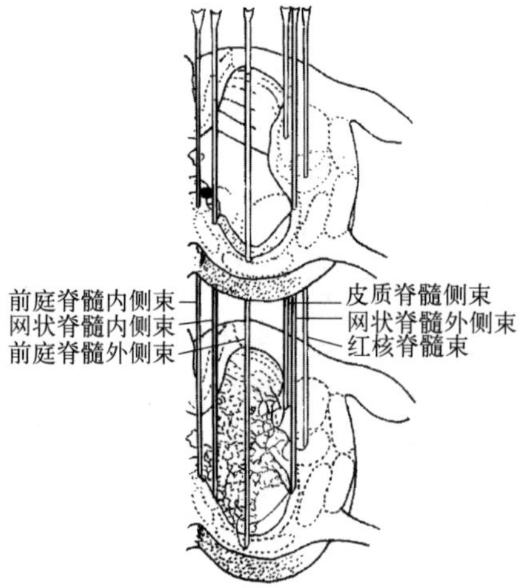

图 2-19　主要下行传导束模式图

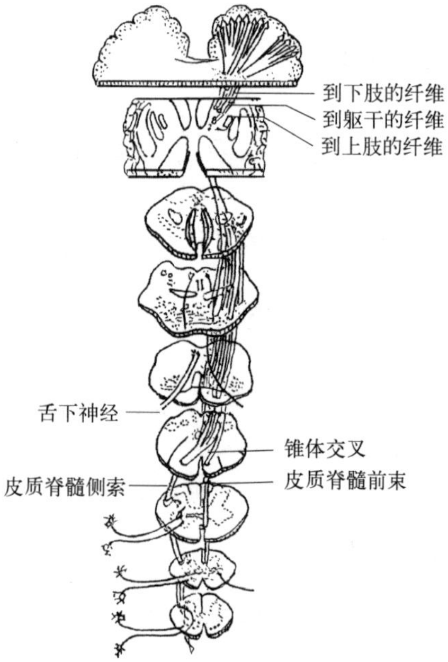

图 2-20　皮质脊髓束传导径路

三、神经根和脊神经

脊神经由前根（运动根）和后根（感觉根）构成。两根在脊髓同一节段相连，并于椎间孔附近合成一干，即称脊神经（图 2-21）。

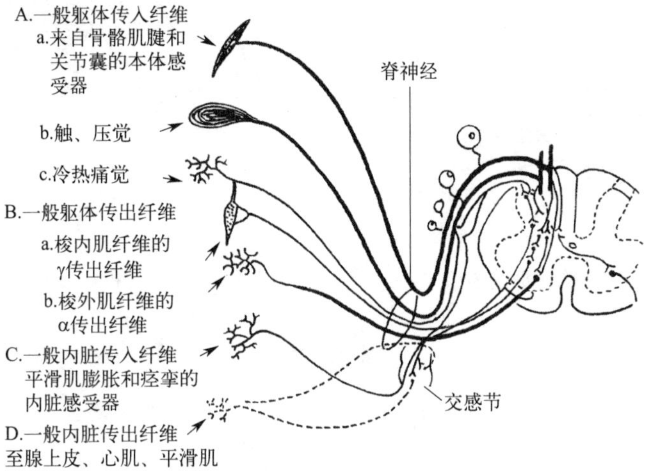

图 2-21 脊神经组成的模式图

（一）神经根

分为前根（腹侧根）和后根（背侧根）。前根又称腹侧根，由脊髓前角细胞发出的躯体运动纤维构成，分布于横纹肌。其中粗大者主要为有髓的躯体运动纤维，细小者为植物神经的节前纤维和维持横纹肌张力的运动纤维。后根又称背侧根，较前根粗大 3 倍，以排列成行的根丝附着于脊髓的后外侧沟。其中有鞘者为来自肌和腱内的触、压觉感受器传入纤维；无鞘者为冷、热、痛觉感受器传入纤维。

（二）神经根周围结构

脊神经的前根和后根发出后，走向椎间孔。至后根节处，两根合而为一，即神经外膜（图 2-22）。穿越椎间孔时，附着于椎间孔周围的骨膜上（图 2-23）。硬膜鞘紧密连在椎间孔周围，故此段处易受压。椎间盘向后外侧突出、黄韧带肥厚、椎体边缘及关节突骨质增生是压迫脊神经根的最常见原因。

（三）脊神经

脊神经穿出椎间孔后分为脊膜支（较小）、后支和前支（均较大）。

1. 脊膜支 又称返神经，分出后反向走行进入椎管，称为窦椎神经（图 2-

24）。颈椎椎管内病变刺激脊膜丛的神经纤维可以产生神经性疼痛或异常表现。

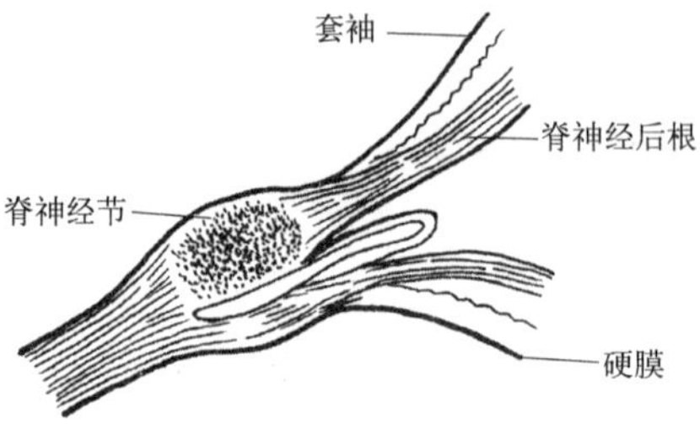

图 2-22　脊神经根的被膜

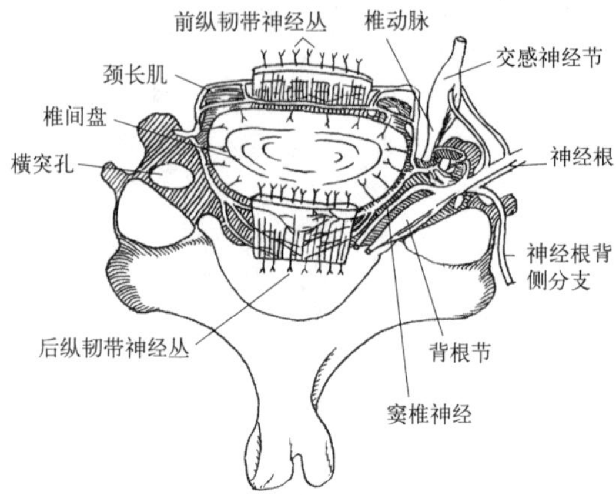

图 2-23　神经根及其周围结构

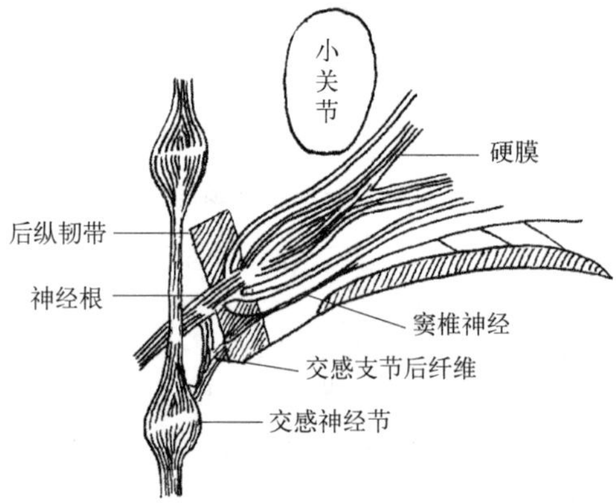

图 2-24　脊神经脊膜支

2. 后支　除第 1、第 2 颈脊神经的后支较粗大外，其余均较前支细小。第 1 颈神经后支又称枕下神经，支配枕下三角周围诸肌。第 2 颈神经后支最大，其内侧支又称枕大神经，支配枕骨下部肌肉并发出感觉性末梢与枕动脉伴行，分布于上项线以上的颅顶皮肤（图 2-25）。

3. 前支　颈脊神经前支相互连接组成颈丛和臂丛。

（四）颈交感神经

颈脊神经只有来自颈交感神经节的节后纤维，其节后纤维组成灰交通支（图 2-26）。颈脊神经分布广泛而支配面部的汗腺和血管，眼底、瞳孔、竖毛肌，脑干、小脑、大脑颞叶和内耳血管，咽部和心脏。颈部有颈上、颈中和颈下神经节。

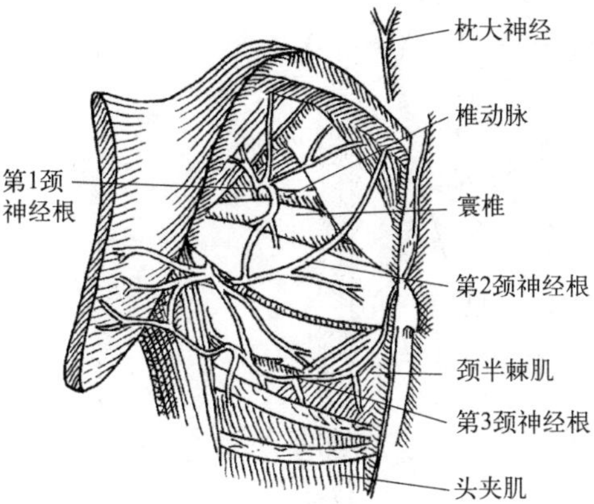

图 2-25　第 1～3 颈神经的行程及分支

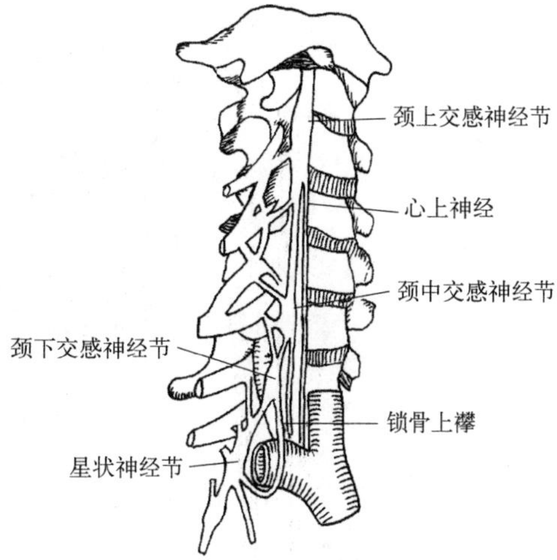

图 2-26　颈交感神经节

四、颈椎和脊髓主要的血液供应

（一）椎动脉

椎动脉左右各一，左侧常比右侧略粗。多起自锁骨下动脉第一段的后上方，少数发自主动脉或头臂干，上行达脑部，供给大脑 10%～15%血流量，供应脊髓、脊神经根及附属组织血流量的 90%。分为四段（图 2-27、图 2-28）。

第一段（颈段），自锁骨下动脉发出至进入颈椎横突孔之间的部分。

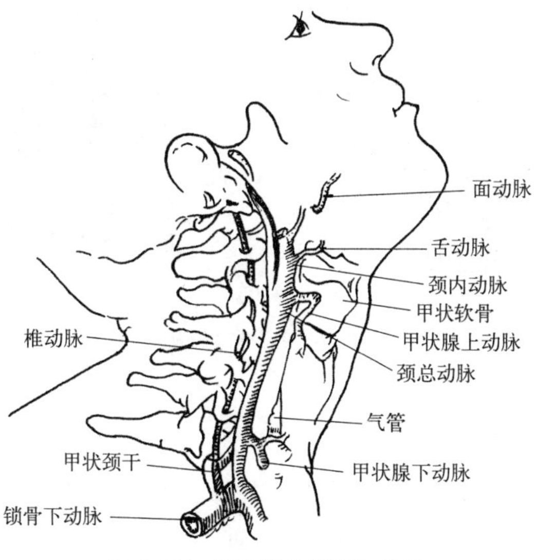

图 2-27　椎动脉的行程与分段

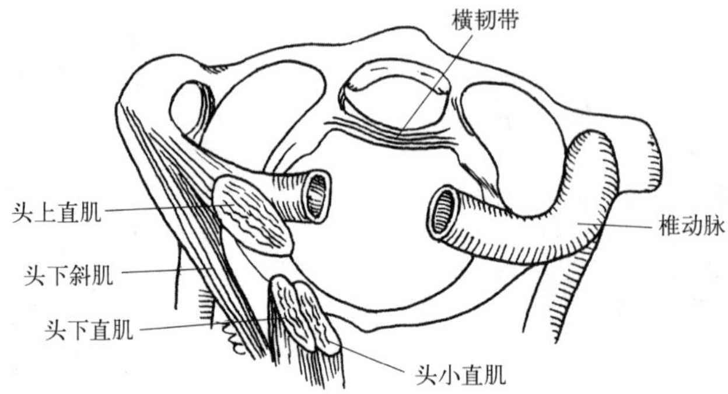

图 2-28　椎动脉在上颈椎的走行

第二段（椎骨段），自第 6 颈椎横突孔穿入沿上方 5 个颈椎上行至第 1 颈椎横突孔穿出。

第三段（枕段），位于枕下三角内。此段椎动脉可因寰椎畸形、后弓骨折、枕颈不稳或过度牵拉挤压引起缺血症状。

第四段（颅内段），自枕骨大孔进入颅腔达脑桥下缘，与对侧椎动脉汇合形成基底动脉。

（二）颈椎的静脉

脊椎的静脉广泛吻合成丛，可分为椎管外静脉丛和椎管内静脉丛两大部分（图 2-29）。其共同特点是无瓣膜，血液可以双向流动；管壁薄，同一段血管可口径不一，呈局部膨大甚至呈串珠状；不与动脉密切伴行。

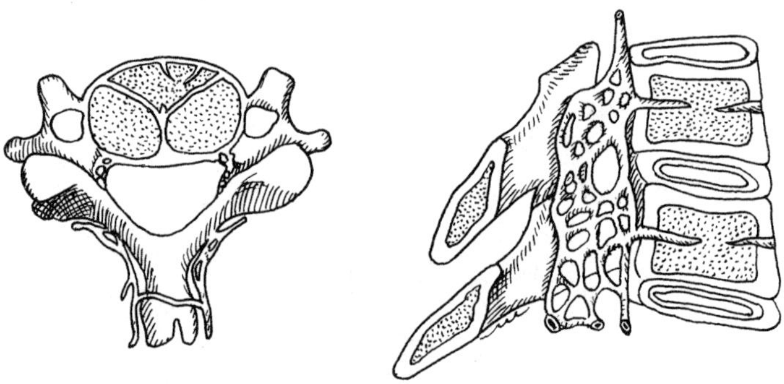
图 2-29　椎静脉丛

（三）脊髓的血液循环

脊髓的供血较丰富，动脉来源主要有发自椎动脉的脊髓前动脉、脊髓后动脉、节段性动脉、前根和后根动脉、动脉冠等（图 2-30，图 2-31）。

脊髓表面有 6 条纵行静脉，即脊髓前正中静脉、后正中静脉、2 条前外侧静脉和 2 条后外侧静脉。

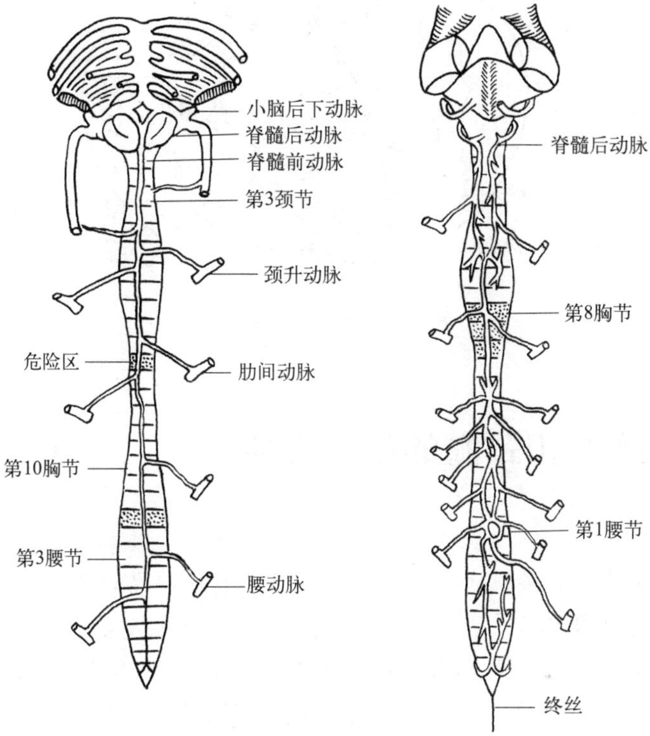

图 2-30　脊髓血供示意图

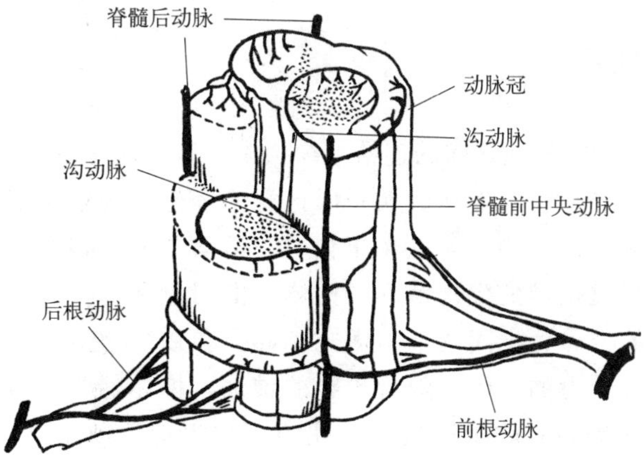

图 2-31

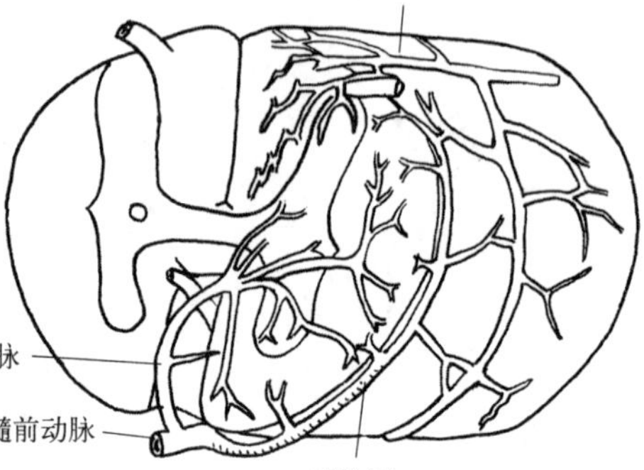

图 2-31　脊髓动脉示意图

第三节　颈椎和颈髓的生物力学

生物力学因素在脊柱疾病的发病机制中具有十分重要的意义，颈椎上接颅底，下与相对稳定之胸椎相连，两侧无肋骨，椎间盘相对较厚，椎板不相重叠，是脊柱活动范围最大的部分，其结构上的特殊性决定了生物力学功能上的特殊性。颈椎的基本生物力学功能是：载荷的传递；三维空间的生理活动；保护颈髓。颈椎椎体、关节突关节、椎间盘及其韧带是内在的稳定因素，颈周围的各组肌肉是外在的稳定因素，它们都是完成颈椎生物力学的因素。

一、颈椎力学性能

脊柱颈段由 7 个颈椎及其间的连结组织构成，呈生理性前凸，具有向下传递头颈部载荷，提供三维空间的生理活动和保护脊髓等生物力学功能。相邻两节颈椎及其间软组织构成颈椎生物力学基本单位——运动节段。多个运动节段相互协调联合一致，共同完成颈椎的生理活动。椎体、椎间盘和前、后纵韧带组成运动节段的前部，相应的椎弓、椎间关节、横突、棘突和韧带组成其后部，两者之间为椎管。椎体是椎骨受力的主体，随着年龄的增加，椎体的强度减低，椎体的韧性降低，而脆性不断提高。软骨终板在脊柱的正常生理活动中承受着很大的压力。脊柱运动节段疲劳实验显示 1/3 的标本发生终板断裂及髓核突出。颈椎关节突的方向与水平面呈 45°，此有利于颈椎屈、伸、侧屈和旋转运动。两侧小关节运动轨迹中心的交叉点位于后方椎体外，因此后方小关节稍稍活动，前方的椎体间关节就会出现较大幅度活动，从而易引起或加剧退行性变。小关节突与椎间盘一起共同承受压缩载荷，小关节的完整性对颈椎的稳定和承载能力具有重要意义。在脊柱运动过程中，从后伸到前屈，关节突关节承担的载荷从30%降到0。在极度前屈时，关节突不承担载荷但承受关节囊的拉力。颈椎椎间盘的主要生物力学功能是维持椎节高度，对抗压应力并对颈椎的活动具有重要的影响。椎间盘内部为液体团块状的髓核，外部为相互交叉编织的纤维形成的纤维环。在颈椎伸屈过程中，椎间盘的高度随之变化。中立位时颈椎间盘前高后低，是构成颈椎生理性前凸的主要因素，伸展位时颈椎间盘前部高度明显增加，屈曲时，因受后部结构（后纵韧带、关节囊等）的限制，椎间盘后部高度增加的幅度小于伸展位。椎间盘的承载能力由上至下逐渐递增，不仅承受重力、肌张力等产生的静力性载荷，还要承受运动时产生的动力性载荷。在外来压力作用下，髓核承受的压应力最大，单位面积为外来负荷的1.5倍，纤维环为0.5倍，其张应力为外来负荷的4～5倍。正常压缩外力下，椎间盘不会损害。其抵抗张力、弯曲和剪切力的能力很强，但对扭曲力的抵抗力较弱。在扭曲时，应力集中在同一方向排列的斜行纤维上，而相反方向的纤维则变得松弛。扭曲与压缩力作用时，首先造成纤维环破裂，髓核再经破裂处突出。在退变的条件下，椎间盘变性，弹性降低，逐渐丧失了吸收能量和分布应力的能力，抗载荷、扭曲的能力降低，容易发生纤维环破裂和髓核脱出。

颈椎的韧带多数由胶原纤维组成，承担着颈椎的大部分张力载荷，除黄韧带外，颈椎的其他韧带延伸率极低，是颈椎重要的内源性稳定因素，韧带的黏弹性使其既能保证颈椎生理范围内的活动又能有效维持各节段的平衡与稳定。前纵韧带为人体中最长而坚韧的韧带。起于枕骨的咽结节，经诸椎体前面抵于第1或第2骶椎前面。其分为3层，深层纤维跨越椎间盘，将上、下椎体缘和椎间盘紧密地连接在一起，中层跨越2～3个椎体，而浅层纤维则可跨越3～5个椎体，其作用主要是限制脊椎过度后伸。后纵韧带起自第2颈椎（部分纤维上延移行于覆膜），沿诸椎体后面抵于骶管。其颈部较宽，尤以椎间盘处稍厚而坚韧。前纵韧带的强度是后纵韧带的两倍，单纯的屈伸活动不能撕裂它们，其力学强度随着年龄的增长而降低，同时吸收能量的能力也下降。另外还有棘间韧带、项韧带和横突间韧带。黄韧带主要由弹性纤维构成，在颈椎伸展位时缩短、变厚，屈曲位时延伸、变薄，而其张力保持恒定。椎板间隙减少时，黄韧带体积并不减少，青年人的黄韧带在压应力作用下缩短增厚，不易突入椎管，随年龄增加，黄韧带弹性降低，则易折曲而缩短，可突入椎管产生脊髓压迫。黄韧带变性产生的脊髓压迫现象目前已引起临床医学的高度重视。前纵韧带、后纵韧带和黄韧带具有相同的生物力学性能，它们的载荷-形变曲线均为非线性，随着载荷的增加而坡度变陡。颈椎前后的肌肉是维持颈椎稳定和活动的必需条件，同时又可承受作用于颈椎的一部分外力，尤其是完成颈椎生物力学功能必不可少的组成部分。

二、颈椎的生物力学

有人计算了颈椎5种不同姿势下各节段的载荷情况。枕骨和颈椎之间的载荷在极度后伸位时最小，极度前屈位时最大，但从中立位向前屈位运动时，载荷增加的幅度并不很大。颈-胸运动节段的载荷在中立位时较低，抬头收颌位最低，极度后伸位时稍有增大，轻度前屈时载荷明显增加，极度前屈时载荷最大，为中立位时的3倍多。牵引是颈椎病的常用疗法，其方法因治疗目的而异。已有数项研究强调，当牵引的目的是在颈后部施加张力、扩大椎间孔、缓解神经压迫症状时，牵引应维持于颈前屈位，以加强牵引效果。牵引所产生的前屈力矩的大小，取决于施力的大小以及该力与枕寰关节和颈椎运动节段旋转中心之间的力臂长短。某些颈椎牵引装置的下颌带长度和牵引带的方向是可调的，延长下颌带并调节牵引带的方向，使牵引力线位于枕-颈关节旋转中心的后方，以保证颈部处于前屈位。

（一）椎间盘

由纤维环和髓核构成，连结于上下两椎体之间。颈椎间盘在颈椎长度中占20％～24％；其主要生物力学功能是对抗压缩力，同时对颈椎的活动度具有决定性的影响。颈椎间盘与后方的小关节面共同承受压缩载荷，前者承受的力量远远大于其上部体重的2～3倍。颈椎活动时还要加上动力性载荷，可使椎间盘载荷达静态位置时的2倍。椎间盘的抗压能力很大，在实验中载荷增加到破坏程度时，骨骼首先受到破坏。但对扭曲力的耐受力较差，这与椎间盘具有各向异性的特点有关，即与其力学性能、结构和作用力的方向有密切关系，因此，扭转暴力是造成椎间盘损伤的主要原因，尤其伴有屈曲应力和垂直压力情况下，易引起髓核后突。此外，椎间盘中央偏后处所形成的颈椎关节活动轴是维持其正常活动的主要力学结构。在颈椎伸屈过程中，椎间盘的高度随之变化。中立位时颈椎间盘前高后低，是构成颈椎生理性前凸的主要因素，伸展位时颈椎间盘前侧高度明显增加；屈曲时，因受后部结构（后纵韧带、棘间韧带和关节囊等）的限制，椎间盘后侧高度增加幅度小于伸展位。椎间盘为黏稠而具弹性的物质，具有蠕变和滞后现象。蠕变现象是指物体受载后，即使载荷不变，该受力体仍将随受载时间的延长而持续变形；而滞后现象为物体反复承载和去载时能量丧失的一种现象。椎间盘借此作用而吸收载荷能量，从而具有防止损伤的功能。当椎间盘因变性而降低了对水的亲和能力时，将导致弹性降低，逐步丧失贮存能量和分布应力的能力，抗载能力亦随之减弱。

（二）椎体

各节颈椎骨构成各自稳定、相互制约与不同活动度的解剖结构。其强度随年龄增长而减弱；当骨质减少25%时，强度减少50%；椎体松质骨和密质骨的受压缩载荷的比例也随年龄变化而变化，40岁以下容质骨承载45%，而松质骨承载55%，40岁及以上则容质骨承载65%，松质骨承载仅为35%。而椎体上下之软骨终板在承载中最易因外力而受损。

（三）后部结构

主要指后方小关节，是两侧关节运动轨迹中心的交叉点，位于后方椎体外。因此后方小关节少许活动，前方的椎体间关节就出现大幅度活动，因而易引起或加剧退变。由于颈1～2小关节呈水平状态，故有利于旋转活动，但由于其不稳定，亦易引起脱位。其余椎节小关节之关节面与冠状面及横断面均呈45°，从而允许其做屈伸、侧弯和旋转活动。近年来对小关节承载能力有不少研究，证明小关节承受一定的压缩力，尤其是在后伸状态下。可见小关节的存在与完整对颈椎的负荷有着重要意义。

（四）韧带

此种由胶原纤维构成的韧带承担着颈椎绝大部分的张力负荷，并与椎间盘一起提供脊柱的内源性稳定，使其活动保持在正常生理限度之内。富有弹性纤维的黄韧带可使颈椎有较大范围的伸屈活动，较之胸腰段明显为大。黄韧带伸颈位时缩短，屈颈位时伸长，并保持恒定的张力。黄韧带在长度变化时伴有厚度的改变：屈颈位时变薄，伸颈位时增厚并突向椎管。由于其与椎间盘的活动中心有一定距离，因此黄韧带的张力可使椎间盘内出现静止应力（即预应力），从而有利于颈椎的稳定，并为其提供了内源性支持。

（五）肌肉

颈椎前后方的肌肉是维持脊柱稳定、保持姿势和提供活动的必需条件。发达的肌肉可增加颈椎的稳定性，如长期固定制动则可使颈肌减弱。因此，如非病情十分必要，应让患者保持一定的功能活动。

三、颈椎的运动

颈椎可进行前屈、后伸、左右侧屈和旋转运动。颈椎中立位时，上关节突朝后上方，下关节突朝前下方；屈曲时，上一颈椎的下关节突在下一颈椎的上关节突上方朝前滑动，椎间盘前窄后宽，也朝前滑动。颈椎侧屈及旋转时，凹侧下关节突向后滑动，凸侧上关节突向前滑动。颈椎分为两部分：上颈椎，指枕颈部、颈1和颈2；下颈椎，指颈3至颈7。上颈椎的枕颈和颈1～2节段表现为相同的屈曲伸展及左右侧弯运动，此两个节段的侧弯运动范围均较屈伸运动小。颈1～2的旋转运动明显大于枕颈关节，颈椎的旋转运动50%左右由颈1～2完成。颈1关节的肾形凹面和枕骨髁的肾形凸面限制了枕颈关节的旋转运动。颈1～2侧块矢状面略凹面定位使得其具有相对活动性。颈1～2后部缺乏坚韧的黄韧带，而由疏松易动的寰枕膜连结进一步增强其轴向运动能力。

上颈椎的平移运动小，枕颈间无显著的平移，颈1～2间有少量的矢状面平移。由于齿突吻合于寰椎中，正常齿突前面至寰椎前弓后面的位移是2～3mm。一般情况下成年人最大屈伸运动时其最大位移是2.5mm，儿童易于向前半脱位并且最大位移是4.5mm。颈1～2侧向位移存有争议。在正常情况下，颈1～2旋转运动时齿突和侧块的位移可达到4mm。另外，多数学者观察到颈1在纵轴上的轴性旋转总伴有纵轴方向上的平移运动，认为这与该关节的双凸形状和齿突的方向有关。上颈椎的位移运动进一步说明其耦合特征。

齿突尖和枕骨大孔前缘的骨性接触可以限制枕颈关节的屈曲运动，覆膜限制其伸展运动，同时具有限制颈1～2关节屈伸运动的作用。枕颈间韧带限制枕颈关节的旋转运动，翼状韧带可控制旋转运动和侧弯运动，例如，左侧翼状韧带上部止于枕骨，下部止于寰椎，起到限制左侧弯屈运动的作用。上颈椎的骨结构亦具有限制上颈椎运动的作用。颈椎的运动范围见表2-1。

表2-1　颈椎伸屈、侧弯及旋转活动度

部位	活动度(平均值及范围)/(°)		
	伸屈	左右侧弯	左右旋转
颅至第1颈椎	13	8	0
第1至第2颈椎	10	0	47
第2至第3颈椎	8(5～23)	10(7～20)	9(6～28)
第3至第4颈椎	13(7～38)	11(9～15)	11(10～28)
第4至第5颈椎	12(8～39)	11(0～16)	12(10～26)
第5至第6颈椎	17(4～34)	8(0～16)	10(8～34)
第6至第7颈椎	16(1～29)	7(0～17)	9(6～15)
第7颈椎至第1胸椎	9(4～17)	4(0～17)	8(5～13)

屈伸运动主要发生于中段，颈5～6节段运动幅度最大，这可能是颈5～6易发生颈椎病的因素之一，而下颈椎侧弯运动和旋转运动幅度则很小，该处椎间盘的退变对运动范围影响不大。在下颈椎屈伸运动时，前后方向最大位移为2.7mm，平均值为2.0mm。对于下颈椎其他方向位移有待于研究。相对于上颈椎，下颈椎具有明显的耦合特征。侧弯时伴有明显的旋转运动。例如，左侧弯时，棘突转向右侧。有人测得颈2每3°侧弯伴有2°轴向旋转运动，颈7每7.5°侧弯伴有1°轴向旋转运动。从颈2到颈7，侧弯运动导致的颈椎轴向旋转运动幅度逐渐减小。此耦合作用在颈椎损伤的诊断与治疗中具有重要意义，例如，屈伸暴力损伤时可产生轴向旋转和侧向损伤，严重时造成一侧关节突关节脱位。

椎间盘极大地限制了水平方向的位移。纤维环的强度和方向及其与椎体及软骨终板的坚韧附着，有力地限制了椎骨的水平方向位移，此对于脊柱临床稳定有非常重要的作用。其几何结构和刚度亦确定了椎体的旋转运动。由于黄韧带的弹性特征，其在阻挡颈椎屈曲运动时具有显著的作用。项韧带跨越枕外隆凸和颈 7 棘突，其坚韧的纤维束带主要限制颈椎的过屈运动。小关节的关节囊可有效地限制屈曲运动，小关节还具有限制椎体水平位移的作用。钩突在 6～9 岁开始发育，到 18 岁发育成熟，其可限制椎骨向后平移和侧弯运动。

颈椎的伸屈运动主要发生在枕寰关节，旋转运动主要在寰枢关节，占整个颈部旋转运动的一半。颈椎动力性摄片证实颈椎伸屈时的生物力学作用，屈曲时颈椎轻度后凸，枕骨大孔与颈 7 椎体下缘几乎平行，伸展时颈椎过度前凸，椎间孔平面旋转大于 100°，椎板间隙减小，齿突与枕骨大孔前缘的距离增大。每个活动节段平均活动度为 14.3°。颈部后伸是通过半棘肌、多裂肌和头长肌共同收缩以及头半棘肌松弛来完成的。颈部前屈和左右侧屈主要是斜角肌的作用，如果两侧一同收缩可发生前屈，如仅一侧收缩则发生侧屈，在这个运动中，斜方肌起协助作用，斜角肌与胸锁乳突肌一起作用可使下部颈椎旋转。一侧头夹肌、下斜肌和对侧胸锁乳突肌协同收缩可使寰枢椎间产生旋转活动。从生物力学角度分析，颈椎屈伸活动可单独进行，而其侧屈与旋转却是相互关联并存的，有耦合现象，即在侧屈时必伴有旋转，反之亦然（图 2-32，图 2-33，图 2-34）。

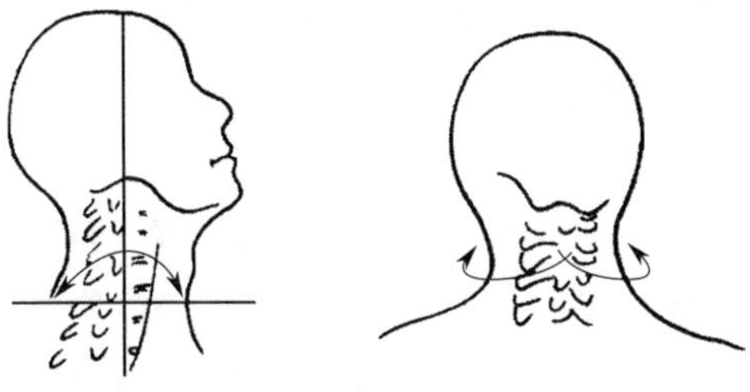

A　　B

图 2-32　一般颈椎关节活动范围示意图

A 前后；B 左右旋

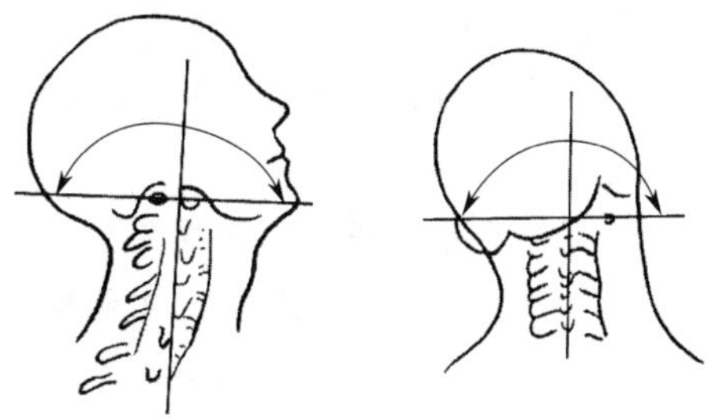

A　　B

图 2-33　寰枕关节活动范围示意图

A 前后；B 左右倒

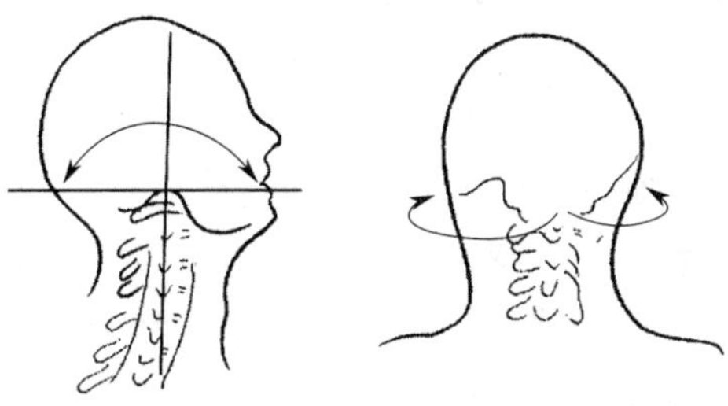

A　　B

图 2-34　寰枢关节活动范围示意图

A 前后；B 左右旋

颈椎屈伸活动时，椎管大小随之发生变化，伸展时，颈椎椎管变窄、缩短，正常情况下为适应这一变化，脊髓可出现弹性收缩，而存在发育性狭窄和较大骨性突出物时，脊髓则会受到损害（图 2-35）。

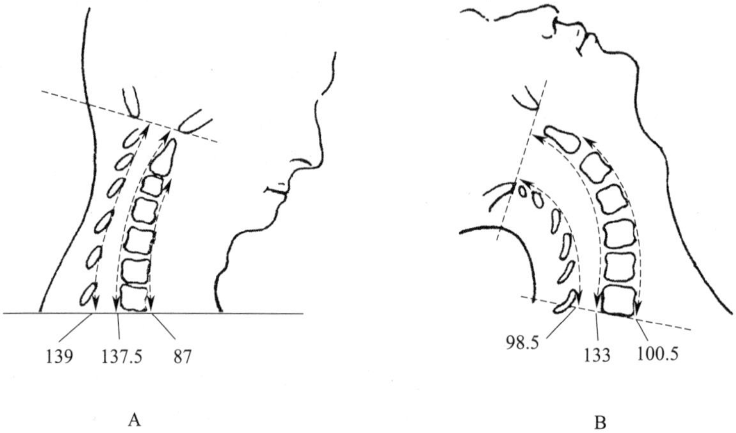

图 2-35　颈椎伸屈状态下椎管长度的改变

A 前屈；B 后仰

四、颈椎的运动与脊髓的生物力学的关系

脊髓位于椎管内，其表面有软脊膜包裹并借齿状韧带悬于充满脑脊液的蛛网膜下腔中。脊髓上连延髓，下有终丝固定，两侧有神经根附着，其生物力学也有特殊性。

1. 颈椎运动与脊髓形态的关系　脊柱生理性伸屈和侧弯时，骨性椎管的长度随之改变。颈、胸、腰椎管在屈位时伸长，而伸位时缩短。屈位与中立位比较，椎管中线的长度增加，椎管前壁的长度也增加，但不多，而椎管后壁增加最多。伸位时椎管前壁、中线和后壁均缩短，但椎管后壁缩短最明显。尤其在颈椎，这种变化更为明显，伸屈位置不同，椎管长度的变化总是伴有脊髓的相应变化。脊髓长度改变的同时伴有其截面积的变化；其截面积在伸位时增大，屈位时变小。颈椎由全屈转为全伸位时，脊髓截面前后径减小，横径增宽，变为椭圆形。屈头颈时可伴脊髓被牵拉延长，以颈 3～6 脊髓节段最明显，平均可延长原长度的10.6%。随头颅屈曲度增加，脊髓在矢状位向后移动所需力量也明显增大。

2. 脊髓本身的延伸性　脊髓无软脊膜包裹时其特性犹如半流体性黏聚体，而包裹软脊膜的脊髓为一具有特殊力学特性的结构，其和脑组织一样具有可测量的弹性。脊髓本身属于低弹性模量，而其连同软脊膜及齿状韧带则具有较大的弹性模量。

3. 脊髓周围软组织的保护作用　脊髓借齿状韧带悬挂于硬膜囊内，齿状韧带对脊髓具有支持和限定作用。脊柱在完全屈位时，脊髓、齿状韧带和神经根均处于生理牵张状态。由于齿状韧带向下倾斜，韧带上的张力对脊髓轴线的力可分解为两个分力。轴向分力与脊髓所承受的张力相平衡而有助于减少脊髓的受力，成对的横向分力则相互平衡保持脊髓位于椎管的中线处。齿状韧带和神经根及脑脊液均具有最大限度地防止脊髓与骨性椎管的碰撞和减震作用。

齿状韧带具有一定弹性，其载荷-长度曲线可分为两部分。载荷较小时，延长相对较明显；而载荷达一定程度后，其相对延长较少直到断裂。软脊膜包裹脊髓使其具有固定的解剖形态，软脊膜的载荷-长度曲线则与齿状韧带相反，加载小时长度变化亦小，加载增大到一定程度则可迅速延长。硬膜弹性模量较大，而且可依部位不同有所差异，颈段硬膜弹性模量小于腰段。屈颈时伴硬膜囊长度的变化，其在颈 2～5 最明显，硬膜囊后壁长度增加 10%～15%。脑脊液和椎管内的有效间隙亦随之增加和减少。硬膜外脂肪通过缓冲和吸收外力对脊髓具有保护作用（图 2-36）。

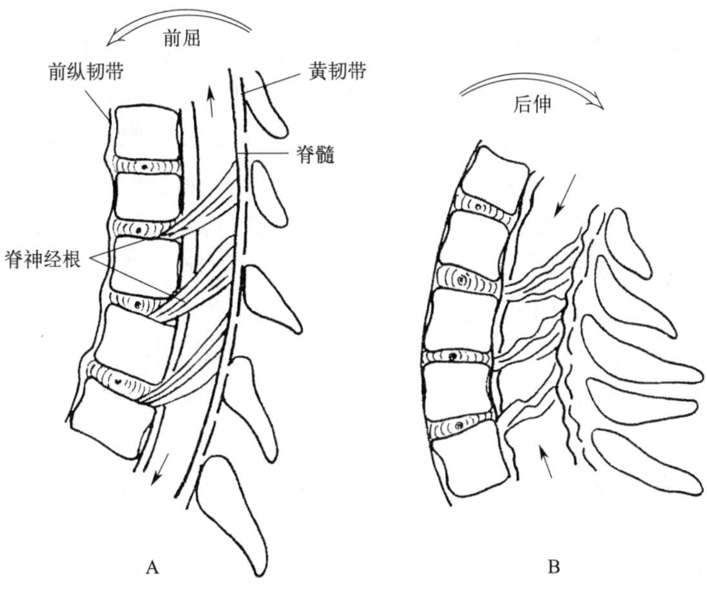

图 2-36　颈椎伸屈时椎管内有效间隙的改变

A 前屈；B 后伸

4. 脊髓的生物力学　脊髓受骨性椎管及其周围软组织的保护和支持。无软脊膜包裹的脊髓如半流体性黏聚体，包裹软脊膜的脊髓则具有特殊的力学特性。脊髓本身弹性模量较低，当其连同软脊膜及齿状韧带时弹性模量明显增大。脊髓本身的重量可使其长度拉长 10%，超过这个限度则突然出现非弹性阻力，并导致脊髓变形或断裂。脊髓受压时，开始很小的力即可形成明显的压缩变形，其后脊髓的弹性阻力增加，直到脊髓被压塌陷。脊髓的两个阶段之间无明显突变，这种力学特性和其结构及组织学特点有关。脊髓本身具有明显的内在张力。颈椎生理性伸屈和侧弯时，骨性椎管的长度随之改变，椎管长度的改变又总是伴有脊髓的相应改变。脊髓的折叠与展开功能足以满足从脊柱完全伸直到完全屈曲所需要的70％～75％的长度变化，其余的25％～30％由脊髓组织本身的弹性变形来完成。脊髓长度改变的同时伴有其截面积的变化，颈椎由全屈到全伸时，脊髓截面积由小到大，从接近圆形变为椭圆形。

五、颈椎损伤和疾病对颈椎生物力学的影响

随着生物力学在临床医学的广泛应用，临床脊柱生物力学在深度和广度方面有了较大进展，为认识和掌握脊柱伤病的发生、发展、诊断及治疗方法的选择提供了新的理论依据。

（一）颈段脊柱脊髓损伤的生物力学

1. 颈椎损伤类型与损伤外力的关系 颈椎承受屈曲外力可产生椎体前脱位、单纯楔形压缩性骨折、屈曲泪滴状骨折；也可表现为复合损伤，如椎体楔形变伴上位椎体的前脱位。当承受屈曲加旋转外力时，旋转以健侧为中心，致关节囊破裂、韧带和椎间盘损伤、急性髓核突出、关节突交锁等。颈椎承受伸展致伤外力，则可表现为伸展泪滴状骨折、伸展型骨折脱位、寰椎后弓骨折、枢椎椎弓根骨折。在伸展旋转复合外力作用下，暴力集中在颈椎中下部的关节突上，使侧块发生垂直骨折。在垂直暴力的作用下则可产生寰椎挤压分离骨折、椎体的爆裂性骨折及髓核突出等。除与外力作用方式有关外，颈椎损伤还与暴力大小有密切的关系。脊柱的运动并非单纯屈伸或旋转，而是三维的，其损伤过程亦不断变化，构成了颈椎损伤的多样性。

2. 颈椎损伤与颈髓致伤之间的生物力学关系 颈髓损伤多因明显颈椎损伤所致，但亦可在无明显颈椎骨折脱位的情况下发生。有时颈椎损伤的严重性不能完全反映脊髓损伤的程度。颈段脊柱活动范围大，易损伤，尤其是下颈段更易合并颈脊髓损伤。脊髓由于撞击脱位的椎体、骨刺、脱出的髓核、内皱的黄韧带或后纵韧带，或骨折片急速移动，在相互移位的椎体或其他致压物作用下，脊髓除承受挤压外力外，由此所产生的剪应力更为直接。通常认为颈椎过伸性损伤会引起中央脊髓综合征，老年人更是如此。但颈椎屈曲性损伤亦可伴有中央脊髓综合征。垂直压缩骨折（可伴屈曲或后伸性损伤）易引起脊髓前动脉综合征。颈椎与颈脊髓损伤并非一致，同样的脊柱骨折脱位可引起不同的脊髓损伤类型。椎管的原有状态，如颈椎退行性变、椎管狭窄及其他异常改变，对脊髓损伤的程度有明显的影响，相对较小的外力即可能引起较明显的脊髓损伤。在其他因素相同的情况下，

肌肉松弛者、醉汉及睡眠状态下发生外伤时，脊髓损伤的可能性小于肌肉保持收缩状态者。

3. 颈髓损伤外力与临床表现的关系 颈髓损伤可分为完全性和不完全性，后者可表现为前脊髓损伤综合征、脊髓中央损伤综合征、脊髓半横贯性损伤（Brown-Sequard 综合征）和后脊髓损伤综合征等。上述综合征可单独存在，亦可相互重叠。脊髓震荡是最轻而且在伤后能很快完全恢复的一种脊髓损伤。由于脊髓的横断面接近于椭圆形，外力从前方或后方，尤其从后方作用于脊髓，不足以引起脊髓完全横断时，剪应力趋向于集中在脊髓每半侧的中 1/3 区域，在椭圆体内最大剪应力位于或接近其自然轴，该处的剪应力相当于脊髓承受平均剪应力的 1.3～1.5 倍。以脊髓中央裂为界，脊髓的两侧可承受相似的剪应力。当损伤外力小，局部剪应力亦小，从脊髓横断解剖面看，仅有部分脊髓的前角和痛、温觉交叉纤维受累，引起单一或数个节段的损害。如果致伤外力较大，剪应力集中使受累范围扩大，支配上肢的前角细胞和皮质脊髓束受累。接受上肢痛、温觉纤维进入脊髓后，上升几个节段交叉上行，并位于脊髓深部亦受累明显。而支配下肢运动及接受其痛、温觉的传导束则位于脊髓相对周边部分，脊髓后索受剪应力较小，位置觉及震动觉保留，表现为临床上的脊髓中央损伤综合征。

随着损伤外力进一步增大，承受剪应力区域扩大，尤其是外力由前向后，则表现为前脊髓损伤综合征。如果损伤外力继续增大到足以使脊髓产生生理性横断，则所有脊髓功能丧失，形成临床上的完全性脊髓损伤。脊髓损伤过程中，扭转外力十分重要。伴有明显扭转损伤外力可累及脊髓的后索，但其与痛、温觉障碍不成比例。外力斜行作用于脊髓的一侧半并伴旋转即可引起脊髓半横贯性损伤。而脊髓震荡是由间接外力引起的，脊髓功能的暂时丧失可能是吸收了致伤外力所致。

4. 影响颈脊髓损伤后功能恢复的生物力学因素 脊髓损伤后功能是否恢复取决于多种因素，损伤外力的大小是最主要的决定性因素。脊髓不完全性损伤的功能恢复除取决于损伤外力大小外，还与因外力作用后脊髓所承受的各种压迫性因素有关，而这些压迫性因素多位于脊髓的前部，是妨碍脊髓功能恢复的主要机械性原因。脊髓的压迫程度、时间与功能恢复间关系的研究表明，三者关系密切，随着压力增加和致压时间的延长，脊髓功能恢复的可能性减小。合并有明显脊髓损伤时，损伤椎节的稳定性对残留脊髓功能的转归有重要的影响，损伤椎节的异常运动可加重脊髓的损伤。

（二）翼状韧带损伤

翼状韧带在脊柱屈伸运动时起稳定作用，限制其旋转和侧屈。单侧翼状韧带损伤导致寰枢关节中度的旋转性不稳。这种不稳的依据是颈 1～2 旋转运动的运动范围增大，尤其是中性区明显增大；而弹性区改变不明显。双侧的翼状韧带损伤时，枕—颈1—颈2各项运动参数的改变值均大于单侧损伤。翼状韧带损伤后，对耦合现象也产生影响，即损伤后侧屈和伸屈运动的耦合现象都变得更明显。

（三）横韧带损伤

横韧带是脊柱最厚、最坚强的韧带。它是寰椎最有力的稳定因素，将其固定在齿突周围。横韧带损伤的机制已在离体试验中加以描述，一般认为，只有作用于寰椎的强大的向前载荷才会造成弹性较差的横韧带断裂。横韧带断裂后，颈1可以向前脱位超过12mm。另外，横韧带损伤后，颈1～2的其他附属韧带由于相对较薄弱，很快就被拉长，最终导致严重的临床后果。韧带的撕裂常常表现为一种“全或无”的现象，主要原因是它虽然坚强但缺乏弹性。受到损伤时，它一般不会部分或者逐渐撕裂，而且损伤后无修复能力。由于横韧带损伤将导致颈椎的极度不稳定，因此必须施行颈1～2融合手术。

（四）寰枢椎关节囊韧带损伤

颈1～2关节囊韧带损伤后将导致旋转运动时的运动范围轻度增大，而对侧屈和伸屈运动几乎不产生影响。大多数的运动范围增大主要是由弹性区增大所致。关节囊韧带损伤是寰枢椎旋转性半脱位重要的损伤机制。

（五）颈椎类风湿性关节炎

颈椎类风湿性关节炎可以损害韧带、侵蚀关节面、破坏椎体，刺激形成炎性血管翳。所有这些病理变化将削弱并显著改变颅颈关节的正常运动功能，导致颈椎不稳，产生病理性运动模式。基底反折和寰枢椎半脱位是颈椎类风湿性关节炎常见的典型病理表现。在一组伴有寰枢椎前半脱位和垂直脱位的类风湿性关节炎患者中，有人发现旋转运动时正常的侧屈耦合运动明显减少。由于韧带和骨性结构的严重破坏，类风湿性关节炎患者寰枢椎关节旋转运动的范围与正常人有显著差别，这些患者的旋转运动轨迹显著增大。

（六）颈椎病发生及发展的生物力学原理

1. 颈椎病的好发部位与生物力学的关系。在颈椎仰伸状态下侧位X线摄片，可以显示出第2颈椎后缘之正直线与第7颈椎后缘之垂直线，两者相交于颈4～5间隙，表明此处所承受的压力和扭曲力最大；但如果前屈时最大的压力和扭曲力位于颈5～6椎间隙。由此可见，长期屈颈位工作者，由于颈5～6处于高压力与高扭曲力状态，故最易也最先引起退行性变，尤其是椎体后缘及钩椎关节处，这与临床所见完全一致。

2. 椎节制动后，生物力学关系也出现相应改变，颈 4～5 或颈 5～6 由于严重的退变，包括骨质增生、韧带钙化或者手术将其融合，仰伸时，其压力与扭曲力的最大承受部位则转移到颈 4 椎体或其上方，而屈位时则降至颈 6～7 水平，且随着病程的进度其力点也随之再改变。如椎间关节固定过多，则力点可升至颈 2～3 以上。这一现象也为治疗方法的选择提供了参考依据。

3. 颈椎病的发生可视为正常生物力学平衡的破坏。脊髓在椎管内处于松弛与固定两者相互结合的巧妙平衡之中，不仅侧方有较宽敞的空隙，前后方亦留有相应的余地。如果颈椎的退变所造成的产物超过了椎管原有的缓冲间隙，则可使这一生物力学平衡遭到破坏而出现症状，并随颈椎运动而变化，如屈颈位时颈脊髓前方的有效代偿间隙缩小，骨刺对脊髓的压迫加重。

4. 椎动脉供血变异的生物力学基础。横突孔位于靠近颈椎矢状活动平面的近轴心处，因此当颈椎做屈伸活动时，椎动脉第二段不会受累。但在侧弯和旋转时，如果处于正常状态，由于关节-横突角度的自控作用，不致引起同侧椎动脉受压和对侧拉长。在增生不稳等情况下失去此种自控作用，则可因同侧椎动脉受压或对侧受拉而出现症状。

5. 从生物力学角度选择治疗方法。颈椎病治疗方法多种多样。在选择或判定使用某种方法时，必须从生物力学的角度加以考虑。例如牵引的力线、制动的范围、手术途径的选择、切骨范围的决定以及采用关节融合术，或是采用关节成形术等等，以使治疗方法更为合理与完善。

第四节　颈部与中医经络脏腑间的关系

一、颈部与经络间的关系

颈椎位于头下胸椎之上，即头下肩上，中医将肩前称之为颈，肩后称之为项部。颈部与经络系统中的十二经脉、奇经八脉、十五络脉、十二经别和十二经筋有着密切的关系。中医认为，人体五官九窍、四肢百骸、五脏六腑、五体等均与经络相关，经络系统把人体各个部分有机地联系在一起，完成相互协调的各种功能活动。而颈椎位于颈部，是经脉从四肢躯干走向头面，或从头面走向四肢躯干的必经之路，因而与经络关系密切。现将与颈部关系较为密切的经络系统内容简述如下。

（一）颈部与十二经脉的关系

颈椎与十二经脉的关系实际就是颈部与十二经脉的关系。十二经脉是经络系统中的主体，与相应脏腑直接发生络属关系，在分肉之间有其明确的循行路线，外行线上又有专穴分布，是运行气血的主要通路。十二经脉与颈部的关系表现在十二经脉直接或间接经过颈部，具体为：

1. 直接经过颈部的经脉

（1）手阳明大肠经　《灵枢·经脉》：起于大指次指之端……上出于柱骨之会上，下入缺盆，络肺下膈，属大肠。其支者，从缺盆上颈，贯颊。

上出柱骨之会上：指经脉行于颈部至第七颈椎。

缺盆：指锁骨上窝。

（2）手少阳三焦经　《灵枢·经脉》：起于小指次指之端……，从膻中上出缺盆，上项。

（3）手太阳小肠经　《灵枢·经脉》：起于小指之端……从缺盆循颈上颊。

（4）足阳明胃经　《灵枢·经脉》：起于鼻……从大迎前下人迎，循喉咙，入缺盆。

这里的大迎、人迎、喉咙，均位于颈部。

（5）足少阳胆经　《灵枢·经脉》：起于目锐眦……循颈行手少阳之前，至肩上……下加颊车，下颈合缺盆以下胸中。

（6）足太阳膀胱经　《灵枢·经脉》：起于目内眦……其直者，从巅入络脑，还出别下项。

（7）手太阴肺经　《灵枢·经脉》：起于中焦……从肺系横出腋下。

肺系：指气管与喉咙一段，位于颈部。

（8）手少阴心经　《灵枢·经脉》：起于心中……其支者，从心系，上挟咽，系目系。

这里的咽，位于颈部。

（9）足太阴脾经　《灵枢·经脉》：起于大趾之端……上膈，挟咽。

（10）足厥阴肝经　《灵枢·经脉》：起于大趾丛毛之际……循喉咙之后，上入颃颡。

这里的喉咙、颃颡（咽后壁）均位于颈部。

（11）足少阴肾经　《灵枢·经脉》：起于小趾之下……循喉咙，挟舌本。

2. 间接经过颈部的经脉

心主手厥阴心包经：本经虽不直接循行到颈部，但通过联系的脏腑（心包经属心包络三焦）与表经——三焦经相联系，后者又分布于颈部，即本经与颈部是间接联系的。

（二）颈部与奇经八脉的关系

奇经八脉指循行于十二经脉之间，对十二经脉之气血起着溢蓄、渗灌、调节作用的任脉、督脉、冲脉、带脉、阴维脉、阳维脉、阴跷脉、阳跷脉。此八条脉与颈椎的关系，也表现在经脉直接或间接经过颈部方面。

1. 奇经八脉中直接经过颈部的经脉

（1）督脉：起于肾下胞中，后入脊里，上行项后，入脑内。

（2）任脉：起于胞中……经脐到咽喉。

（3）冲脉：起于肾下胞中，后支并督脉贯脊里，前支并足少阴、足阳明而行，上达咽部。

（4）阴维脉：起于小腿内侧……合于任脉而上行。

（5）阳维脉：起于小腿外侧，上行项后，合于督脉。

（6）阴跷脉：起于内踝……上经人迎（人迎位于颈部）。

（7）阳跷脉：起于足跟外侧……过颈。

2. 奇经八脉中间接经过颈部的经脉

带脉：此脉行于腰腹部，不直接到达颈部，但在躯干部位，通过与躯干部十二经中各条纵行经脉联系，从而间接与颈部发生联系。

（三）颈部与十二经别的关系

十二经别是从十二经脉肘膝关节以上部位分出的伏行分肉之间的经脉。从十二经脉分出后，分别经上臂和股部进入躯干，然后深入体腔，与相应脏腑发生联系（大多为阴经经别与其所属的脏和相表里的腑，阳经经别与其所属的腑和相表里的脏发生联系），然后在头颈部浅出体表，阴经经别合于相表里的阳经经脉或经别，阳经经别合于本经经脉，这一现象即离、入、出、合，最终六阴经经别合于相表里的阳经经脉，这样阴阳经之间形成六组，称之为六合。

由于六阳经经别从躯干上头而必经颈部，而六阴经经别直接、间接经颈上头，故十二经别均与颈部有关。

（四）颈部与十五络脉的关系

十五络脉是指从十二经脉、任脉和督脉各分出一支络脉，加上脾之大络——大包，共计十五条。十五络脉是从经脉分出的细小支脉，其分支越分越细，呈纵形、横行、斜形，其纵横交叉呈网状，是脉内气血与组织直接接触的部位，十五络脉统领全身诸络脉，具有调节诸络、灌渗气血、濡润组织的作用。

1. 直接与颈部有关的络脉

（1）手阳明络脉　《灵枢·经脉》：手阳明之别……上循臂，乘肩髃，上曲颊偏齿。

(2) 足阳明络脉 《灵枢·经脉》：足阳明之别……上络头项。

(3) 手少阴络脉 《灵枢·经脉》：手少阴之别……循经入于心中，系舌本，属目系。

该络脉从心中联系舌根部途经颈部。

(4) 督脉之络脉 《灵枢·经脉》：督脉之别……挟膂，散头上。

2. 间接与颈部有关的络脉

手足太阴、太阳、足少阴、手足厥阴、少阳、任脉各络脉和脾之大络——大包，这些络脉虽不直接分布于颈部，但通过其相应的十二经脉或相表里的络脉与颈部相联系。

（五）颈部与十二经筋的关系

十二经筋是十二经脉之气分布于筋肉关节的体系，经筋主要指肌肉、肌腱、韧带和筋膜等。颈部的肌肉、肌腱、韧带、筋膜对于维持颈椎的稳定，完成颈椎的各种运动功能及支撑头颅极为重要。十二经筋均起于四肢末端走向头身，在关节、躯干、头面部纵横联系，以纵为主，从而协调人体左右两侧的平衡。十二经筋直接分布于颈部的有：

1. 手阳明经筋 《灵枢·经筋》：起于大指次指之端……直者，从肩髃（肩前部）上颈。

2. 足阳明经筋 《灵枢·经筋》：起于中三指……上颈，上挟口。

3. 手太阳经筋 《灵枢·经筋》：起于小指之上……上绕肩胛，循颈……直者，出耳上，下结于颔（即颈部）。

4. 足太阳经筋 《灵枢·经筋》：起于足小趾……上挟脊上项……其支者，入腋下，上出缺盆，上结于完骨（即乳突部）。

5. 足少阴经筋 《灵枢·经筋》：起于小趾之下……循脊内挟膂（即背阔肌）上至项，结于枕骨。

6. 手少阳经筋 《灵枢·经筋》：起于小指次指之端……上肩、走颈。

7. 足少阳经筋 《灵枢·经筋》：起于小趾次趾……贯（穿过）缺盆，出太阳之前，循耳后（即项部），上额角。

十二经筋中，阳经的经筋和足少阴经筋直接分布于颈部，而手太阴、手少阴、手厥阴、足太阴、足厥阴五条经筋虽不直接分布颈部，但在其循行中通过散络结聚，与其颈部经筋相联系，从而使两者相互沟通，以加强其联系。

二、颈部与脏腑间的关系

中医认为，人体以五脏六腑为核心，通过经络系统将脏腑、体窍等联系在一起，形成一个有机的整体。并认为五脏藏精气而不泻，满而不实，六腑传化物而不藏，以通为用。颈椎（颈部）与脏腑的联系主要是通过十二经脉实现的。

十二经脉外行体表，内连脏腑，每一条经脉均与相应的脏或腑相联系，同时又与这个脏或腑相表里的腑或脏发生联系，这种联系中医称之为“属”和“络”，六条阴经属其脏而络这个脏相表里的腑，六条阳经则属其腑而络这个腑相表里的脏，如肺经属肺脏络大肠腑，而大肠经则属大肠腑而络肺脏，属即联系得更为紧密，络即联系得次紧密。而颈椎就是通过分布于颈部的十二经脉与脏腑之间发生联系的。前面已述，十二经脉中除手厥阴心包经外，其余十一条经脉均直接分布于颈部，而心主手厥阴心包经则是通过相表里的手少阳三焦经和经别与颈部相联系。由于其联系，二者在生理作用的发挥及病理上均互相影响。例如颈部的屈、伸、旋转以及对头颅的支撑作用，必赖于心主血脉（主血液在脉内运行）；肺主宣发、朝百脉（将中焦运化的精微营养物质通过肺气的作用宣发于百脉之中，其宣发的性状呈雾露之溉）；脾主运化（将饮食水谷化生为营养精微物质）；肝主疏泄（主司气机的疏调畅通而不郁滞，以利其他脏腑发挥作用），主藏血（贮藏血液，并在一定程度上起调节作用）；肾藏精（贮藏精液，主骨生髓通于脑，精血可互化）等功能的正常。颈部气血津液等营养物质供应充盛，颈椎骨髓盈满，颈椎功能正常，否则疾病发生。与此相同，颈部也必然影响相应的脏腑功能。如颈部在剧烈活动或劳动时，或低头工作时间过长时，颈部肌肉劳损，左右两侧颈部肌肉失去平衡，又或高枕睡眠突然起床，或突然扭头、甩头，或是外力作用等等原因，致使颈椎错位，颈椎横突。特别是第 2、第 3 颈椎横突压迫或牵拉横突前面的颈交感神经节，此神经节一旦受到刺激（直接压迫或受牵拉），节后神经可使心神经兴奋，使心脏冠状动脉急剧收缩、痉挛，冠脉血流量减少，心肌发生缺血缺氧，因而引起类似于冠心病的心绞痛等颈源性心脏病。

第三章
颈椎病的病因及发病机制

颈椎病虽属于以退行性变为主的疾病，但与多种因素有关，以致病情错综复杂，且极易与邻近组织病变造成相似症状的疾病相混淆。就其单纯退变本身临床就可出现各种症状与体征，特别是伴有颈椎椎管狭小者。临床更为多见的是在颈椎原发性退变基础上接踵而来的各种继发性改变，如动力性异常（如椎节失稳、松动与错位等），又如器质性改变（如髓核突出与脱出、韧带骨膜下血肿、骨刺形成和继发性椎管狭窄等）。这些病理生理与病理解剖的异常现象，构成了颈椎病的实质。

第一节　颈椎病的病因

颈椎是脊柱中体积最小、灵活性最大，活动频率最高之节段。因此，在承受各种负荷、劳损甚至外伤后逐渐出现退行性变，尤其是颈椎间盘，不仅退变开始较早，且是诱发或促进颈椎其他部位组织退行性变的重要因素。

1. 颈椎退行性变

（1）颈椎间盘变性

由髓核、纤维环和椎体上下软骨板三者构成的椎间盘，使上下两节椎体紧密连结，并保证颈椎生理功能的完备。一旦椎间盘出现变性，便会影响、破坏颈椎骨性结构的内在平衡，改变原有的力学结构。因此，颈椎间盘的退变是颈椎病发生与发展的主要因素。

椎间盘变性最早表现在纤维环上，在人 20 岁左右就开始了，随着年龄的增长，逐渐形成肉眼可见的裂隙，以后侧位多见。髓核多在纤维环变性的基础上继发变性，常于人 25 岁开始。在局部负荷大、外伤多以及易劳损时，加速椎间盘退行性改变，表现为纤维环的裂隙加大，髓核突向裂隙处。如果纤维环完全断裂，髓核可形成韧带下的骨膜分离、出血，继而进入椎管内。软骨板退变出现最晚。纤维环、髓核、软骨板三者互为因果，加之椎间盘韧带下形成的间隙必然伴有局部微血管的撕裂与出血，进而形成韧带-椎间盘间隙血肿，如此形成恶性循环（图 3-1）。

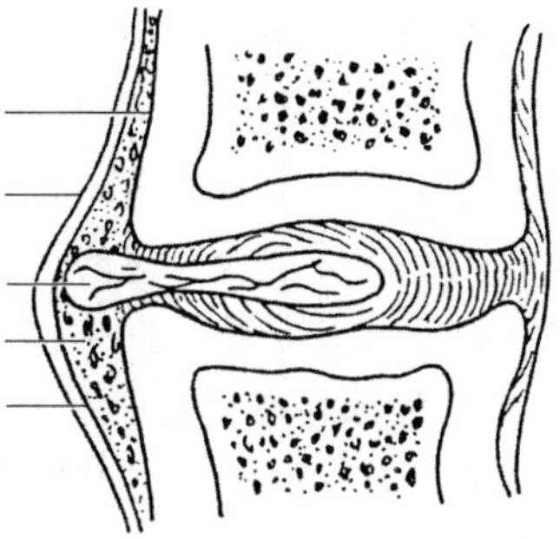

图 3-1 颈椎后纵韧带-椎间盘间隙形成示意图

（2）椎体边缘骨刺形成

随着韧带下间隙的血肿形成，到血肿的机化、老化和钙盐沉积，最后形成突向椎管或突向椎体前缘的骨刺，并不断增大、变硬（图 3-2）。骨刺以颈 3～4 和颈 5～6 多见，以钩突处先发，其次为椎体后缘。

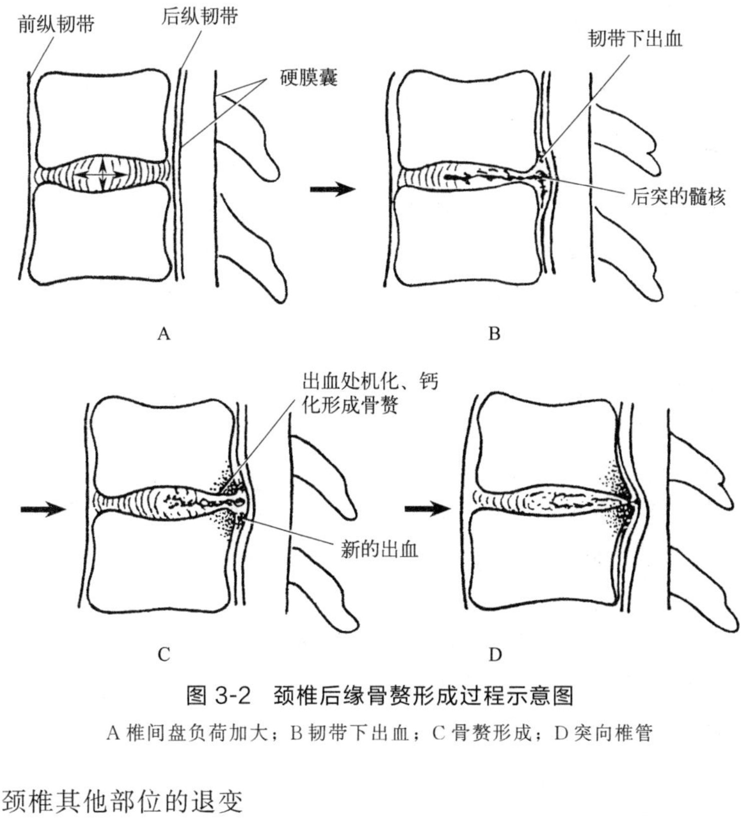

图 3-2 颈椎后缘骨赘形成过程示意图

A 椎间盘负荷加大；B 韧带下出血；C 骨赘形成；D 突向椎管

（3）颈椎其他部位的退变

如颈椎各小关节、黄韧带、前纵韧带与后纵韧带、项韧带等。

2. 慢性劳损 此处慢性劳损是指超过正常生理活动最大范围的各种超限活动。这些活动包括不良睡眠体位、工作姿势不当（家务劳动者、刺绣女工、办公室人员、打字抄写者、电脑工作者、仪表流水线上的装配工等）等生活、工作中的意外情况，这些被人忽视的因素却是颈椎骨关节退变最常见的原因，且与颈椎病的发展、治疗及预后等直接相关。

3. 颈部外伤 交通意外（如颈椎骨折脱位、颈部软组织损伤）、运动性损伤、生活与工作中的意外以及医源性或某些特定情况下意外发生的颈椎部的伤害等。

4. 咽喉与颈部炎症 咽喉及颈部有急性或慢性感染，可直接刺激邻近的肌肉、韧带，或是通过丰富的淋巴系统使炎症在局部扩散，以致该处的肌肉张力降低、韧带松弛和椎节内外平衡失调，破坏了局部的稳定性和完整性。

5. 颈椎椎管狭窄与先天性畸形 天生的颈椎椎管狭窄，尤其是矢状径变小，先天性椎体融合、颈 1 发育不全或伴颅底凹陷症、棘突畸形、颈肋及第 7 颈椎横突肥大与颈椎病的发生与发展、诊断、治疗和预后的判定等均有着十分密切的关系。

第二节　发病机制

颈椎病发病病因较多，故其发病机制较为复杂。

1. 颈椎退变 颈椎病是否发病主要取决于：①椎管发育之大小（基础），其狭窄者则极易发生；②退行性变（尤其是颈椎间盘的退变）、劳损和畸形可加速其发生；③外伤、局部炎症为其诱发因素。

2. 骨刺形成 此期是前期的延续，实质上为突出的髓核及其引起的骨膜下血肿持续骨化的过程。

3. 继发性改变 即前两者病理改变对脊神经根（钩椎关节及椎体侧后缘之骨刺、关节不稳、突出或脱出之髓核等产生的对神经根的刺激、压迫，当颈椎活动时由于牵拉而引起或加重；因蛛网膜炎的发展，根袖纤维化，进一步增加局部的压力，造成神经根处缺血性改变，使病情加重，形成恶性循环，最后神经根本身也明显退变）、脊髓（后突之髓核和骨刺直接刺激和压迫脊髓，还有椎体间关节前后滑动，尤其同时伴有黄韧带肥厚、内陷时，脊髓出现相应的病理改变）、椎动脉（血管因折曲与痉挛、受刺激、受压造成管腔狭窄，致使颅内供血减少而出现症状）以及患节邻近的其他组织（如后方小关节的早期松动与变位、后期的增生性小关节炎、硬膜外脂肪的变性与消失、周围韧带的松弛、变性、硬化及钙化）等引起的变化，均随着病程的发展而加剧。

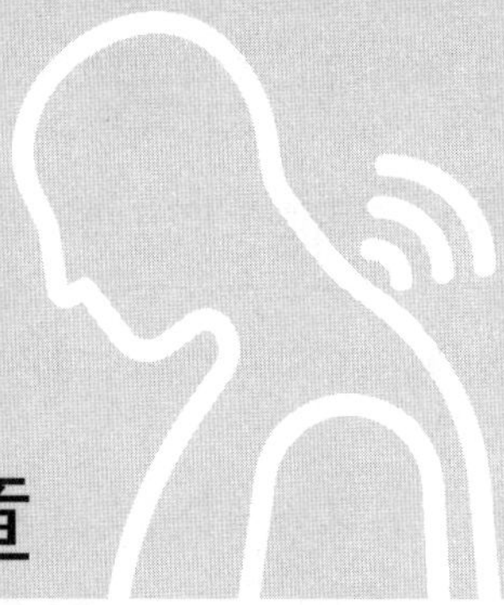

第四章
颈椎病的检查方法

颈椎病的检查方法分为全身检查、颈椎的专项检查、颈椎的影像学检查、颈椎的血管及其他检查。因全身检查基本同内科诸病的全身检查，在此不予赘述。

第一节　颈椎的专项检查

颈椎的体格检查应当在光线充足、温度适宜的条件下进行；检查时根据情况解去衣裤，充分显露病变部位和可能的相关部位；急性损伤应采取卧位，需要翻身转体时，一定要轴性翻身，手法要轻柔，以免加重损伤；陈旧性损伤时可采取坐位或立位；特殊检查则可采取相应的体位；检查动作要规范；不可忽视对比检查，即左右、患侧与健侧、上下邻近组织、病程前后对比；颈椎的局部检查与全身检查结合。

一、颈椎病的问诊

（一）外伤病例

着重问诊致伤的原因、病情发展变化过程、治疗简况等全过程情况。常见导致颈椎外伤的情况有机械操作不当、高处摔伤、高处跳下，以及不恰当的体育运动、训练等。具体问诊内容：

1. 致伤原因　除当时伴有颅脑伤昏迷者外，大多数患者可回忆起受伤当时的细节，包括致伤物、致伤原因、身体状态、头颈部及四肢的反应等。

2. 损伤程度 受伤当时情况及其持续 3 周内或更长时间的情况，包括生活自理、家务劳动或学习、工作等。

3. 伤后治疗情况 如是否卧床，所用药物和其他治疗方法以及效果如何，有无残留症状等。

4. 受伤与此次发病间隔 除直接延续者外，多有一间隔时间，一般间隔愈长，与当前病情关系可能愈小。

5. 伤后症状变化 指颈部原已有疾患存在，又突遇外伤，了解其与原症状之间的演变过程。

（二）非外伤病例

因涉及颈部疾患的病种较多，很难采取单一的方式了解所有病例，必须以灵活的方式、科学的规律、由面及点地询问与掌握其实质性内容，尤其是发病原因、时间和临床表现，除各种直接性因素或某些显而易见的（如各种急慢性炎症、肿瘤及畸形等）病变特点外，一般病例均难以一目了然。主要问诊内容：

1. 首次症状的性质与特点 首次症状不仅对诊断与鉴别诊断具有重要意义，而且对病情的发展及治疗方法的选择也有着直接的关系，应详尽了解。

（1）发热起病者，多为炎症或变态反应性病变。如咽部感染者易诱发枕颈脱位。

（2）晨起颈部疼痛伴有腰痛加剧、活动后减轻者多系发生了骨质增生性改变。

（3）从一侧手部麻木或疼痛开始者提示多为钩椎关节不稳或在该处有骨质增生或髓核向侧后方突出。

（4）躯干部束缚感或双下肢无力、易跌倒者可能系脊髓受压，提示病情较重。

（5）发音障碍与声音嘶哑起病者，多见于脊髓本身病变，且多已波及延髓，或是与椎动脉受压有关。

（6）颈部不适感或酸痛者，尤其以某些低头工作者多见，提示颈椎间盘退变开始。

（7）以手部肌肉萎缩为早期症状者，多为脊髓本身病变，如侧索硬化症，且其发病较迅速，并向高位进展。

（8）以疼痛为主，尤以夜间疼痛更剧，提示多为椎管内或椎骨肿瘤。

（9）休息后疼痛减轻者，多为退变、外伤及劳损有关的疾患，常见的有颈椎间盘突出症（平卧后椎间隙内压降低，症状缓解）。

（10）以突然摔倒起病者，多系椎动脉受压或受刺激所致。此类患者易被误诊为癔症，且可不伴有其他任何症状或体征，但应注意排除血管本身疾患或椎动脉有无病变。

（11）以前额部头痛起病者，多与椎动脉无直接关系。一侧偏头痛则多与椎动脉供血不良有关。

（12）以双手指麻木或疼痛起病者，在一般情况下，多是神经根型颈椎病的首发症状。但应注意有无胸廓出口综合征和血管性疾患。

2. 症状的演变过程 初发症状出现后的病程进展与颈部疾患的诊断及鉴别诊断密切相关，询问时应注意。以双下肢肌力障碍起病，并迅速向躯干及上肢发展并伴有感觉障碍者，提示在脊髓受压的同时，脊髓前动脉同时受累。而由上肢肌力障碍向下肢进展者，多为椎动脉或脊髓实质病变。起病后症状错综复杂，主诉很多且伴有交感神经症状者，多与椎动脉受累有关。全过程中无任何感觉障碍症状与体征者，首先应怀疑是肌萎缩侧索硬化症。

3. 工作与颈部疾患的关系 空调环境下长期工作者，多因通风不良及湿度过大而易出现风寒性颈背筋膜纤维组织炎。长期重体力劳动者易引起颈肩部扭伤、骨质增生、肥大及劳损性纤维组织炎。长期坐位伏案工作者及电脑工作者，易出现颈肌劳损及颈椎病，频繁变动体位者易引起颈椎退行性变。在潮湿、寒冷地区工作者易患风寒性肌纤维组织炎。

4. 气候与颈椎病的关系 风湿性疾患多在气温较冷、湿度增加情况下发病。增生性脊柱炎与潮湿关系密切，易在多雨天诱发症状或使症状加剧。秋高气爽的天气常使一般性及风寒性颈痛患者症状减轻或缓解。

5. 其他需注意的问诊内容

（1）脑性疾患、颈髓受压和末梢神经麻痹引起的跛行步态不一，应加以区别。

（2）睡眠体位与颈椎病及颈部劳损的发病有着直接的关系，颈椎病好发于高枕者。

（3）颈痛伴有常发低热者，表明有慢性感染的存在。

（4）了解起病后治疗经过。

（三）其他病史

家族史（先天畸形、传染性疾患等）、婚姻史（近亲联姻）、职业史（与退变性、劳损性疾患有关）等均与颈椎病的发病有关，也应进行了解。

二、颈椎的局部检查

（一）视诊

1. 颈部外形 内容有颈部的长短、粗细、有无肿胀。颈短且粗，呈翼状颈，皮肤宽阔，发际低平常为先天性短颈综合征（Klippel-Feil 综合征）。颈部肿胀为损伤可能，肿胀位于颈后部者可能系颈椎后结构广泛破坏。

2. **头颈部姿势** 主要观察头颈有无偏斜、颈部僵直、后凸畸形等。如头颈旋转或斜颈畸形多见于上颈椎损伤，如寰椎骨折或齿突骨折，齿突发育不良伴寰、枢椎不稳等。小儿寰、枢椎半脱位常以头颈旋转畸形为自发体征。颈部僵直可能系颈部肌肉扭伤、颈椎间盘损伤、小关节损伤等。明显的颈部畸形常为严重的骨折脱位、椎骨破坏等。

3. **颈部伤口和瘢痕** 颈部留下创口可见于锐器或火器等直接暴力创伤，气管切开切口瘢痕多为颈椎骨折脱位早期抢救的标记。

（二）触诊

触诊是收集颈椎病临床资料最为重要的内容之一，触诊时检查者应用手指指腹法进行，中等用力，其内容包括触诊的部位、范围，触诊时手下的感觉和受检者的反应等。

1. **棘突、棘间隙和椎旁肌触诊** 自颈 7 棘突依次向上用拇指按压，下颈椎以颈 7 棘突后突最为明显，上颈椎以颈 2 棘突后突较为显著，乳突和下颌骨间可能触及部分寰椎侧块。颈椎病时，常可有一则或两则斜方肌痉挛（即发紧、变硬），颈椎项韧带骨化或钙化时可在棘突表面触及硬性条状物，可被推动。两个棘突之间凹凸不平或凹陷表示该节段棘突韧带损伤或骨折脱位。棘突骨折或椎板骨折可触及浮动之棘突（切不可用力按压，以免导致或加重脊髓损伤）。颈后区/上背部常见的压痛点见图 4-1。

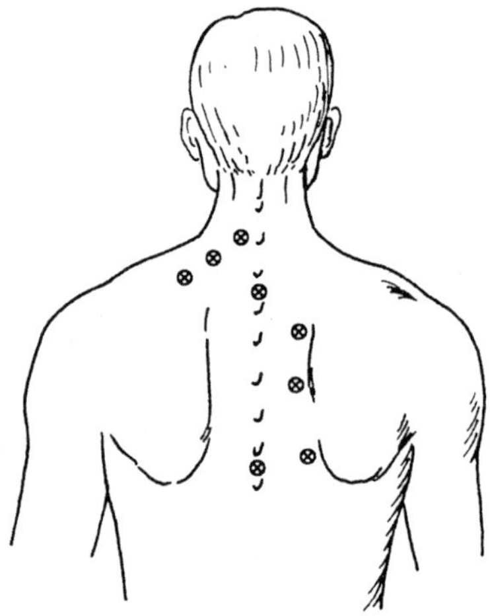

图 4-1 颈后区/上背部压痛点

2. **颈椎椎体前方触诊** 用示指和中指在胸锁乳突肌和颈动脉鞘内侧将甲状腺、气管及食管推过中线，即可触及颈椎椎体和椎间盘前部，如有明显压痛可能提示该部损伤。

3. **颈部肌肉状态** 颈阔肌、颈后肌群突然紧张多为急性扭伤，颈后肌群痉挛往往是继发性损伤的一种保护性反应。

（三）运动检查

前屈、后伸、侧曲及旋转是颈椎的主要活动方式，也是运动检查的主要内容。

1. **检查方法** 嘱受检者充分暴露颈部，固定躯干，两肩切勿摆动，做主动运动和被动运动检查，测量时，取零度中立位，用量角器测量各方向的运动范围并做记录。颈椎各方向运动的正常范围见图 4-2。

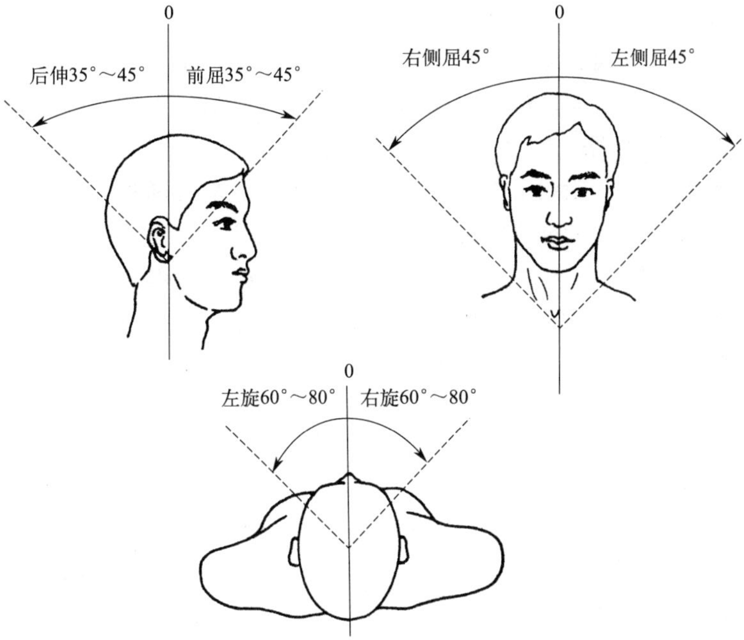

图 4-2　颈椎活动范围检查

2. 临床意义

① 肌肉痉挛、各种损伤导致的颈部疼痛均可使颈椎活动范围受限。

② 头部转动主要靠寰枢关节活动，头颈大幅度伸屈主要靠下颈椎的活动，尤其是颈 5～7 节段；颈椎侧屈主要靠中段颈椎的活动，即颈 3～5 节段。各方向运动范围受限均提示相应节段颈椎损伤。

③ 颈椎运动时出现颈脊神经根、椎动脉等受压症状者有其临床意义。

3. 注意事项

① 急性颈椎损伤时，严禁作颈椎被动运动检查，必要时仅可让受检者做有限的动作。在颈脊髓损伤不明确的情况下，任何多余的颈椎动作都是危险的。

② 陈旧性颈椎骨折，只要软组织已经愈合便可进行运动检查。

③ 急性损伤者，最好由有经验的医生检查。

（四）颈椎的特殊检查

1. 椎间孔挤压试验（spurling 试验，又称压顶试验）　受检者取坐位，头颈后仰并向侧方旋转。检查者立于背后，用双手按压受检者额顶部，出现上肢放射痛或麻木者为阳性。检查时亦可使受检者处于颈侧屈或前屈位，对症状轻者可采用头顶叩击法检查：检查者左手掌平放于受检者头顶部，右手握拳轻叩左手手背，上肢出现放射痛或麻木者为阳性。此阳性提示颈神经根受压，多见于颈椎间盘突出症或神经根型颈椎病（图 4-3）。

2. 颈椎椎间孔分离试验 受检者端坐，检查者用双手分别托住其双侧下颌及枕部，逐渐向上牵引，若原有上肢麻木、疼痛减轻或消失者为阳性，表明颈脊神经根在椎间孔内受到卡压。多见于神经根型颈椎病。

3. 臂丛牵拉试验（Eaton 试验，又称颈脊神经根牵拉试验） 受检者取坐位或站立位，颈椎略屈曲并向健侧旋转，检查者立于受检者患侧，一手抵于颞顶部推向健侧，另一手握住患侧手腕向相反方向牵拉，如果出现上肢麻木或疼痛者为阳性。神经根型颈椎病、臂丛损伤和前斜角肌综合征均可出现阳性。若检查时使上肢内旋，则称为 Eaton 加强试验（图 4-4）。

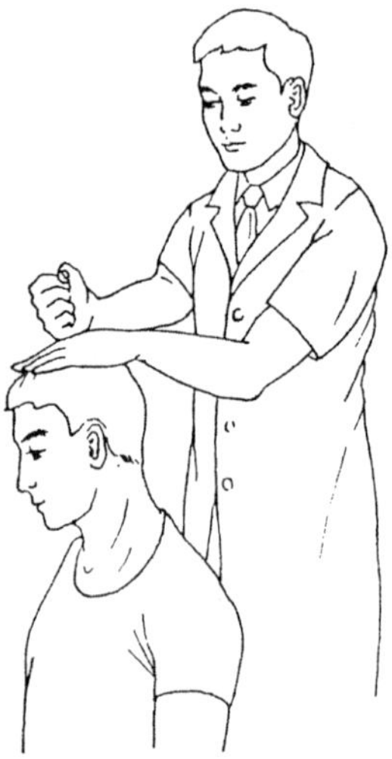

图 4-3 椎间孔挤压试验示意图

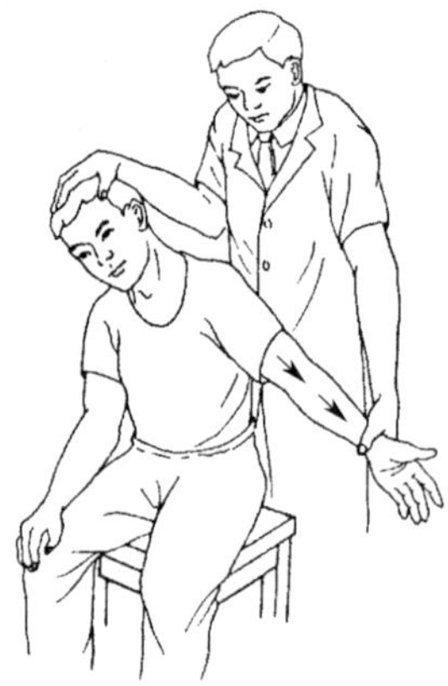

图 4-4 颈脊神经根牵拉试验示意图

4. 头颈倾斜试验（Adson 试验） 受检者坐位，双臂自然下垂，检查者立于患侧，一手扶住颌部，使受检者头后仰并向对侧旋转倾斜，另一手触摸患侧脉搏；再让受检者深吸气，检查脉搏变化；最后请受检者做头回中立位动作，同检查者对抗用力，使前斜角肌强力收缩，若出现脉搏减弱或消失，又或出现手臂麻木、疼痛则为阳性。多见于前斜角肌综合征、颈肋及胸廓出口综合征。

5. 前屈旋颈试验（Fenz 征） 受检者颈椎前屈，做左右旋转动作，若出现颈部疼痛则为阳性，多见于颈椎小关节退行性变。

6. 颈静脉加压试验（又称压颈试验） 受检者取卧位或坐立位，检查者双手压住颈静脉，使颅内压增高，如出现下肢麻木、疼痛则为阳性，见于神经根型颈椎病和颈脊髓硬膜下肿瘤。

三、与颈椎有关的神经系统检查

神经系统的检查对判断颈髓损伤的部位、程度以及颈椎病的诊断与鉴别诊断具有极为重要的意义。其检查的内容主要有：步态和肢体姿势观察、有关脑神经检查、感觉功能检查、运动功能检查、反射及病理反射检查、自主神经功能检查等。

（一）步态与肢体姿势观察

步态与姿势同本体感觉以及各部位的肌力、肌张力以及小脑、前庭等机能密切相关，是一系列复杂的神经机能与反射活动综合的主要肌肉活动的结果。

全瘫患者观察其卧位姿势；不全瘫患者还要观察其坐位、立位和行走的姿势；急性颈脊髓损伤者早期呈弛缓性瘫痪状态，稍晚期肢体可出现某些特征性姿势，以此判断脊髓损伤之节段（如颈 5 水平脊髓损伤，上肢运动功能丧失，但双上肢置于身体两侧，肘关节呈屈曲旋前位，腕关节呈背伸或自然伸展状态；颈 6 水平脊髓损伤，双上肢置于头两侧，肩关节外展外旋位，肘关节屈曲及腕部伸展状态；颈 7 水平脊髓损伤，肩关节轻度屈曲，肘关节完全屈曲位，双腕部下垂，手指呈半握状）；急性颈脊髓损伤早期下肢呈自然伸展位，晚期如出现痉挛性瘫痪可呈现屈膝、屈髋，严重者四肢表现为痉挛状态。

（二）有关脑神经检查

上颈椎病变有时可出现后四对脑神经受损表现，下颈椎病变一般不累及脑神经。

1. 舌咽神经（Ⅸ）、迷走神经（Ⅹ） 询问受检者有无吞咽困难，喝水有无逆流或呛咳，说话有无声音嘶哑、鼻音及失音等。

（1）运动 嘱受检者张口做“啊”动作，观察软腭运动是否正常，双侧是否对称，悬雍垂是否偏斜。

（2）感觉 用棉签轻触咽部黏膜，检查一般感觉；用酸、甜、苦、咸等物轻触舌后双侧 1/3 味觉区。

（3）咽反射 用压舌板分别轻触两侧咽后壁黏膜，引起作呕及软腭上抬动作者为阳性。其反射弧传入传出神经分别为舌咽神经和迷走神经，中枢为延髓。

2. 副神经（Ⅺ）

（1）观察受检者有无斜颈、塌肩，胸锁乳突肌和斜方肌有无萎缩。

（2）嘱受检者做转头和耸肩动作，检查两侧胸锁乳突肌和斜方肌的肌力，并双侧对比。

3. 舌下神经（Ⅻ）

（1）嘱受检者伸舌，观察有无偏斜，舌肌有无萎缩及肌纤维颤动。

（2）嘱受检者用舌尖分别顶推两侧颊部，用手指自外向内按压，检查肌力。

（三）感觉系统检查

颈脊髓发出神经纤维支配枕、颈、上胸及部分上肢皮肤感觉，并呈节段性分布。应注意检查要从感觉缺失或减退区开始，逐渐扩展到过敏区及正常区，反复核实，注意感觉障碍的程度、性质及其范围，并进行两侧对称部位比较。

感觉程度共为6级：

0级：无知觉。

1级：深感觉存在。

2级：触觉及浅感觉存在。

3级：能辨别尖锐及钝性感觉。

4级：能分辨触觉部位。

5级：两点辨别觉及形体感觉正常。

1. 感觉检查内容

（1）浅感觉　触觉、痛觉、温度觉。

（2）深感觉　运动觉、振动觉、位置觉。

（3）皮层觉　定位觉、两点辨别觉、图形觉、实体觉、重量觉等。

2. 感觉检查方法

（1）浅感觉

① 触觉　用棉絮轻触皮肤或黏膜，自躯干到四肢上端逐次向下，询问有无觉察及敏感程度。对异常区域做标记。

② 痛觉　用锐针轻刺皮肤，询问有无痛感及疼痛程度，记录结果。检查时应自上而下，从一侧至另一侧，从无痛觉区移向正常区。不留空白区。

③ 温觉　选用盛冷（5～10℃）、热（40～50℃）水的玻璃试管轻触皮肤，询问患者感觉（冷或热）。

（2）深感觉

① 运动觉　轻轻掰动受检者的手指或足趾，做被动伸、屈动作，询问是否觉察及其移动方向。

② 振动觉　将振动的音叉（C128或C256Hz）置于患者骨隆起处，如踝、腕、肘、指、趾、髂嵴等，询问有无振动感及其程度和维持时间。

③ 位置觉　让受检者闭目，然后将其肢体放置在某一位置上，请受检者确切说明肢体所处的位置。

（四）运动系统检查

1. 肌容积　观察肌肉有无萎缩，测量肢体周径、判断肌肉营养状况。

2. **肌张力** 指静息状态肌肉紧张度。检查方法：嘱受检者肌肉放松，用手触摸肌肉硬度，并测定其被动运动时阻力是正常、增高还是降低，以及关节运动的幅度。亦可叩击肌腱听声音，高者肌张力高，低者肌张力低。

（1）肌张力升高 触摸肌肉时有坚实感，做被动运动检查时阻力增加。表现：①痉挛性：在被动运动开始时阻力较大，终末时突感减弱，称为折刀现象，多见于锥体束损害；②强直性：指一组拮抗肌肉的张力增加，做被动运动时，伸肌与屈肌肌力同等增加，如同扳动铅管，称为铅管样强直，多见于锥体外系损害。如在强直性肌张力增强的基础上又伴有震颤，当做被动运动时可出现齿轮顿挫样感觉，故称齿轮样强直。

（2）肌张力减弱 触诊肌肉松软，被动运动时肌张力减低，可表现关节过伸，多见于周围神经病变、脊髓灰质前角病变。

3. **肌力的测定标准** 肌力指肌肉主动收缩的力量。其评级标准（通用 Code 六级分级法）：

0 级：肌力完全消失，无活动。

1 级：肌肉能收缩，关节不活动。

2 级：肌肉能收缩，关节稍有活动，但不能对抗肢体重力。

3 级：能对抗肢体重力使关节活动，但不能对抗外来阻力。

4 级：能对抗外来阻力使关节活动，但肌力较弱。

5 级：肌力正常。

4. **颈神经支配肌肉的肌力检查**

（1）胸锁乳突肌 其脊髓节段及神经为颈 3～4 和副神经。

检查方法：将受检者的头向一侧倾斜，脸转向对侧，并给以阻力；或后仰位前伸，并给以阻力，便可分别测试同侧、双侧的胸锁乳突肌肌力。

运动功能：头颅屈曲、旋转。

（2）斜方肌 其脊髓节段及神经为颈 3～4 和副神经。

检查方法：检查者面对受检者背部，受检者抗阻力耸肩，可测试其上部肌肉肌力；受检者抗阻力向后并拢双肩、内收肩胛骨，可触摸其下部肌肉的收缩（图 4-5）。

运动功能：向上、后、下移动肩胛骨。

（3）菱形肌 其脊髓节段及神经为颈 4～5 的肩胛背神经。

检查方法：双手叉腰，肘抗阻力后移（图 4-6）。

运动功能：肩胛骨内收和上抬。

（4）冈上肌 其脊髓节段及神经为颈 5 的肩胛上神经。

检查方法：上臂抗阻力外展 15°（图 4-7）。

运动功能：上臂外展 15°。

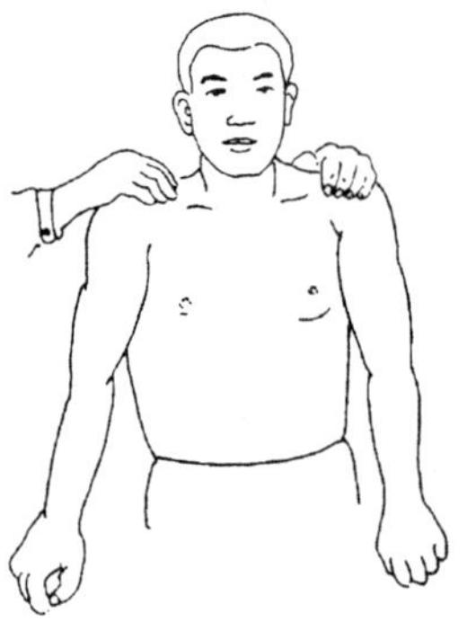

图 4-5　斜方肌肌力检查方法

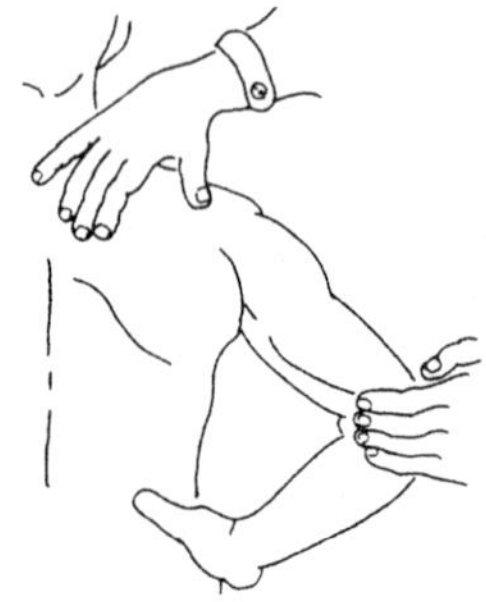

图 4-6　菱形肌肌力检查方法

（5）冈下肌　其脊髓节段及神经为颈 5～6 的肩胛上神经。

检查方法：屈肘 90°，上臂外旋，检查者从前臂外侧给予阻力（图 4-7）。

运动功能：上臂外旋。

（6）前锯肌　其脊髓节段及神经为颈 5～7 的胸长神经。

检查方法：双手臂前伸推向墙壁，肩胛展开，呈翼状肩胛、双手下垂时，患侧肩胛向脊柱中线移位（图 4-8）。

运动功能：肩胛骨向外、向前。

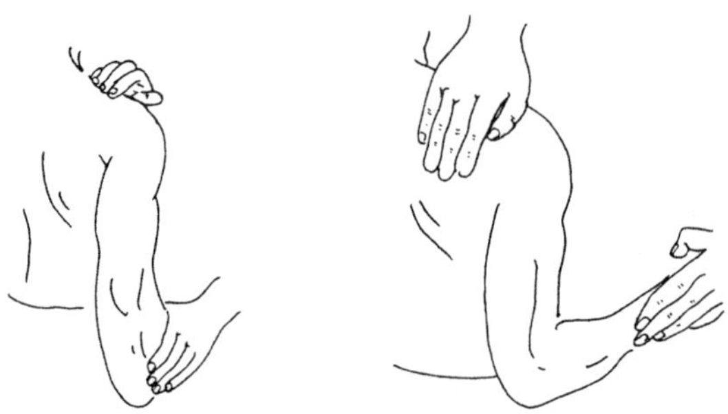

图 4-7　冈上肌、冈下肌肌力检查方法

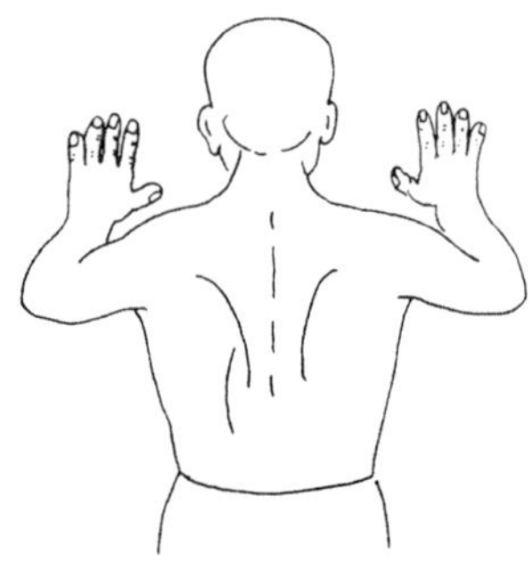

图 4-8　前锯肌肌力检查方法

（7）肩胛下肌　其脊髓节段及神经为颈 5～6 和肩胛下神经。

检查方法：屈肘 90°前臂内旋，检查者从前臂内侧给予阻力。

运动功能：上臂内旋。

（8）小圆肌　其脊髓节段及神经为颈 5～6 和腋神经。

检查方法：前屈肘，上臂置于胸前，抗阻力外展前臂。

运动功能：上臂内旋。

（9）胸大肌　其脊髓节段及神经为颈 5 至胸 1 和胸前神经。

检查方法：患者将上举高于水平面的两上臂放下并抗阻力内收，可测试其锁骨部分（颈 5～8）；将平举的上臂抗阻力内收，可测试其肋骨部分（颈 6 至胸 1）

（图 4-9）。

运动功能：上臂内收、内旋。

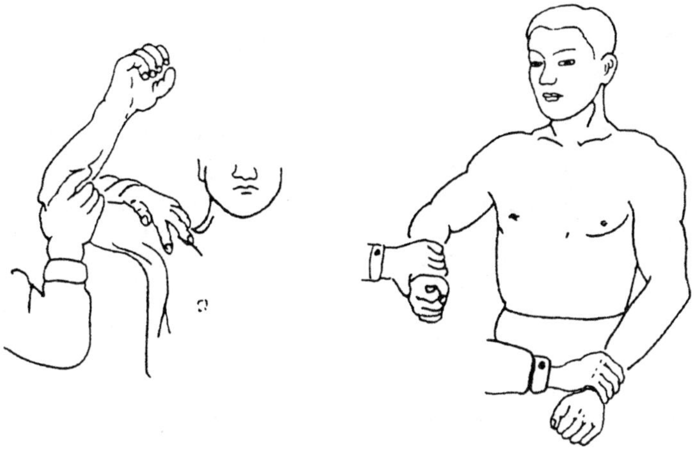

图 4-9　胸大肌肌力检查方法

（10）背阔肌　其脊髓节段及神经为颈 6～8 和胸背神经。

检查方法：上臂外展至水平位，抗阻力内收、内旋、后伸。

运动功能：上臂内收、内旋、后伸。

（11）三角肌　其脊髓节段及神经为颈 5～6 和腋神经。

检查方法：上臂抗阻力外展向水平位，上臂与躯干成角，小于 90°而大于 15°（图 4-10）。

运动功能：上臂外展。

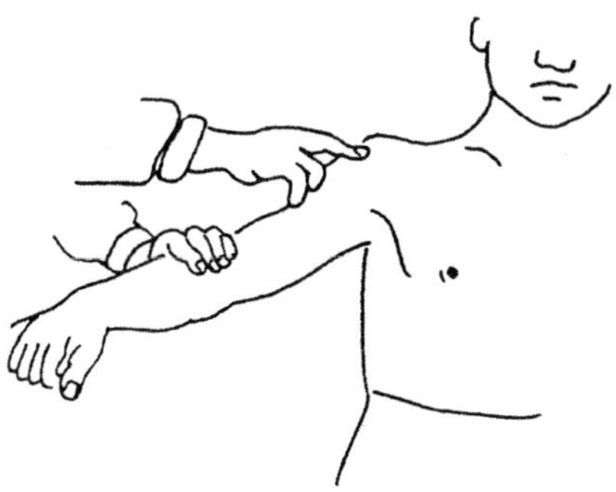

图 4-10　三角肌肌力检查方法

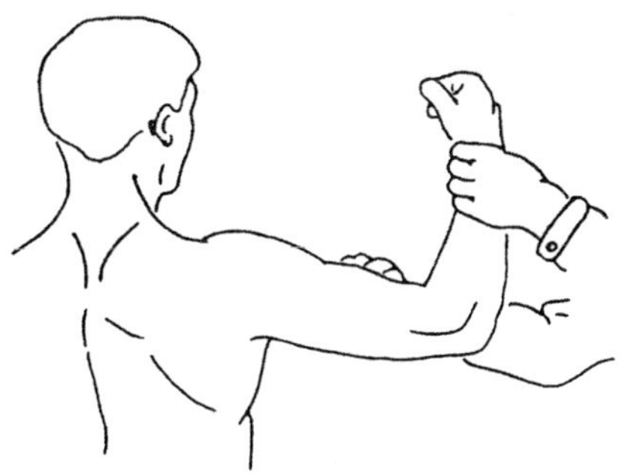

图 4-11　肱二头肌肌力检查方法

（12）肱二头肌　其脊髓节段及神经为颈 5～6 和肌皮神经。

检查方法：患者前臂完全旋后，屈肘位，抗阻力屈肘（图 4-11）。

运动功能：前臂屈曲外旋。

（13）肱三头肌　其脊髓节段及神经为颈 7～8 和桡神经。

检查方法：托住上臂，微屈肘，抗阻力伸直前臂（图 4-12）。

运动功能：前臂伸直。

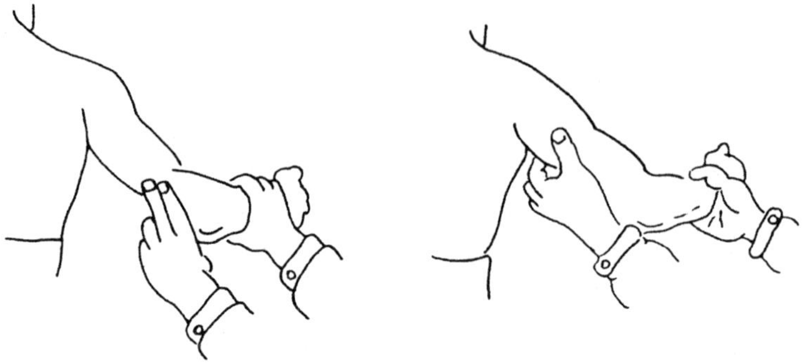

图 4-12　肱三头肌肌力检查方法

（14）肱桡肌　其脊髓节段及神经为颈 5～6 和桡神经。

检查方法：前臂在半旋前旋后的中立位抗阻力屈曲前臂（图 4-13）。

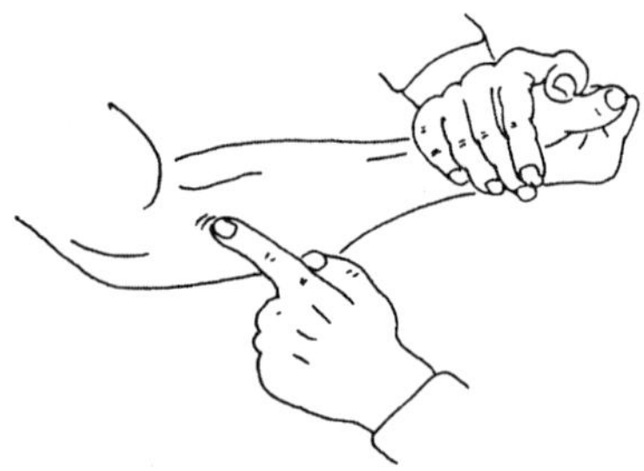

图 4-13　肱桡肌肌力检查方法

运动功能：前臂屈曲，内旋。

（15）旋后肌　其脊髓节段及神经为颈 5～6 和桡神经。

检查方法：前臂伸展，用力旋后（图 4-14）。

运动功能：前臂旋后。

（16）旋前圆肌　其脊髓节段及神经为颈 6～7 和正中神经。

检查方法：伸展前臂，用力旋前可触及该肌（图 4-15）。

运动功能：前臂旋前。

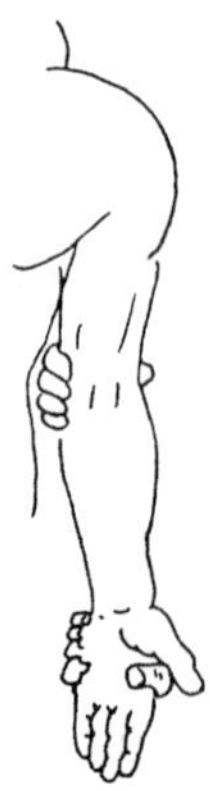

图 4-14　旋后肌肌力检查方法

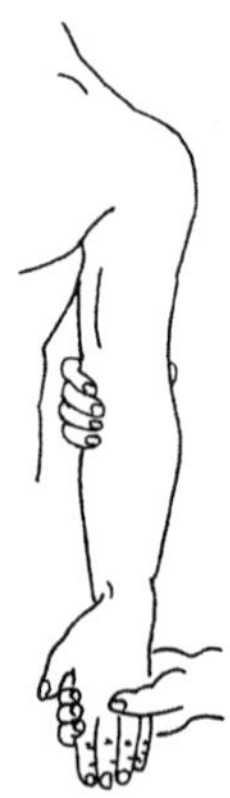

图 4-15　旋前圆肌肌力检查方法

(17) 桡侧腕伸肌　其脊髓节段及神经为颈5～6和桡神经。

检查方法：伸直五指，抗阻力伸腕并外展（图4-16）。

运动功能：腕背屈、向桡侧外展。

(18) 尺侧腕伸肌　其脊髓节段及神经为颈7～8和桡神经。

检查方法：抗阻力向尺侧伸腕（图4-17）。

运动功能：腕背屈、向尺侧内收。

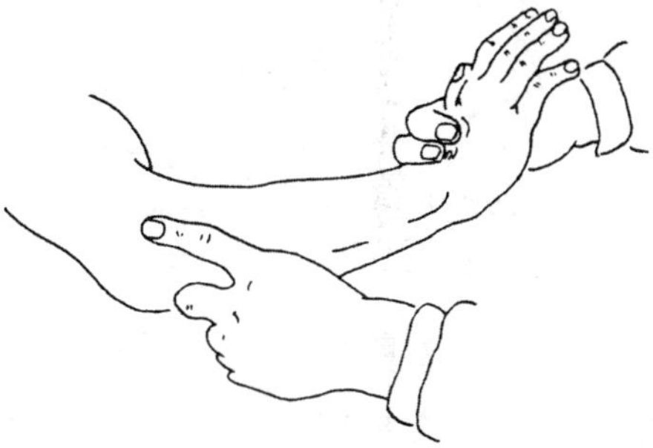

图4-16　桡侧腕伸肌肌力检查方法

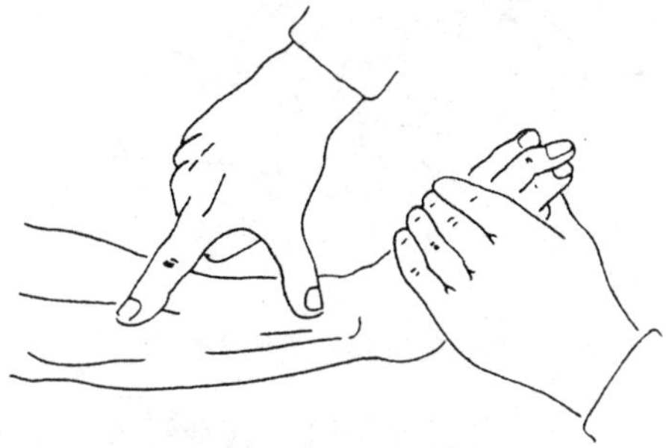

图4-17　尺侧腕伸肌肌力检查方法

(19) 指总伸肌　其脊髓节段及神经为颈7～8和桡神经。

检查方法：屈指间关节、伸掌指关节，抗阻力伸示指至小指掌指关节；或抵抗使掌指关节屈曲的阻力（图4-18）。

运动功能：示指至小指掌指关节伸直。

(20) 拇长展肌　其脊髓节段及神经为颈7～8和桡神经。

检查方法：拇指抗阻力向垂直于手掌面方向外展，或每一掌骨向桡侧外展（图4-19）。

运动功能：拇指外展。

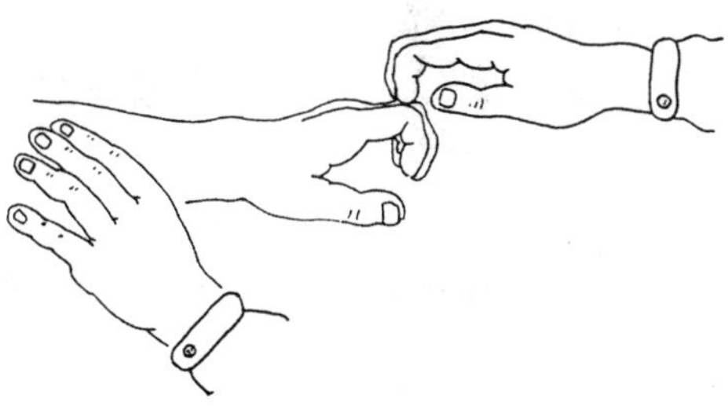

图4-18　指总伸肌肌力检查方法

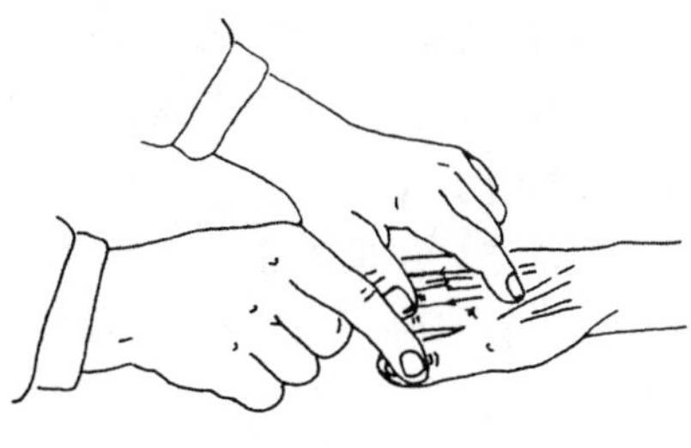

图4-19　拇长展肌肌力检查方法

(21) 拇长伸肌　其脊髓节段及神经为颈7～8和桡神经。

检查方法：受检者用力抵抗屈曲拇指指间关节的阻力。

运动功能：拇指指间关节伸直。

(22) 拇短伸肌　其脊髓节段及神经为颈6～7和桡神经。

检查方法：受检者用力抵抗屈曲拇指掌指关节的阻力。

运动功能：伸直拇指掌指关节。

（23）桡侧腕屈肌　其脊髓节段及神经为颈6～7和桡神经。

检查方法：抗阻力向桡侧屈腕（图4-20）。

运动功能：腕屈曲、外展。

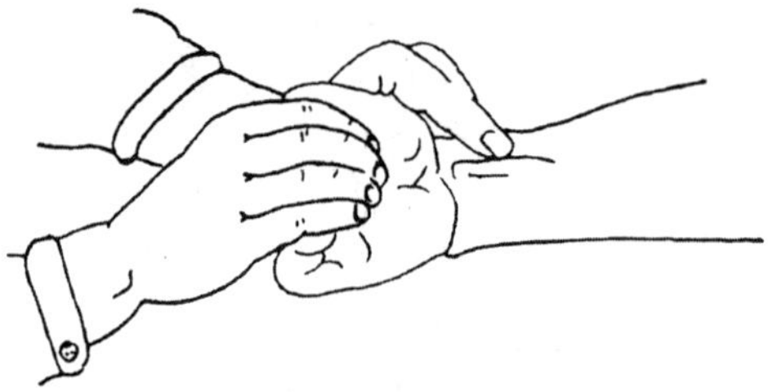

图4-20　桡侧腕屈肌肌力检查方法

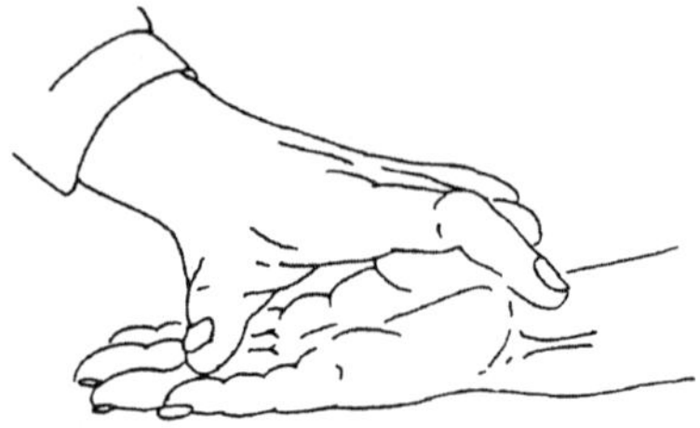

图4-21　尺侧腕屈肌肌力检查方法

（24）尺侧腕屈肌　其脊髓节段及神经为颈7～胸1和尺神经。

检查方法：抗阻力向尺侧屈腕（图4-21）。

运动功能：腕屈曲、内收。

（25）指浅屈肌　其脊髓节段及神经为颈7～胸1和正中神经。

检查方法：固定受检者示指至小指的任一近节指骨，使受检者在远端指间关节伸直的同时，抗阻力屈曲近端指间关节。

运动功能：屈曲示指至小指的中节指骨。

（26）指深屈肌　其脊髓节段及神经为颈7～胸1和正中神经、尺神经。

检查方法：固定示指至小指的中节指骨于伸直位，受检者抗阻力屈曲远端指间关节。

运动功能：屈曲示指至小指的远节指骨。

（27）拇长屈肌　其脊髓节段及神经为颈6～7和正中神经。

检查方法：固定受检者腕部于中立位，固定拇指近节指骨，使受检者抗阻力屈曲远节指骨。

运动功能：屈曲拇指远节指骨。

（28）拇短屈肌　其脊髓节段及神经为颈6～7和正中神经浅头，颈8～胸1和尺神经深头。

检查方法：固定腕部，伸直拇指指间关节，抗阻力屈曲拇指近节指骨。

运动功能：屈曲拇指近节指骨。

（29）拇短展肌　其脊髓节段及神经为颈8～胸1和正中神经。

检查方法：受检者拇指保持甲面垂直于手掌面，伸直，抗阻力外展拇指。

运动功能：拇指外展。

（30）拇对掌肌　其脊髓节段及神经为颈6～7和正中神经。

检查方法：抗阻力使拇指轻触小指，同时保持拇指甲面与手掌面平行。

运动功能：拇指对掌运动。

（31）拇收肌　其脊髓节段及神经为颈 8～胸 1 和尺神经。

检查方法：拇指内收，夹持一纸片或手指于其和第 2 掌骨之间，同时保持拇指甲面与手掌面垂直（图 4-22）。

运动功能：拇指内收。

（32）小指展肌　其脊髓节段及神经为颈 8～胸 1 和尺神经。

检查方法：抗阻力外展小指。

运动功能：小指外展。

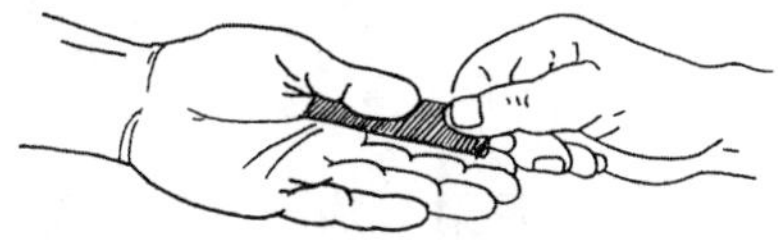

图 4-22　拇收肌肌力检查方法

（33）蚓状肌　其脊髓节段及神经为第 1、第 2 蚓状肌：颈 6～7 和正中神经；第 3、第 4 蚓状肌：颈 8～胸 1 和尺神经。

检查方法：受检者伸直手指指间关节，抗阻力屈曲掌指关节或固定腕部于稍伸直位、掌指关节于过伸位，抗阻力伸直近侧指间关节（此法包括骨间肌的作用）（图 4-23）。

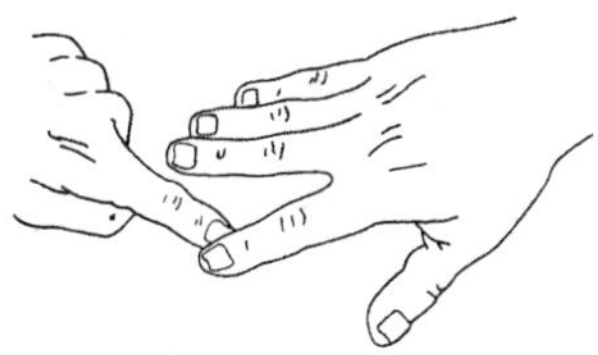

图 4-23　蚓状肌和背侧骨间肌肌力检查方法

运动功能：屈曲近节指骨、伸直中节指骨。

（34）背侧骨间肌　其脊髓节段及神经为颈 8～胸 1 和尺神经。

检查方法：手平放于桌面上，抗阻力外展示指、中指、环指（图 4-23）。

运动功能：除拇指外，使手指分开。

（35）掌侧骨间肌　其脊髓节段及神经为颈 8～胸 1 和尺神经。

检查方法：手平放于桌面上，抗阻力内收小指、中指、环指。

运动功能：除拇指外，使手指并拢。

5. 轻瘫试验（Barre 试验）　当肌力减弱不明显，用上述检查方法无法诊断时可用此法估测，其方法：嘱受检者平举两上肢，掌心向下，瘫痪侧上肢表现为旋前、掌心向外并下垂即上肢 Barre 试验阳性；嘱受检者卧位，两小腿抬高约 45°，并保持此姿势，瘫痪侧肢体自然缓缓下落即下肢 Barre 试验阳性。

6. 瘫痪分类　瘫痪分为单瘫、偏瘫、交叉性瘫、截瘫和四肢瘫 5 类。

（1）单瘫　即一个肢体出现瘫痪。

（2）偏瘫　即一侧上、下肢及面神经、舌下神经瘫，为皮质运动区、内囊、脑干及脊髓的病损所致。

（3）交叉性瘫　脑干性损伤者为交叉性偏瘫，即患侧病变平面脑神经周围性瘫，对侧平面下中枢性脑神经瘫及上、下肢瘫；脊髓性偏瘫多为不伴面、舌下神经瘫的上、下肢瘫。

（4）截瘫　即双下肢瘫痪；也有将双上肢瘫痪称为颈性截瘫。绝大多数为脊髓胸段的病变所致，由外伤、感染、血管病、中毒、遗传病、脱髓鞘病、肿瘤等引起，还有脑性、癔症性截瘫。

（5）四肢瘫　即四肢均出现瘫痪。

7. 共济运动检查　当脊髓后索、小脑等器官发生病变时可出现共济失调，常用检查方法有指鼻试验、快速轮替动作、跟-膝-胫试验和龙贝格征（闭目难立征）等。

（五）反射与病理反射检查

反射是机体对刺激所引起的不随意运动的定型反应，是神经活动的基本形式。反射是通过反射弧完成的，反射弧包括感受器、传入神经、神经中枢、传出神经和效应器。其任何部位中断或抑制均可致反射消失或减弱。反射检查时应注意：

① 患者全身肌肉放松，注意力分散。

② 被检查肢体放于适当位置，使肌肉保持适当张力。

③ 双侧肢体姿势相同，叩击或划擦部位和力量一致。检查结果双侧对比。

④ 若引不出腱反射则可用加强法，即让未检查的肌肉同时收缩，例如检查上肢反射可让受检者同时咬牙、夹紧双膝或另手握拳，若检查下肢则嘱受检者同时用力扣住双手。

⑤ 被检查部位有无影响检查结果的因素，如外伤、瘢痕、炎症、挛缩、畸形等。

常用的浅、深反射及病理反射如下：

1. 浅反射　指刺激体表感受器（如皮肤、黏膜等）引起的反射，常用的检查方法有：

① 腹壁反射：让受检者仰卧，双下肢稍屈曲使腹壁放松，检查者用钝头竹签迅速由外向内轻划上、中、下腹壁，正常时可见受刺激的部位腹肌收缩（图 4-24）。

②提睾反射：用钝头竹签在受检者大腿内侧由下向上轻划，引起同侧提睾肌收缩，睾丸上提的反应（图 4-25）。

③ 跖反射：用钝头竹签由后向前轻划足底外侧，正常反应为足趾向跖面屈曲（图 4-26）。

④ 肛门反射：轻划或刺激肛周皮肤，引起肛门外括约肌收缩的反应（图 4-27）。

临床意义：

① 浅反射消失或减弱表示反射弧中断或抑制。

② 腹壁、提睾、跖反射除有节段性反射弧外，还有皮质反射弧，当该反射弧受损时上述反射亦可出现减弱或消失，多见于锥体束病损或末梢神经病变，腹壁反射减弱还见于急腹症、尿潴留、大量腹水、妊娠后期、老年人、多次分娩腹壁

松弛或皮下脂肪过厚等。

③ 提睾反射在正常人亦可双侧不对称。

④ 肛门外括约肌受双侧会阴神经支配，故一侧锥体束或马尾神经损害时肛门反射仍存在，而两侧均有损害时反射减弱或消失。

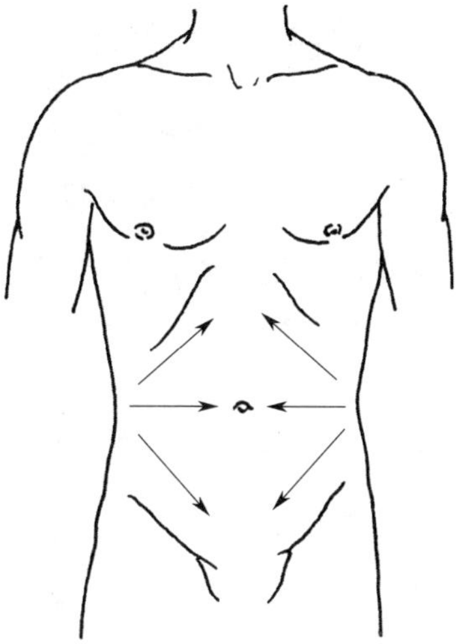

图 4-24　腹壁反射检查

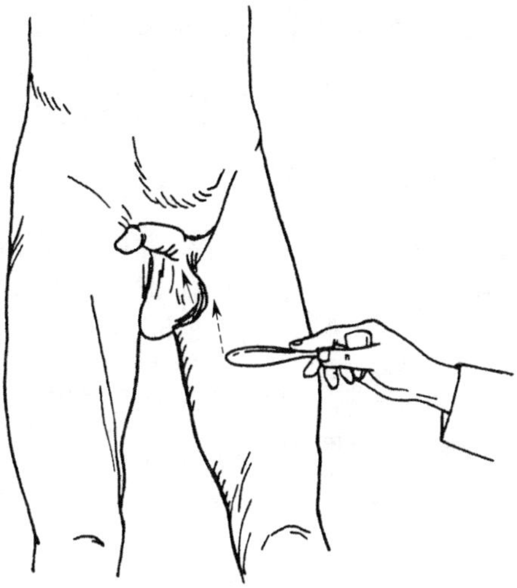

图 4-25　提睾反射检查

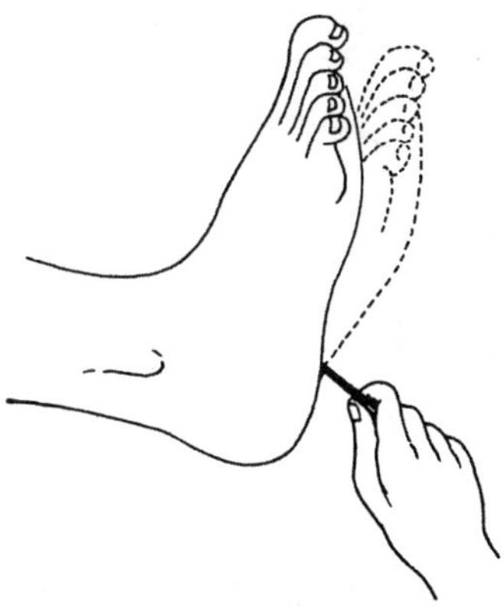

图 4-26　跖反射检查

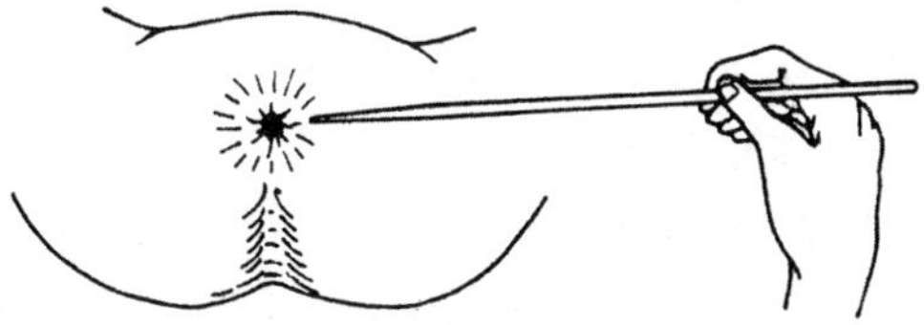

图 4-27　肛门反射检查

2. 深反射　指刺激肌肉、肌腱、骨膜和关节的本体感受器而引起的反射。主要有：

① 肱二头肌反射：检查者一手托住受检者的肘部，另一手指按压肱二头肌腱部，用叩诊锤叩击其拇指，正常反应为肱二头肌收缩，前臂屈曲（图 4-28）。

② 肱三头肌反射：检查者左手托住受检者的肘部，并让其前臂搭在检查者左前臂上，稍外展，然后用叩诊锤叩击其肱三头肌腱部，正常反应为肱三头肌收缩，前臂伸展（图 4-29）。

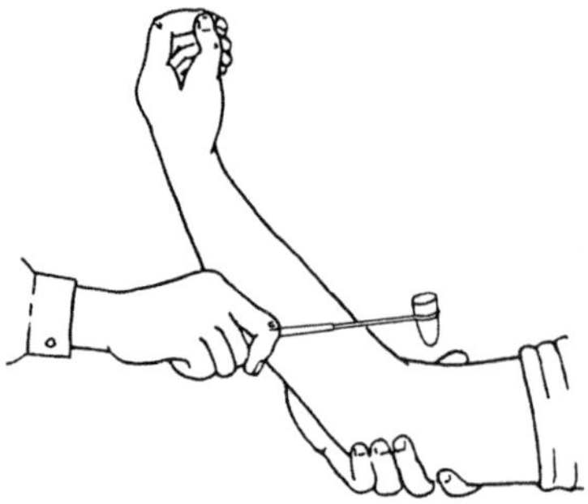

图 4-28　肱二头肌反射检查

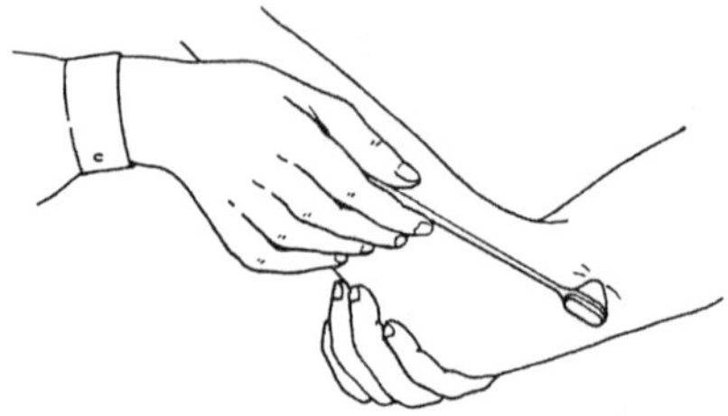

图 4-29　肱三头肌反射检查

③ 桡骨膜反射：检查者以左手托住受检者腕部，并使其腕部自然下垂，然后用叩诊锤叩击其桡骨外侧或桡骨茎突，正常出现前臂旋前、屈曲的反应（图 4-30）。

④ 膝反射：让受检者的膝部稍屈曲，用叩诊锤叩击其股四头肌腱，正常反应为小腿伸展（图 4-31）。

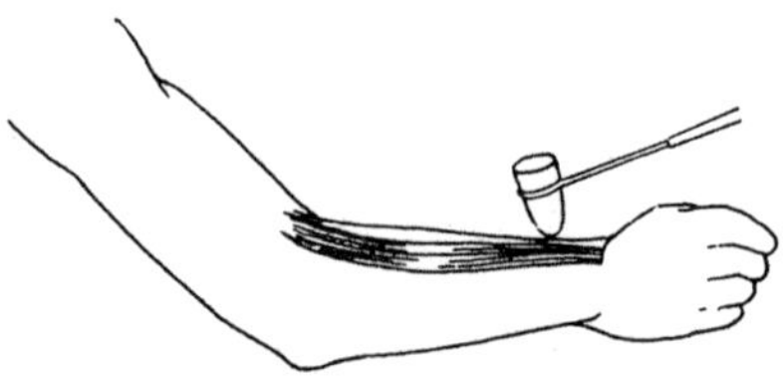

图 4-30　桡骨膜反射检查

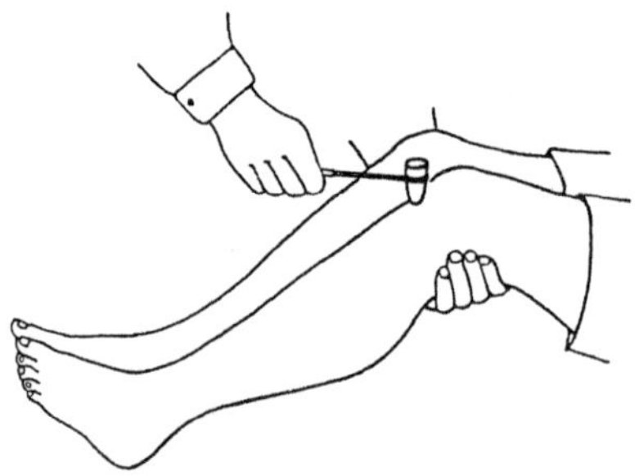

图 4-31　膝反射检查

⑤ 跟腱反射：让受检者仰卧，髋外展外旋，检查者用手托足底，叩击其跟腱，正常反应为小腿三头肌收缩，踝关节跖屈（图 4-32）。

临床意义：

① 深反射减弱或消失表示反射弧抑制或中断。

② 深反射亢进通常由上运动神经元病损所致，如锥体束病损，导致脊髓反射弧的抑制释放，亦可见于甲状腺功能亢进及神经症。

③ 深反射对称性改变不一定是神经系统病损所致，而不对称性改变，如一侧增强、减弱或消失，则是神经系统损害的重要体征。

3. 病理反射　当中枢神经系统损害（主要是锥体束受损）时，对脊髓的抑制作用丧失而出现的异常反射。主要的病理反射检查方法有：

① 霍夫曼（Hoffmann）征：检查者用左手扶持受检者腕关节上方，使其腕部稍背曲，右手以中指和示指夹持受检者中指第二节稍向上提，并用拇指向下弹刮

其中指，若出现其拇指及其他四指屈曲动作为阳性表现（图 4-33）。

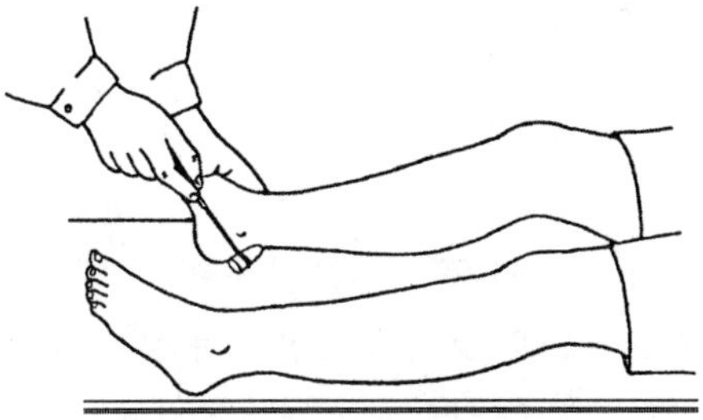

图 4-32　跟腱反射检查

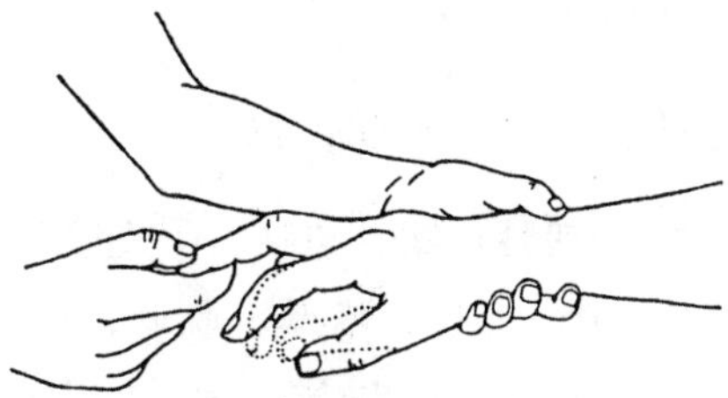

图 4-33　霍夫曼征

② 巴宾斯基（Babinski）征：检查者用钝头竹签在受检者足底由后向前轻划足底外侧至足拇趾侧，若出现足拇趾背曲，其他四趾呈扇形展开为阳性表现（图 4-34）。

③ 奥本海姆（Oppenheim）征：检查者用拇指及示指沿受检者的胫骨前缘由上向下推移，阳性反应与巴宾斯基征相同（图 4-35）。

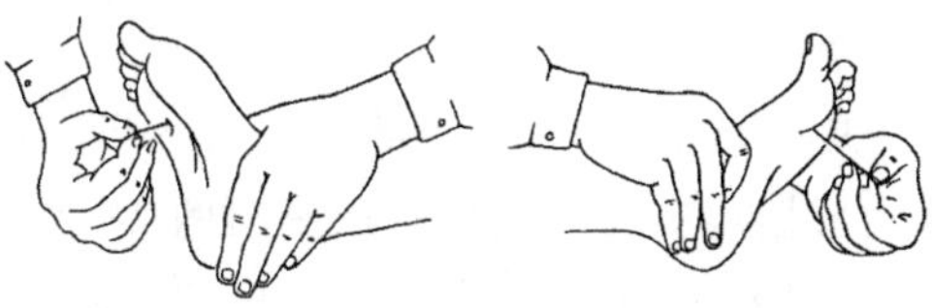

图 4-34　巴宾斯基征

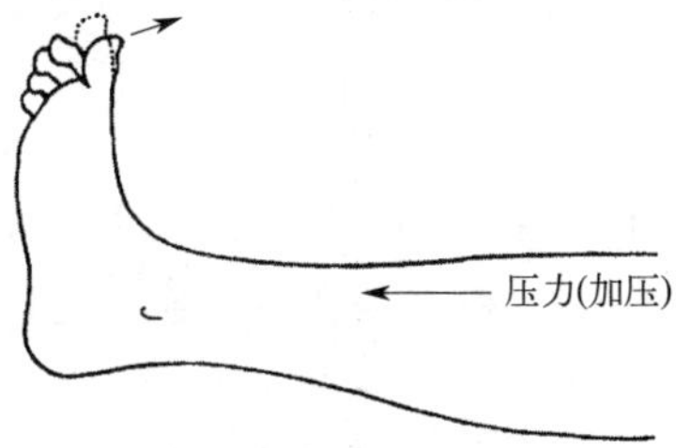

图 4-35　奥本海姆征

④ 戈登（Gordon）征：检查者将拇指与其他四指分置于受检者小腿后方两侧，以适当力量捏压腓肠肌，出现与巴宾斯基征相同表现为阳性。

⑤ 查多克（Chaddock）征是检查者用钝头竹签划受检者外踝下方及足背外缘，出现与巴宾斯基征相同表现为阳性。

临床意义：

① 病理反射出现表示皮质运动区或锥体束的病损。

② 巴宾斯基征可在 1 岁以下的婴儿，深睡状态及昏迷者出现，往往为双侧性，也可在末梢神经疾病或肌病中同时出现。

③ 霍夫曼征偶见于正常人，无病理意义，仅在反应强烈或双侧明显地不对称时才具有临床意义。

④ 当一侧病理反射阳性，伴有深反射亢进、浅反射减弱或消失时，提示皮质运动区或锥体束受损。

⑤ 病理反射阴性，而深浅反射均减弱或消失时常提示周围神经病损。

⑥ 病理反射阴性，深反射正常、浅反射活跃常提示神经功能性障碍，如癔症等。

4. **脊髓自动反射** 亦称缩回反射或防御反射，指脊髓横贯性损害，脊髓与大脑联系中断，刺激脊髓损伤平面以下皮肤或强力跖屈诸趾，引起髋、膝、踝三关节屈曲运动的现象。

（六）自主神经检查

1. **一般性观察** 包括：①皮肤黏膜（有无苍白、红斑、潮红、发绀等）、外表（是否光滑、变硬、增厚、脱屑、溢脂、潮湿、干燥以及有无皮疹、水肿、疱疹、溃疡及压疮等）。②毛发、指甲。③唾液、流泪、出汗情况（有无异常）。④体温、脉搏、呼吸、血压等（是否正常）。

2. **括约肌功能** 排尿、排便、性功能有无障碍。

3. **自主神经反射** 眼心反射、皮肤划痕试验、发汗试验。

第二节 颈椎的影像学检查

颈椎的影像学检查包括 X 线、CT、磁共振成像（magnetic resonance imaging，MRI）检查及数字式血管造影，临床应根据病史与体格检查所提出的疑问进行检查，其对于显示颈椎正常结构与异常病变具有各自的敏感性及特异性，是颈椎病检查极为必要的技术手段。

一、颈椎的 X 线检查

X 线检查是颈椎的基本检查技术，是判断病变类型、程度及选择治疗方法、进行治疗效果评价最为基本的技术。

1. 常规的颈椎摄片及其意义

以前颈椎拍摄的是计算机 X 射线摄影（CR），随着数字化科学技术的发展，并应用于在 X 线拍片中即现在应用 DR 片，也就是数字 X 射线摄影。DR 拍摄的部位及体位和 CR 完全一样，但其优势在于：大幅度地降低了放射线的辐射剂量，拍摄出的图像分辨率更高，故现全部使用 DR 摄影技术。

一般情况下，颈椎 DR 片拍摄（通常称为颈椎 X 线检查）的是正位片、侧位片、左和右斜位片，特殊要求时拍摄张口位片和颈椎过伸、过屈位动态侧位片，各个方位拍片的意义在于：

（1）颈椎正位片、侧位片 可显示颈椎的形态、序列、生理曲线。

（2）斜位片 左右两侧斜 45°斜位片可显示椎间孔、关节突关节的形态和位置变化，还可发现诸如椎弓根骨折、关节突损伤等。

2. 特殊摄片的意义

（1）颈椎伸屈动态侧位片　即在不施加外力、患者主动最大限度伸屈头颈下的动态侧位片，可显示颈椎在屈伸运动中的稳定性。

（2）寰枢椎张口位片　经口腔投照，避开下颌骨的重叠，显示颈1～2椎形态及其相互关系。

3. 正常颈椎X线片表现

（1）第1～2颈椎（寰枢椎）　寰椎由两侧块、前后弓共同构成骨环，无棘突和椎体。枢椎则椎体较小，齿突较大。正位（张口位）X线片可显示寰椎两侧块与齿突之间呈等距离关系及齿突的形态；侧位片显示寰椎前弓与齿突之间距离和位置关系（图4-36、图4-37）。

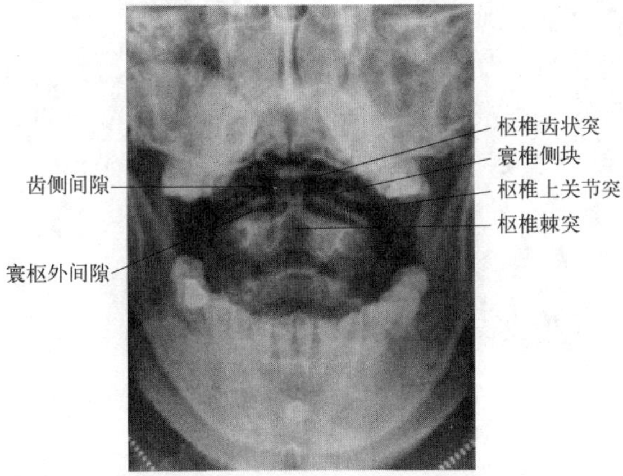

图4-36　正常寰枢椎张口位片

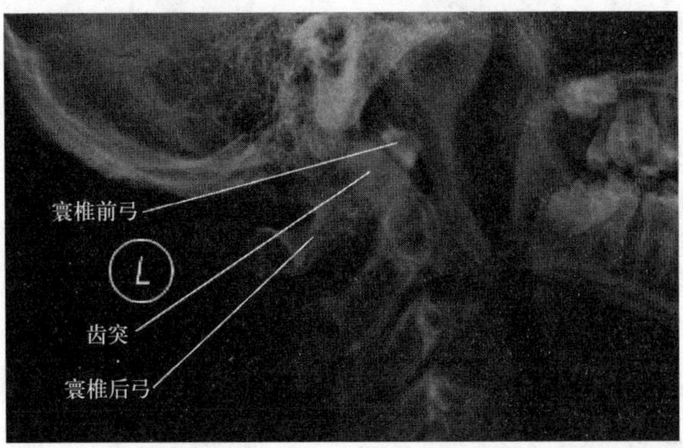

图4-37　正常寰枢椎侧位片

（2）第3～7颈椎　正位X线片，颈椎自上而下基本等大，且边缘成直线，棘突位于椎体中央，横突位于两侧，棘突和横突间显示椎板和椎弓前后面，于椎弓横断面以下可见关节突，椎体两侧为钩椎关节。侧位X线片，颈椎前凸呈弧形排列，各椎体呈方形，上下面平整，椎间隙前高后略低，椎体后方为密度减低的椎弓，其后为棘突，并可显示明显的四条弧线，即椎体前缘、椎体后缘、关节突和棘突基底部。双斜位片观察主要观察椎间孔的矢径和高度。过伸、过屈侧位片主要观察各颈椎前后缘排列情况，来判断椎体的稳定性（图4-38～图4-42）。

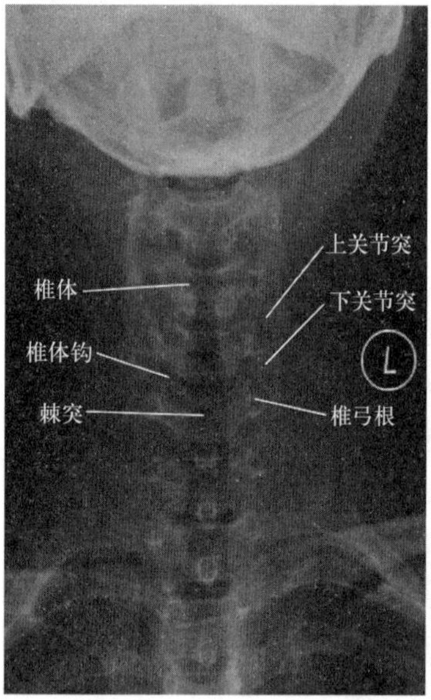

图4-38　正常第3～7颈椎正位片

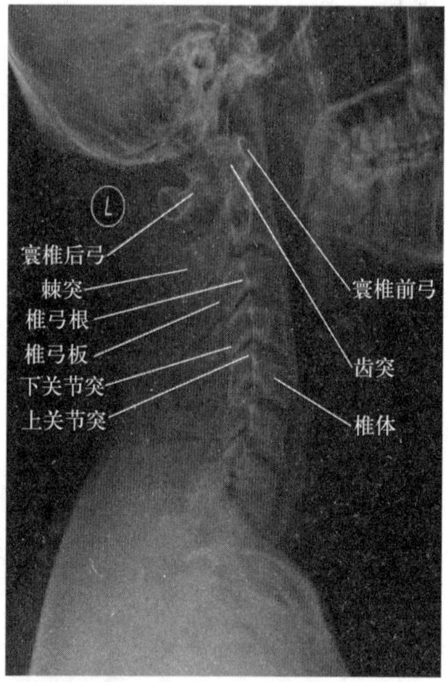

图4-39　正常第3～7颈椎侧位片（左）

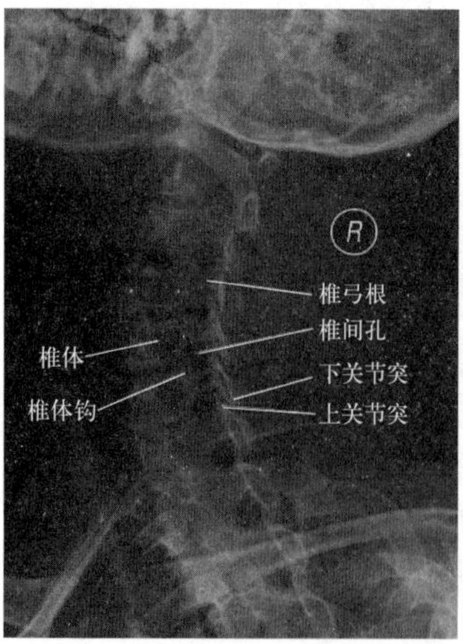

图4-40　正常第3～7颈椎斜位片（右）

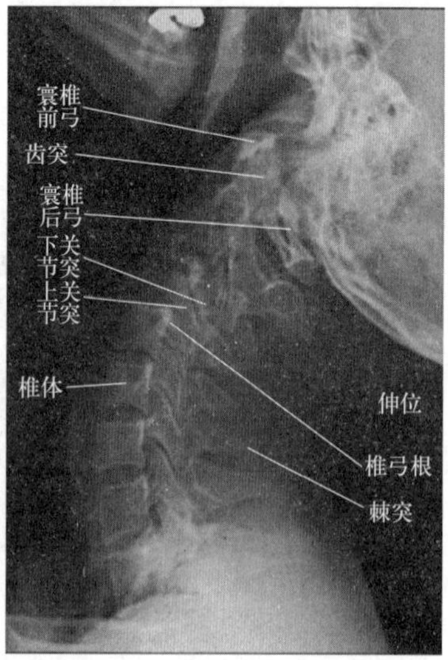

图4-41　正常第3～7颈椎过伸位片

4. 颈椎较为常见的异常 X 线表现

① 颈椎正位 X 线片（图 4-43～图 4-45）。

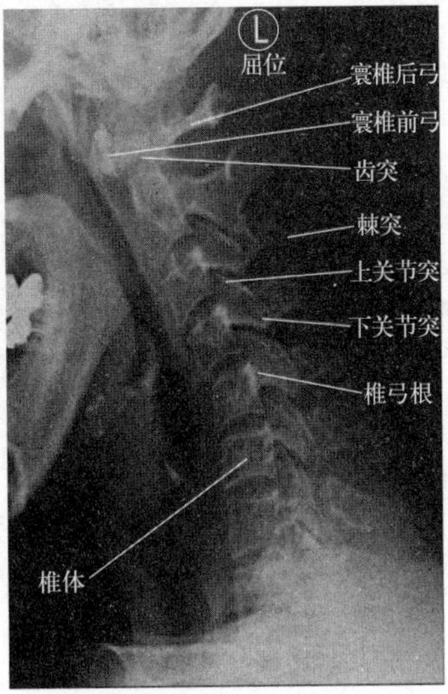

图 4-42　正常第 3～7 颈椎过屈位片

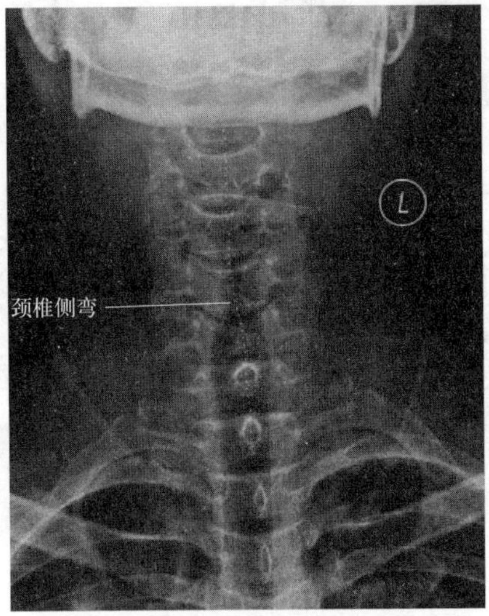

图 4-43　颈椎侧弯

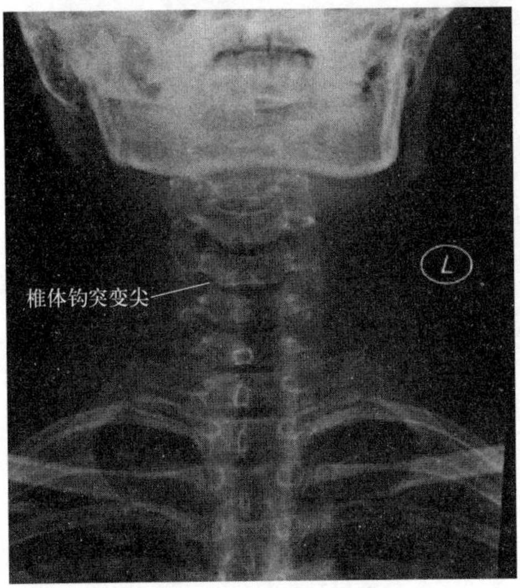

图 4-44　颈椎椎体钩突变尖

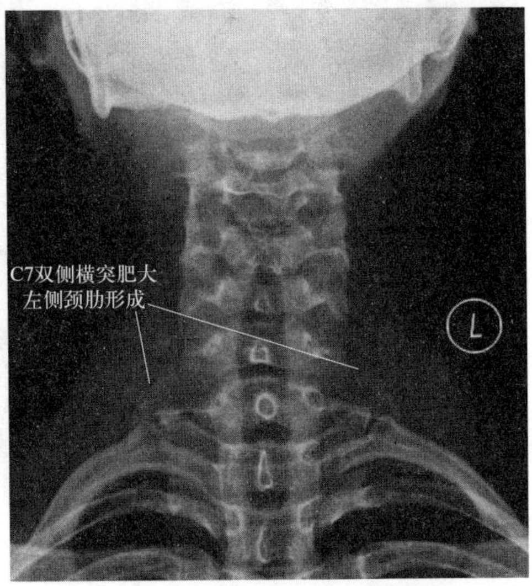

图 4-45　第 7 颈椎双侧横突肥大、左侧颈肋形成

② 颈椎侧位 X 线片（图 4-46～图 4-53）。

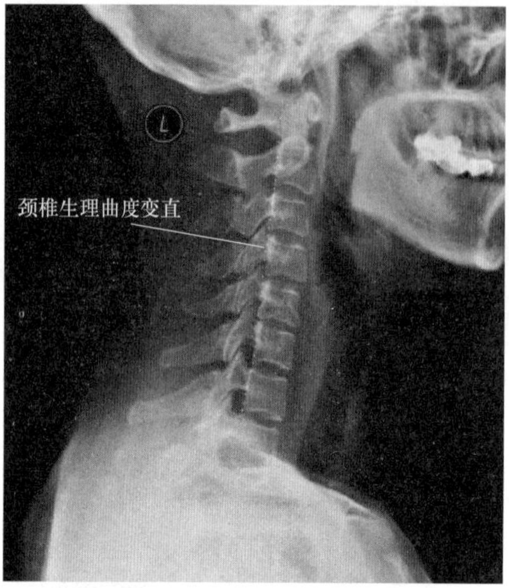

图 4-46　颈椎生理曲度变直

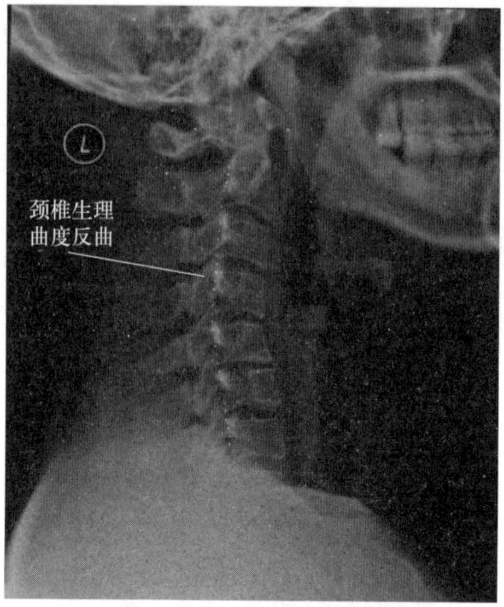

图 4-47　颈椎生理曲度反曲

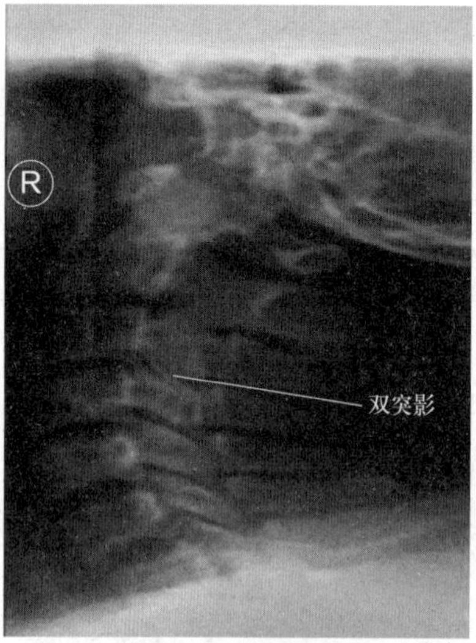

图 4-48　双突征

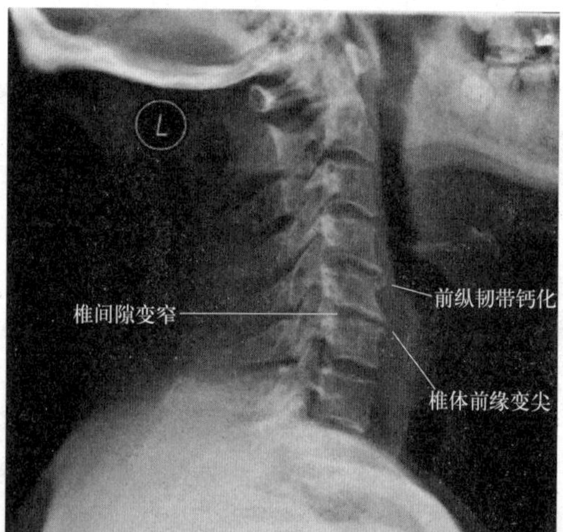

图 4-49　椎体前缘变尖、椎间隙变窄、前纵韧带钙化

③ 颈椎斜位 X 线片（图 4-54～图 4-56）。

④ 颈椎屈伸位 X 线片（图 4-57）。

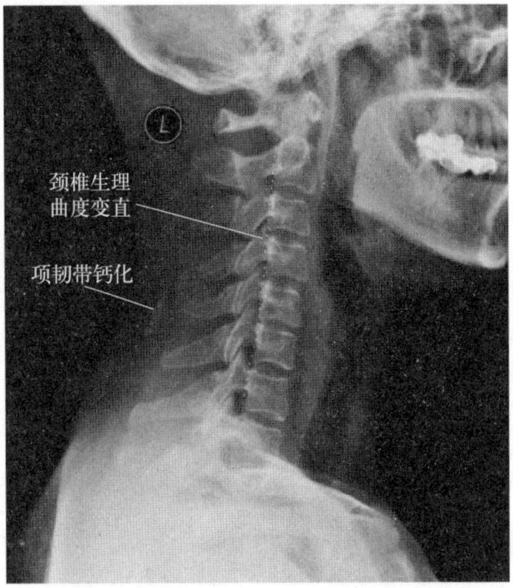

图 4-50　项韧带钙化、生理曲度变直

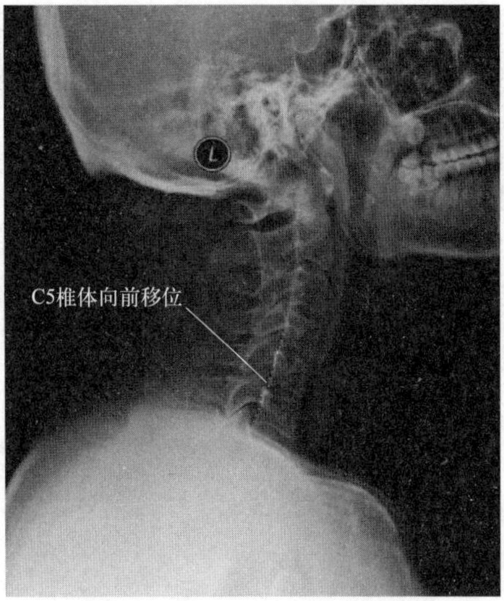

图 4-51　第 5 颈椎椎体略向前移位

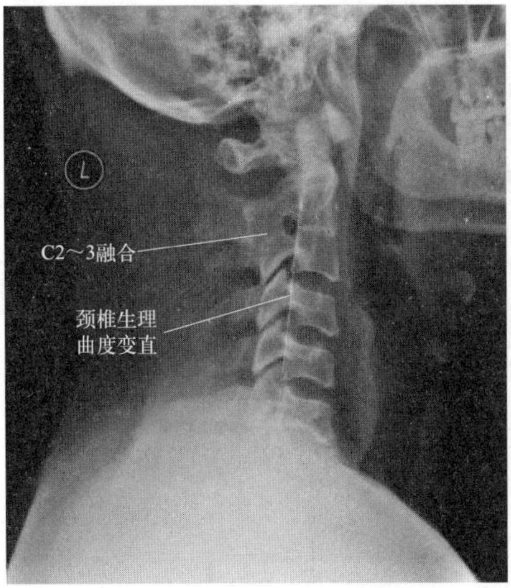

图 4-52　第 2～3 颈椎融合、
颈椎生理曲度变直

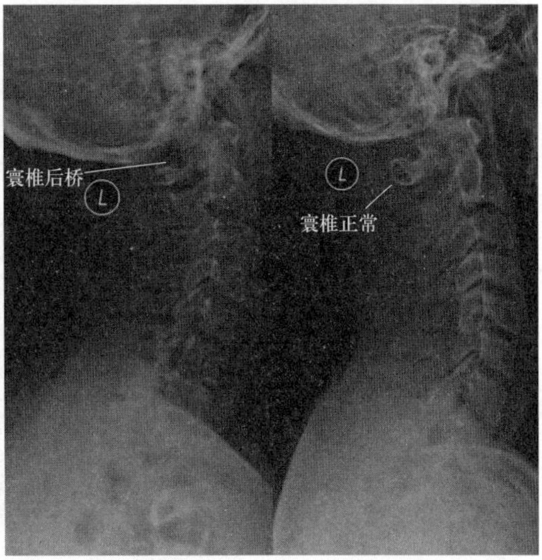

图 4-53　寰椎后桥

二、颈椎的 CT 检查

CT 比 DR 具更高的密度分辨力，无组织重叠干扰。可多角度、多层面观察病

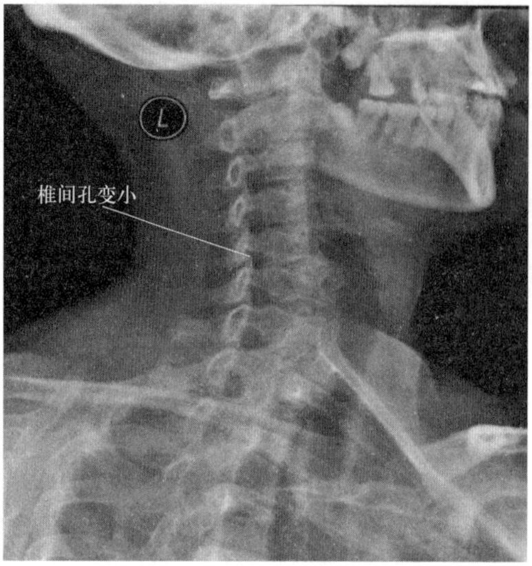

图 4-54　椎间孔变小

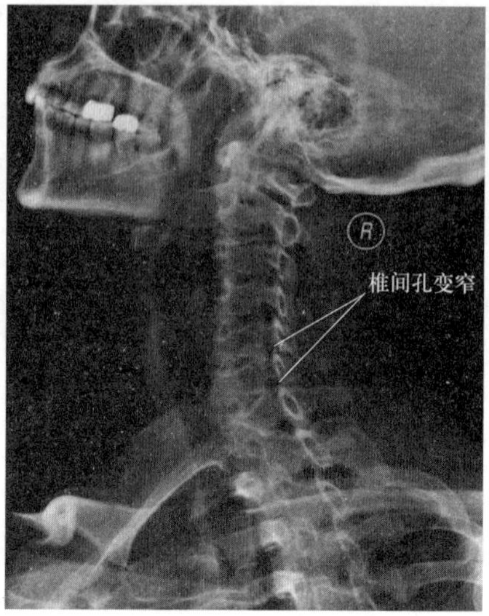

图 4-55　椎间孔变窄（右）

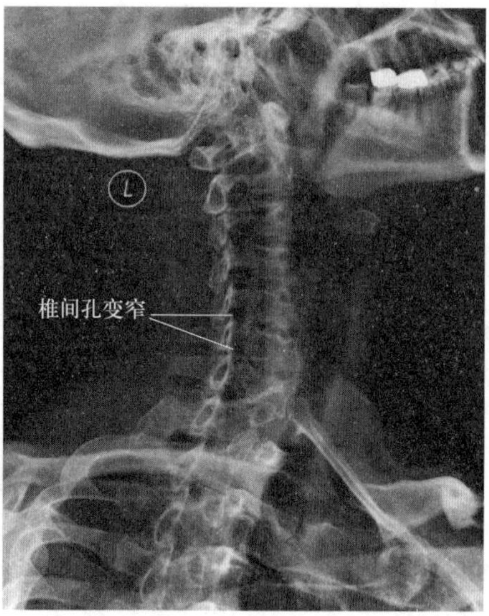

图 4-56　椎间孔变窄（左）

灶，是当今影像学检查的主要技术之一。正常颈椎 CT 三维冠状面重组和寰椎、颈椎椎间盘、颈椎椎体层面分别见图 4-58、图 4-59、图 4-60、图 4-61。一般颈椎 CT 片观察的常见病有颈椎骨质增生（图 4-62）、颈椎椎间盘突出（图 4-63）、颈椎退行性变（图 4-64）、颈椎骨折及滑脱（图 4-65）等。

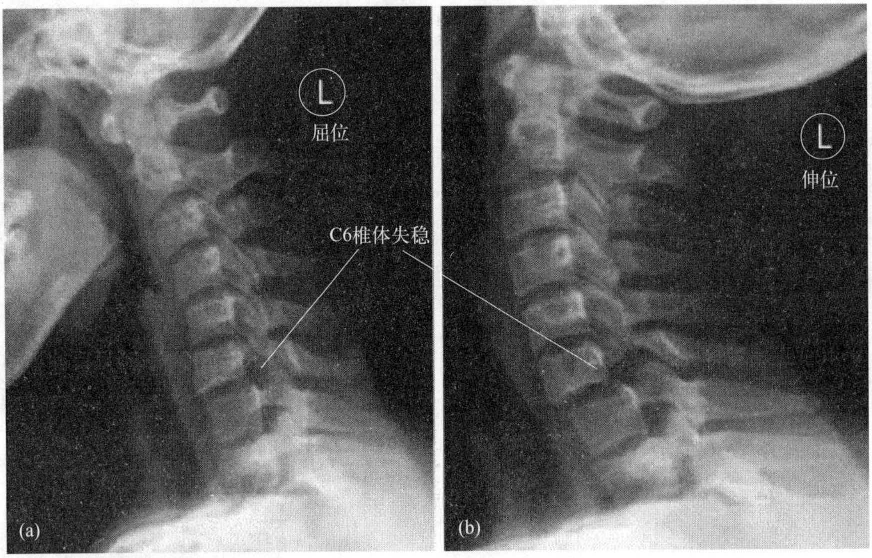

图 4-57　第 6 颈椎椎体失稳

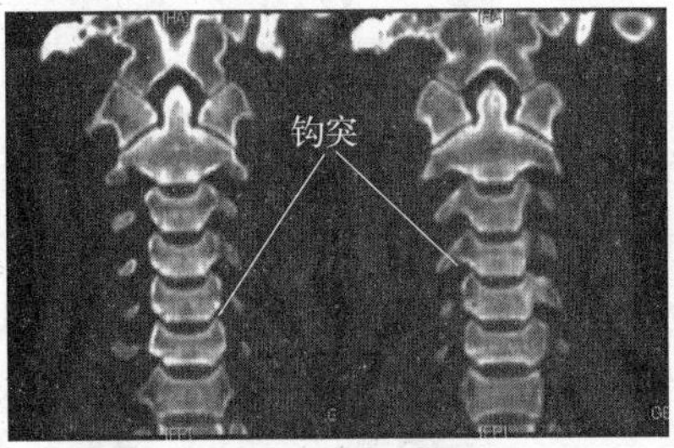

图 4-58　颈椎三维冠状面重组

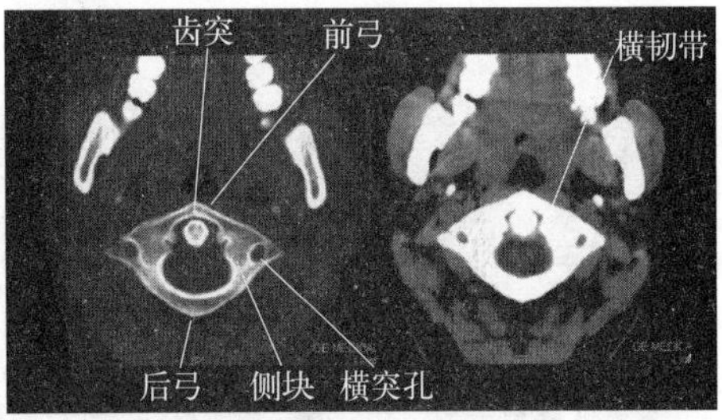

图 4-59　寰椎层面

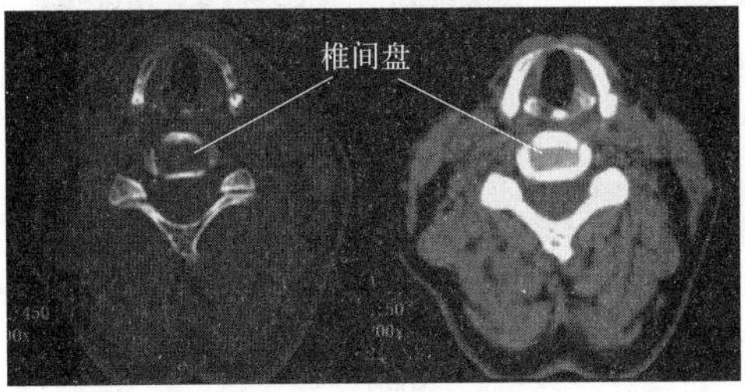

图 4-60　颈椎椎间盘层面

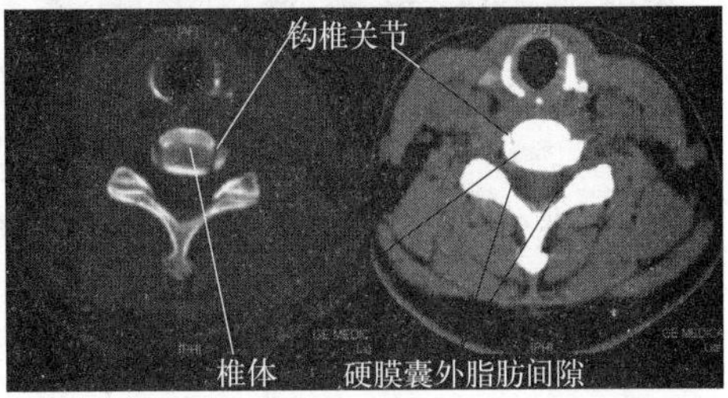

图 4-61　颈椎椎体层面（第 3~7 颈椎）

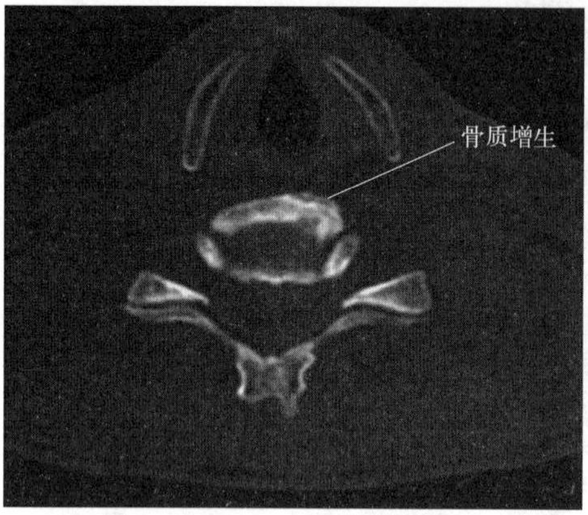

图 4-62　颈椎骨质增生

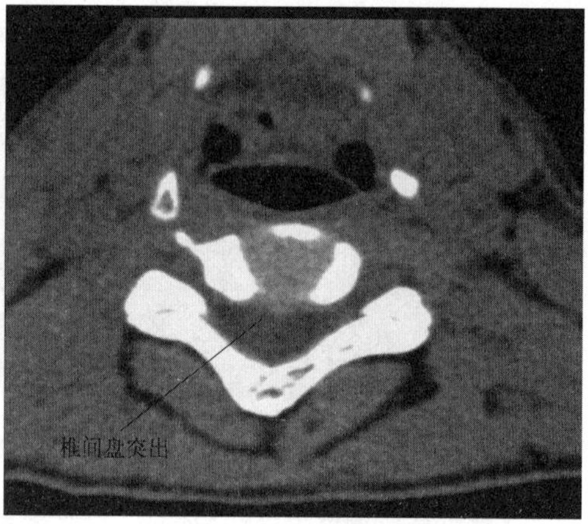

图 4-63　颈椎椎间盘突出

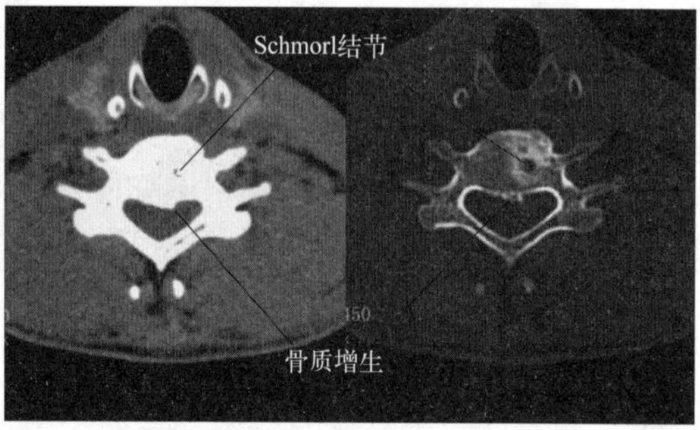

图 4-64　颈椎退行性变（Schmorl 结节伴骨质增生）

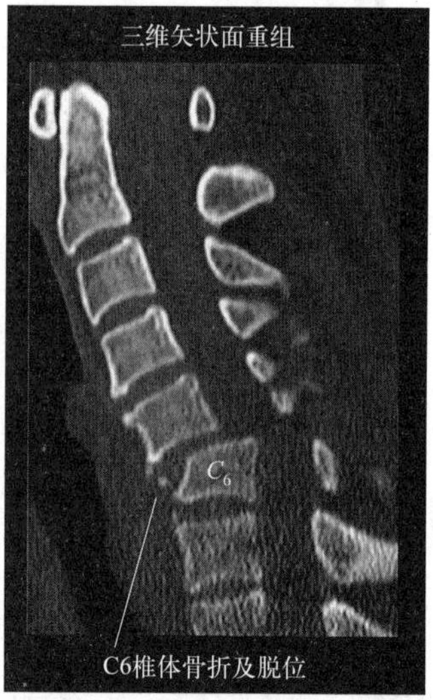

图 4-65　第 6 颈椎椎体骨折及滑脱

三、颈椎的磁共振成像（MRI）检查

MRI 检查是大型医院影像学检查的重要技术手段。尽管存在成像时间相对较长、禁忌证多、噪声大、费用高等不足，但以其成像清晰度高、无电离辐射而对人体安全、多平面成像、可进行良恶性鉴别而被各大医院广泛推崇、应用。

MRI 的应用极为成熟。其优点在于对人体没有电离辐射；具有多参数成像和任意层面成像功能，根据解剖位置可得到轴位、冠状位、矢状位和任意层面的斜位图像；具有较高的软组织分辨力，正常和病理状态下的软组织都具有良好的对比度，因此，对于脊髓与椎间盘的显示明显优于 CT。

一般颈椎 MRI 片观察的常见病有：椎间盘病变、韧带病变、椎管狭窄以及脊髓病变等，后者不在此论述（图 4-66～图 4-72）。

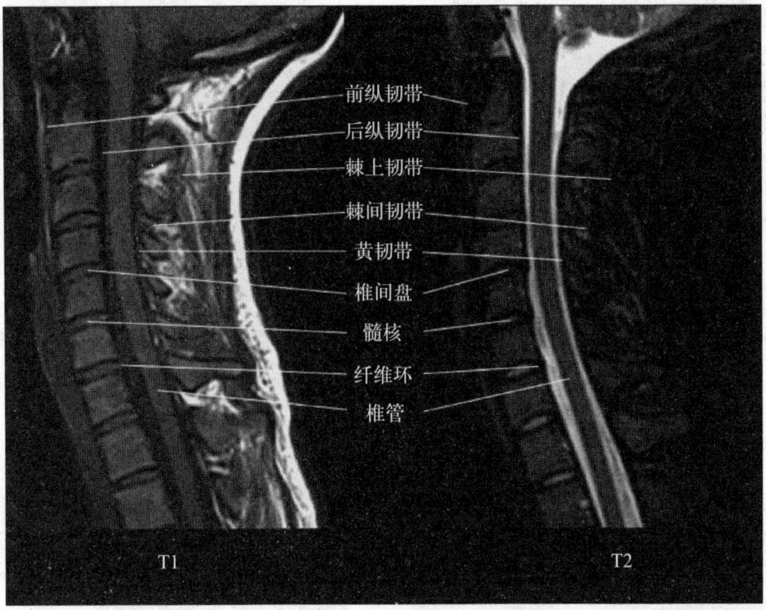

图 4-66　矢状位 T1、 T2

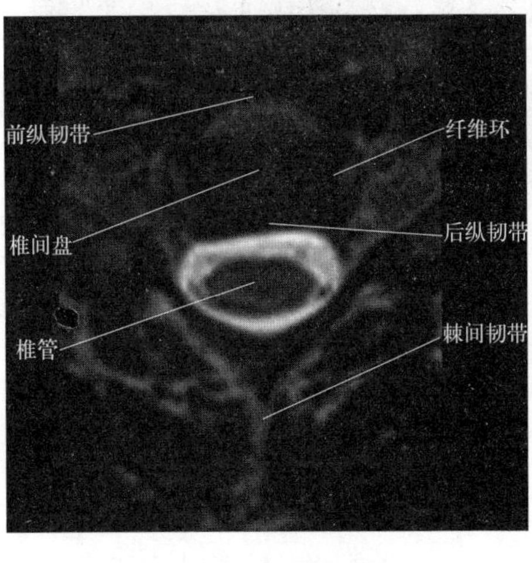

图 4-67　椎间盘层面 T2

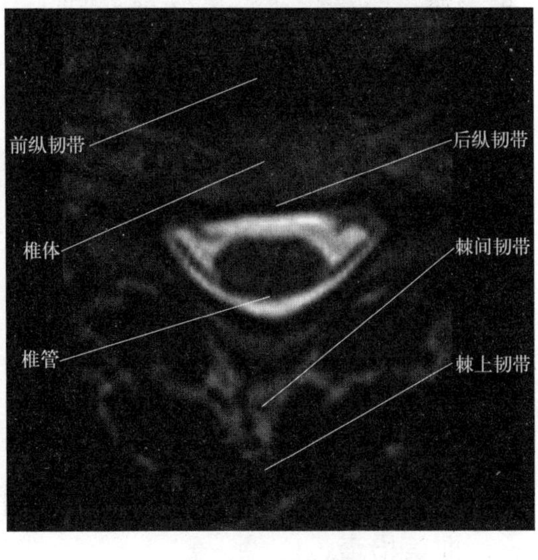

图 4-68　椎体层面 T2

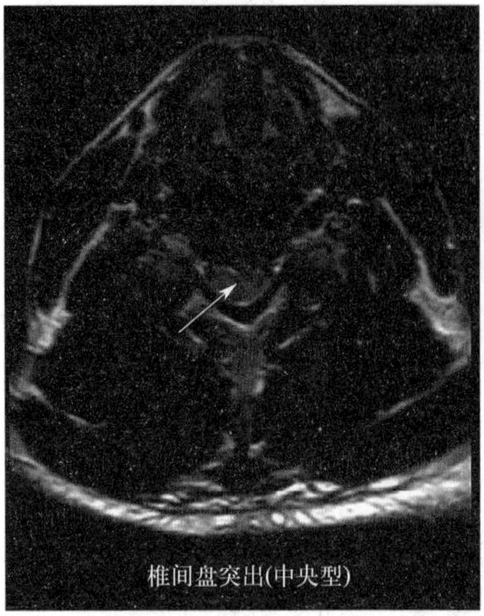

图 4-69　椎间盘突出（中央型）

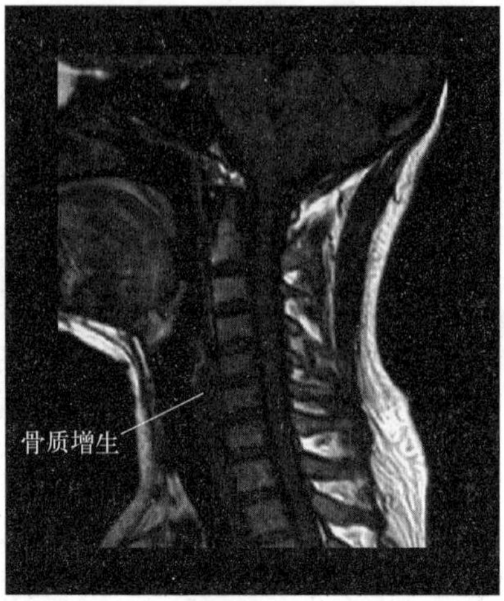

图 4-70　骨质增生

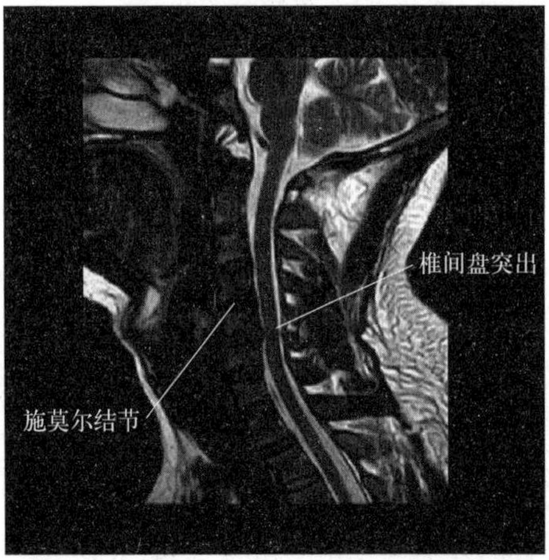

图 4-71　施莫尔结节、椎间盘突出

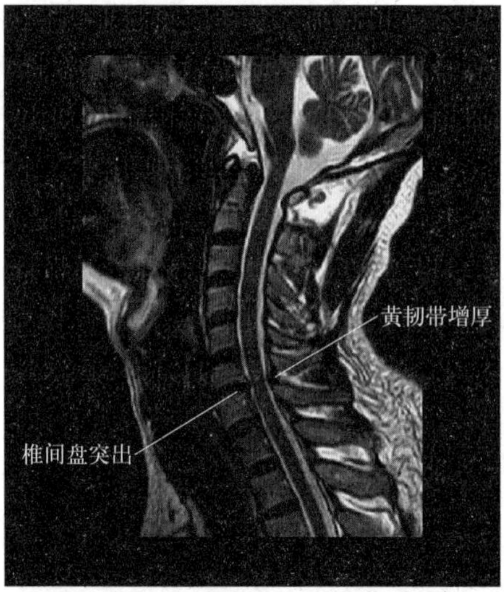

图 4-72　黄韧带增厚、椎间盘突出

第三节　颈部血管、脑脊液、脑血流图、肌电图检查

一、血管检查

颈部血管检查有椎动脉造影、颈椎静脉造影、数字减影血管造影、多普勒超声显像检查。

（一）椎动脉造影

主要用于肿瘤、颈椎病等是否波及椎动脉（诊断和鉴别诊断）以及通过判定该血管的状态决定手术或非手术治疗方式的选择，如 CTA 或 MRA。

（二）颈椎静脉造影

分为椎外静脉丛与椎内静脉丛 2 种途径。将造影剂注入椎体内，通过静脉回流过程，可以显示出此两组静脉系统的形态和流速等有无异常。其适应证：①观察颈椎病之椎管前方致压物，如髓核及骨刺等对脊髓静脉回流的影响。②可判定肿瘤对脊髓静脉的影响，以此推断脊髓的病变；若为髓外肿瘤，可观察其与椎外静脉丛之关系，以推断肿瘤的波及范围。③脊髓损伤时，可较早推断脊髓的损伤情况。

（三）数字减影血管造影

数字减影血管造影（digital subtraction angiography，DSA），是近年来用于临床的一项放射线诊断技术。

该技术较常规方法具有对比度佳、立即显影、安全方便、可由静脉注入造影剂、并发症少的优点，因而被推广应用。

（四）多普勒超声显像检查

多普勒（Doppler）超声显像检查是近些年迅速发展的一种检测诊断技术。因其有非侵入性，检查简便等优势，尤其在椎动脉缺血，如椎动脉型颈椎病的诊断上发挥着重要的作用。

二、脑脊液检查

在拟诊颈椎病情况下，脑脊液检查可作为诊断与鉴别诊断主要手段之一。脑脊液采集的方法分为腰椎穿刺法、小脑延髓池穿刺法，检测的方法有脑脊液动力学和实验室 2 种。如有需要，由有经验的专业人员采集和检测脑脊液。

三、脑血流图检查

近年来应用较为广泛的技术，主要对颈椎损伤患者椎动脉功能状态进行判定。正常脑血流图因年龄、性别及机体状态不同有着明显差异。典型的脑血流图是与脉搏相一致的脉搏波曲线，其数据误差较大，临床仅供参考。

四、肌电图检查

肌电图是对周围神经与肌肉的电生理检查项目之一，用其观察并记录肌肉在静止状态、主动收缩和刺激周围神经时的电活动，同时也可测量周围神经的传导速度。肌电图检查在颈椎病诊断中的意义在于：判定脊神经根性、周围神经损害及其损害的程度以及周围神经性与中枢性神经损伤的鉴别诊断，也可作为颈椎病治疗效果的评定指标之一。

1. 正常肌电图

① 电静息，当正常肌肉完全松弛时无电位出现。

② 运动单位动作电位，肌肉开始轻微收缩时可呈现单相、双相或三相的动作电位。电压500～3000μV，时间3～10ms，频率5～30次/s。

③ 干扰相，肌肉强力收缩时可有多数电位相继发生，频率高达150次/s。

2. 病理性肌电图

① 震颤电位，呈正相或双相，电压低，多在10～100μV之间，时间1～2ms，频率2～3次/s，此种失神经肌肉纤维的非自由性、阵发性收缩，为下神经元损害。

② 肌萎缩电位，呈现多相小电位，电压50～300μV之间，时间约5～6ms，频率10～40次/s。为各种原发性或继发性肌肉萎缩性疾病的特征性表现。

③ 丛型电位，当肌肉收缩时出现近似正常的动作电位，电压100～2000μV，时间5～15ms，频率1～50次/s。表明神经部分损伤或神经损伤的恢复期。

④ 多相运动单位电位，为复波型，电压10～1000μV之间，时间5～20ms，频率2～20次/s，为神经部分损伤，肌肉在收缩时各肌纤维出现不同步活动。

⑤ 单纯相，为多相孤立电位，中间断断续续。是因神经损伤，当肌收缩时所动员的肌肉有限而不能形成正常活动所致。

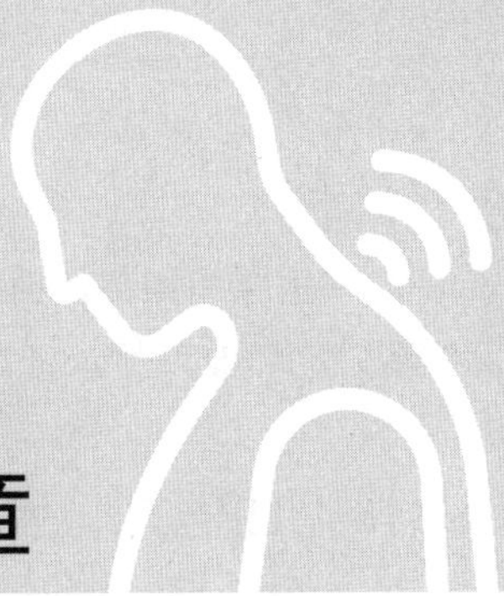

第五章

颈椎病的分型、临床表现、诊断与鉴别诊断

颈椎病的分型是根据患者的症状、相关的体格检查（体征），并结合影像学等综合特征而确定的。一般分为颈型、神经根型、椎动脉型、交感神经型、脊髓型及食管压迫型颈椎病。

第一节　颈型颈椎病

颈型颈椎病最为常见，是较轻且较早的颈椎病，临床以颈部表现为主。

一、临床表现

1. 年龄　以青壮年为多，也有个别在45岁以后首次发病，后者大多属于椎管矢状径较宽者。

2. 症状　以颈部酸楚、疼痛、局部发胀以及枕、肩部不适感为主，患者常诉说头颈不知放在何种位置为好。约半数患者颈部活动受限或出现被迫体位。

3. 体征　颈部多表现为“立正体征”，即颈部自然伸直，生理曲度减弱或消失，患节颈椎棘突间及两侧可有压痛，但多较轻。

4. 影像学表现　除颈椎生理曲度变直或消失外，动力性侧位片上约1/3病例椎间隙松动，轻度梯形变。

二、诊断标准

1. 主诉颈、肩及枕部疼痛等感觉异常，并伴有相应的颈部体征。

2. X线片上显示颈椎曲度改变，颈椎动力性侧位片上可显示椎体间关节不稳与松动，轻度梯形变。

3. 应除外颈部扭伤、肩关节周围炎、风湿性肌纤维组织炎、神经衰弱及其他非因颈椎间盘退变所致之颈、肩部疼痛者。

三、鉴别诊断

1. 落枕 落枕系颈部肌肉扭伤所致，因其发病与颈型颈椎病相似，多于晨起时出现，两者易被混淆。两者主要鉴别点：

(1) 压痛点 颈型颈椎病者多见于棘突部，程度多较轻，按压时患者多可忍受。而落枕者则是因睡姿体位不当而致颈肩局部肌肉急性损伤，以两侧肩胛内上方、颈部侧方多见，急性期疼痛剧烈，压痛难以忍受。

(2) 肌肉痉挛 颈型颈椎病者一般不伴有颈部肌肉痉挛，而落枕者则多伴有痉挛性条索状肌束的明显压痛。

(3) 对牵引试验的反应 检查者双手稍许用力将患者头颈部向上牵引时，颈椎病者症状多减轻或消失，而落枕者常疼痛加剧。

(4) 对局部封闭的反应 用局麻药物做痛点封闭，颈型颈椎病者多无明显效果，而落枕者多症状立即缓解或消失。

2. 肩关节周围炎 多在50岁前后发病，故又称为“五十肩”。肩部疼痛常常累及颈部，与颈椎病鉴别点：

(1) 疼痛点 颈椎病者疼痛多以棘突处为中心；肩周炎者的痛点则以肩关节为中心而范围广泛。

(2) 活动范围 颈型颈椎病者一般不影响肩部活动；肩周炎者肩部活动范围明显受限，尤以外展位时更甚。

(3) 影像学检查 颈型颈椎病者可显示颈椎之生理曲度变小或消失，动力性侧位片上有梯形改变，肩周炎者无此现象出现。

(4) 其他 尚可参考对封闭疗法及肩部推拿疗法之反应等，在肩周炎时，此类疗法均有显效。

3. 风湿性肌纤维组织炎 该病属慢性疾患，多与风寒、潮湿等因素有关。临床除肩颈部外，全身各处均可发生，尤以腰骶部多见。位于肩颈部的纤维织炎与颈型颈椎病鉴别点：

（1）全身表现　风湿性肌纤维组织炎者具有风湿症的一般特征，如全身关节、肌肉酸楚、疼痛，可呈游走性，咽部红肿或扁桃体肿大，红细胞沉降率增快，类风湿因子（＋）和抗“O”测定多在500U以上。

（2）局部症状　风湿性肌纤维组织炎者其局部症状以酸痛感为主，范围较广，畏风寒，多无固定的压痛点，叩之有舒适轻快感。

（3）其他　可根据患者发病情况、诱发因素、病史及既往抗风湿药物治疗的反应等加以鉴别。

4. 其他　凡可引起颈部疼痛和不适的疾患均应除外，尤其是骨骼本身的各种先天性畸形、炎症、结核及肿瘤等。因此，凡主诉颈部症状者，最好常规拍摄颈椎正、侧位片，以除外各种可在X线片上显示的疾患，尤其是拟行手法推拿者，以防意外。

第二节　神经根型颈椎病

神经根型颈椎病临床较为多见，主要表现为与脊神经根分布区域相一致的感觉、运动及反射障碍。

一、临床表现

1. 根性疼痛　最为多见，其疼痛范围与受累椎节的脊神经分布区域相一致。此时必须将其与干性痛（主要是桡神经干、尺神经干与正中神经干）和丛性痛（主要指颈丛、臂丛）相区别。与根性疼痛相伴随的是该神经分布区的其他感觉障碍，其中以麻木、过敏、感觉减弱等为多见。

2. 根性肌力障碍　以前根先受压者明显，早期肌张力增高，但很快减弱并出现肌肉萎缩征。其受累范围也仅局限于该神经所支配的范围。在手部以大小鱼际肌及骨间肌明显。亦需与干性及丛性肌肉萎缩相区别，并应与脊髓病变所引起的肌力改变相鉴别。必要时可行肌电图或诱发电位等检查。

3. 腱反射改变　即该脊神经根所参与的反射弧出现异常。早期呈现活跃，而中、后期则减退或消失。检查时应与对侧相比较。单纯根性受累不应有病理反射，如伴有病理反射则表示脊髓本身亦同时受累。

4. 颈部症状　因根性受压的原因不同而轻重表现不一。由髓核突出所致者，多伴有明显的颈痛、压痛及颈椎间孔挤压试验阳性，尤以急性期更为明显。而因钩椎关节退变及骨质增生所致者则较轻微或无特殊发现。

5. 特殊试验 凡增加脊神经根张力的牵拉性试验大多呈阳性，尤以急性期及后根受压为主。椎间孔挤压试验阳性者多见于髓核突出、髓核脱出及椎节不稳等患者，而因钩椎增生及椎管内占位性病变所致者则阳性率较低。

6. 影像学表现 视病因不同可出现椎节不稳，有梯形改变、颈椎生理曲度改变、椎间孔狭窄、钩椎关节增生等异常现象中的一种或数种。

二、诊断标准

1. 具有较典型的根性症状如疼痛、麻木或发胀等，且其范围与颈脊神经所支配的区域相一致。

2. 压颈试验与上肢牵拉试验多为阳性。

3. 影像学可见颈椎曲度改变、不稳、骨刺形成、髓核突出、髓核脱出等异常。

4. 痛点封闭无显效（诊断明确者无须做此试验）。

5. 临床表现与影像学异常所见在节段上应一致。

6. 排除颈椎其他实质性病变如结核、肿瘤等，并除外胸廓出口综合征，腕管综合征，尺神经、桡神经和正中神经受损，肩关节周围炎，肱骨外上髁炎，肱二头肌腱鞘炎等以上肢疼痛为主的各种疾患者。

三、鉴别诊断

由于颈脊神经根有 8 对，视其受累部位不同而症状差异较大，在临床上以下 4 对颈脊神经根受累较多。故以此为重点对易混淆的伤患进行鉴别。

1. 尺神经炎 尺神经由颈 7～8 和胸 1 脊神经参与组成。本病以老年者多见，尤以伴有肘关节外翻畸形时发病率更高，易与颈脊神经受累者相混淆。本病有如下特点：

（1）肘后尺神经沟压痛 位于肘关节后内侧的尺神经沟处多有较明显的压痛，且可触及条索状变性之尺神经。

（2）感觉障碍 其感觉障碍分布区域较第 8 颈脊神经分布区域要小，多不累及或仅轻度累及前臂内侧。

（3）对手部内在肌影响 常呈典型之“爪形手”，主因骨间肌受累，使掌指关节过伸及指间关节屈曲所致，尤以环指及小指显著。

（4）其他 尚可参考影像学检查结果、病史及既往史等。

2. 正中神经受损 本病多因外伤或纤维管道受卡压所致，具有以下特点：

（1）感觉障碍 其感觉障碍分布区主要为背侧指端及掌侧 1～3 指处，而前臂则多不波及。

（2）肌力改变　呈“猿状手”，主要因大鱼际肌萎缩所致。

（3）自主神经症状　因正中神经中混合着大量的交感神经纤维，因此，手部血管、毛囊等部位处于异常状态，表现为潮红、多汗等，且其疼痛常伴有“灼痛感”。

（4）反射　多无影响。当颈脊神经根受累时，肱三头肌反射可减弱或消失。

3. 桡神经受损　桡神经在上臂位于肱骨干桡神经沟内，紧贴骨面走行，易因肱骨干骨折而受累。外伤者易于鉴别，如因纤维粘连、局部卡压等因素所致，则需与第 6 颈脊神经受累相区别。本病特点在于：

（1）垂腕　为桡神经受损所特有的症状，主要因伸腕及伸指肌失去神经支配所致。高位桡神经受累者，伸肘功能亦受影响。

（2）感觉障碍　感觉障碍区主要为指端外之手背侧 1～3 指及前臂背侧，而 1、2 指掌侧不应有障碍。

（3）反射　多无明显影响。颈脊神经受累者，则肱二头肌、肱三头肌反射均减弱或消失。

（4）其他　尚可参考病史、局部检查及影像学所见等。

4. 胸廓出口综合征　本病多见，因其可直接压迫臂丛下干，或是由于前斜角肌萎缩、炎性刺激而使颈脊神经前支受累以致引起上肢症状，多以感觉障碍为主，并可引起手部肌肉萎缩及肌力减弱等。本病主要包括三种类型：前斜角肌综合征、颈肋综合征和肋锁综合征。此三者均具有以下特点。

（1）臂丛神经受累　主要为臂丛下干受累。临床表现：自上臂尺侧到前臂和手部尺侧的感觉障碍与尺侧屈腕肌、屈指浅肌和骨间肌受累。

（2）局部体征　患侧锁骨上窝处多呈饱满状，检查时可触及条索状之前斜角肌或骨性颈肋，向深部加压或让患者做深吸气运动，可诱发或加剧症状。

（3）斜角肌压迫试验　多属阳性。即让患者端坐，头略向后仰，深吸气后屏住呼吸，将头转向患侧。检查者一手抵住患者下颌，略加阻力。另一手触摸患侧桡动脉，如脉搏减弱或消失，则为阳性。此为本病的特殊试验。

（4）其他　可参考影像学所见，压颈试验阴性，椎旁区多无压痛及其他体征，两者易于鉴别。

5. 肩关节周围炎　除前述特点外，本病不具有脊神经根性症状，故易鉴别。但应注意，临床上可遇到某些颈椎病同时伴有肩关节周围炎的患者，当治疗神经根型颈椎病后，肩部症状可随颈椎病症状减轻或消失，此主要因颈脊神经受累后通过腋神经波及肩部所致。

6. 腕管综合征　为正中神经通过腕管时受压所致，其主要特点有：

（1）腕中部加压试验阳性　即用手压迫或叩击腕中部，相当于腕横韧带近侧端处，如出现 1～3 指麻木或刺痛即为阳性，具有诊断意义。

（2）腕背屈试验阳性　即让患者向背侧屈曲持续 1min 时，如出现上述症状，即属阳性，具有诊断意义。

（3）封闭试验　本病用 1%普鲁卡因 1～2mL 局部封闭有效。

（4）其他　有低位正中神经末梢之感觉障碍症状，主要表现为第 1～3 指指端麻木、过敏或刺痛，颈部影像学无相应改变，根型颈椎病诸试验均属阴性。

7. 锁骨上窝肿瘤　指侵及脊神经根部之肿瘤。其中以转移性者多见。当波及脊神经根、颈丛或臂丛时则可引起根性或丛性症状。因此，除常规对锁骨上窝及颈肩部进行视诊、触诊检查外，对有异样感者应以肩颈部为中心拍片，以防漏诊或误诊。

8. 其他　尚应注意与周围神经炎、脊髓空洞症、风湿病、肱骨外上髁炎、肱二头肌腱鞘炎及心绞痛等疾患相鉴别。

第三节　椎动脉型颈椎病

一、临床表现

1. 椎-基底动脉供血不足　椎动脉分为四段，任何一段缺血时均可出现相类同之症状，主要有：

（1）偏头痛　为多发症状，约占 70%，常因头颈部突然旋转诱发，以颞部为剧，多呈抽痛或刺痛状。一般为患侧（有定位意义）；如双侧椎动脉受累则表现为双侧症状。

（2）迷路症状　主要为耳鸣、听力减退及耳聋等症状（多见，为内耳动脉血供不全引起）。

（3）前庭症状　多表现为眩晕，其发生、发展及加剧与颈部旋转直接相关（应与梅尼埃病鉴别）。

（4）记忆力减退　约半数病例出现。

（5）视力障碍　部分病例出现，表现为视力减退或模糊、复视、幻视及短暂的失明等（主因大脑枕叶视觉中枢，第 3、4、6 脑神经核及内侧束缺血所致）。

（6）精神症状　精神抑郁者较多，欣快者较少。多伴有近事健忘，失眠、多梦等神经衰弱表现。

（7）发音障碍　主要为发音不清、嘶哑及口唇麻木感等；严重者可出现发音困难，甚至影响吞咽（主因延髓缺血及脑神经受累所致，这种症状更多见于侧索硬化症）。

（8）突然摔倒　多突然发作，并有一定的规律。即当患者在某一体位头颈转动时，突感头昏、头痛，患者立即抱头且双下肢似失控状，身软无力，随即跌倒在地。发作前多无任何征兆，发作过程中因无意识障碍，跌倒后可自行爬起（系统椎动脉痉挛引起锥体交叉处突然缺血所致）。

2. 自主神经症状　由于椎动脉周围附有大量交感神经的节后纤维，因此当椎动脉受累时必然波及此处的交感神经而引起自主神经系统平衡失调。临床以胃肠、呼吸及心血管症状为多；个别病例可出现霍纳综合征（瞳孔缩小、眼睑下垂及眼球内陷等）。

3. 一般症状　颈痛、枕部痛及颈部活动受限等。如病变同时波及脊髓或脊神经根时，则出现相应之症状。

4. 影像学改变　可见钩椎增生、椎间孔狭小、椎节不稳、梯形变、椎骨畸形等异常。同时注意观察有无其他异常，包括气管是否居中（胸骨后甲状腺肿或其他肿瘤时，可将气管压向一侧），颅底与第一颈椎之间、第一颈椎与第二颈椎之间有无不稳（从动力性侧位片上观察，前者表明椎动脉第三段受累），有无颅底凹陷症（椎动脉第三段可被累及），寰椎后上方有无骨环形成。

二、诊断标准

1. 有椎-基底动脉供血不足，以眩晕为主，或曾有突然摔倒病史。
2. 旋颈诱发试验阳性。
3. 影像学显示椎体、椎间关节失稳或钩椎关节骨质增生等现象。
4. 一般均有较明显的交感神经症状。
5. 除外眼源性和耳源性眩晕。
6. 除外椎动脉第一段（进入第 6 颈椎横突孔以前的椎动脉）受压所引起的基底动脉供血不足者。
7. 除外神经官能症与颅内肿瘤等。

三、鉴别诊断

1. 内耳疾患　主要为梅尼埃病，因内耳淋巴回流受阻引起水肿所致，其特征：

① 发作性眩晕。

② 波动性、进行性和感音性听力减退。

③ 耳鸣。

椎动脉型颈椎病虽亦可出现这些相似症状，但作两耳前庭功能检查则不难除外。

2. 眼源性眩晕 多因眼肌麻痹、屈光不正（尤以散光）所致。其特征：

① 闭目时眩晕消失（闭目难立征阴性）。

② 眼源性眼震试验多呈异常反应。

③ 眼科检查存在屈光不正、散光。

④ 闭目转颈试验阴性。

3. 颅内肿瘤 除由于肿瘤组织直接对前庭神经或其中枢侵犯外，多因肿瘤继发颅内压升高所致。因此在伴有眩晕症状的同时，常出现颅内压升高的其他症状。必要时行 CT 扫描或 MRI 检查。

4. 动脉硬化症 主要因椎动脉硬化引起，其病理改变除管壁增厚、硬化及弹性减弱或消失外，还可出现结节样变。

5. 胸骨柄后肿瘤 以肿瘤及胸骨后甲状腺肿者多见，可直接压迫椎动脉第一段而引起椎动脉供血不足症状。除可依据有无颈椎骨质异常改变、颈性眩晕及其他颈椎病症状外，确诊还需椎动脉造影。

6. 其他 凡可引起眩晕症状者均应加以鉴别，主要有：

（1）药物中毒性眩晕 氨基糖苷类（链霉素等）多见。

（2）前庭神经炎 具有群发性，多数预后较佳。

（3）体位性眩晕 多因贫血或长期卧床引起。

（4）损伤性眩晕 凡外伤致内耳、听神经、前庭核等受累均可引起。

以上诸病如能注意加以检查，则不难做出诊断。

第四节 交感神经型颈椎病

一、临床表现

由于交感神经功能不稳定，有时以兴奋为主，有时以抑制为主，兴奋与抑制又互相转化，故主要表现出自主神经功能紊乱的症状。

1. 头痛 以枕部痛、偏头痛为主，可伴有头昏沉。一般头昏与头颈活动无明显关系。面部发热、发麻、蚁行感，肿胀不适等。其症状与情绪、劳累、天气变化及女性月经周期等因素有关。

2. 感官症状

（1）眼部 眼部胀痛，眼球外突感，畏光，流泪，视物不清，视力下降，眼睑无力，瞳孔扩大，眼前发花，或有飞蚊症等交感神经兴奋的症状；交感神经抑制时，则有眼球内陷，眼睑下垂，瞳孔缩小，眼球干涩及霍纳综合征。

（2）耳部　主要有耳鸣，可为蝉鸣样，可为持续的低调嗡嗡声，多为单侧，常伴有听力下降。

（3）鼻部　鼻部不适，鼻塞，鼻痛，嗅觉过敏等。

（4）咽喉　咽喉不适，有异物感，发音不清，吞咽困难等。

3. 心脏症状　心律失常，心动过速或心动过缓，心悸心慌或心前区疼痛，但心电图无改变，故称"颈性冠心病"。

4. 血管运动功能障碍　交感神经受刺激兴奋时，血管收缩、痉挛，出现手足发凉，疼痛，发绀，脉搏细，皮温低；交感神经受抑制时则血管扩张，肢端发热，有烧灼感，或有手指肿胀，奇痒及血压不稳（忽高忽低）等表现。

5. 汗腺分泌障碍　主要在上胸部、颈部、头面部及手部，表现为一侧或双侧多汗或少汗（如半侧面部多汗，而对侧无汗）。

6. 胃肠道或泌尿系统症状　患者可有胃脘不适，胃纳不佳，恶心呕吐，腹泻或便秘等消化道症状；有些患者则表现为尿频，尿急，排尿不畅或淋漓不尽等泌尿系统症状。

二、诊断标准

单纯性交感神经型颈椎病较为少见。如果具有上述自主神经紊乱的症状，病因却不清，又同时有颈肩疼痛，手指麻木，或有头痛头昏，眩晕等椎-基底动脉供血不足的症状，或有下肢感觉、运动及反射异常等表现，特别是影像学检查有颈椎病的典型改变，即可诊断。

三、鉴别诊断

1. 梅尼埃病

梅尼埃病主要特征：

① 眩晕：多为无前驱症状而突发眩晕，一旦出现即达高峰，持续数分钟或数小时后逐渐减轻乃至消失，可反复发作，间隔时间不等。发作期间前庭功能多显示轻度障碍。

② 耳鸣耳聋：为耳蜗受累的表现，每次发作前多有耳鸣，一般为单侧，高音调鸣叫样，或伴有神经性耳聋等。

③ 眼球震颤：因膜迷路半规管受累，在眩晕发作的同时，可出现短暂的眼球震颤，呈水平样震颤或混合性震颤。

④ 呕吐：为前庭器的病理兴奋传达到脑干前庭神经核，并波及相邻的迷走神经背核，使迷走神经兴奋而引起，可出现恶心呕吐、面色苍白、出冷汗，甚至腹

部不适。

临床上常将颈椎病误认为梅尼埃病。二者最主要的区别在于：梅尼埃病引起的眩晕属于周围性眩晕，其特点为眩晕发作有规律性，持续时间短，可伴有水平性眼球震颤，缓解后症状消失，检查发现前庭功能异常。颈椎病引起的眩晕多为中枢性，发作与头颈转动有关，伴有颈神经症状，且颈椎影像学检查骨质有异常改变。

2. 听动脉栓塞

听动脉为基底动脉的终末支，又无侧支循环，所以栓塞后突然会发生耳鸣、耳聋和眩晕，症状可持续数月、数年甚至终身。与颈椎病发作性眩晕易于鉴别。

第五节　脊髓型颈椎病

一、临床表现

1. 锥体束征　为脊髓型颈椎病的主要特点。产生的机理：因致压物对锥体束的直接压迫或局部血供减少、中断而引起。临床表现多先从下肢无力、双腿发紧、抬步沉重感等开始，渐而出现跛行、易跪倒或跌倒、足尖不能离地、步态拙笨及束胸感等，检查时可见反射亢进，踝、膝阵挛及肌张力增高等典型的锥体束征。腹壁反射及提睾反射大多减退或消失，手部持物易于坠落，渐而出现典型的痉挛性瘫痪。

锥体束在髓内的排列顺序由内及外，病变依序为颈、上肢、胸、腰、下肢及骶部的神经纤维，视该束纤维受累的部位不同可分为以下三种类型：

① 中央型（上肢为主型）　即因锥体束深部（近中央管处，故称中央型）先被累及，故上述症状先从上肢开始，以后方波及下肢。主要因沟动脉受压或遭受刺激引起。一侧受压则一侧出现症状，双侧受压则出现双侧症状。

② 周围型（下肢为主型）　指压力先作用于锥体束表面，下肢先出现症状，当压力持续增加波及深部纤维时，则症状延及上肢，但其程度仍以下肢为重。

③ 前中央血管型（四肢型）　指上下肢同时发病，此主要由脊髓前动脉受累所致。

以上三种类型又可根据症状之轻重分为轻、中、重三度。轻度：出现早期症状者；中度：已失去工作能力，但个人生活仍可自理者；重度：已卧床休息，不能下地及失去生活自理能力者。一般重度者如能及早除去致压物，仍有恢复之希望。如继续发展至深度脊髓出现变性时，则脊髓功能难以获得逆转。

2. 肢体麻木　主因脊髓丘脑束同时受累所致。该束纤维排列顺序与前者相似，自内向外为颈、上肢、胸、腰、下肢和骶段的神经纤维，因此其出现症状的部位及分型与前者一致。在脊髓丘脑束内的痛、温觉纤维与触觉纤维分布不同，因而受压迫的程度亦不一致，即痛、温觉障碍明显，而触觉可能完全正常。此种分离性感觉障碍易与脊髓空洞症相混淆，临床应注意鉴别。

3. 反射障碍 主要有：

（1）生理反射异常 病变波及脊髓节段不同，各生理反射出现相应的改变，包括上肢的肱二头肌、肱三头肌和桡骨膜反射，下肢的膝反射和跟腱反射，早期多为亢进或活跃，后期则为减弱或消失。此外，腹壁反射、提睾反射和肛门反射也可减弱或消失。

（2）病理反射出现 以霍夫曼征及掌颏反射出现的阳性率为高；其次为踝阵挛、髌阵挛及巴宾斯基征等。

4. 自主神经症状 临床并非少见，可涉及全身各系统，其中以胃肠、心血管及泌尿系统者多见。

5. 排便、排尿功能障碍 多在后期出现，起初以尿急、排空不良、尿频及便秘者多见，渐而引起尿潴留或大小便失禁。

6. 屈颈试验 此种类型最怕屈颈动作。如突然将头颈前屈，双下肢或四肢可有“触电”样感觉。其原因在于前屈情况下不仅椎管前方的骨性或软骨性致压物可直接“撞击”脊髓及其血管，且硬脊膜囊后壁向前方形成的张力更加重了对脊髓的压迫。

7. 影像学表现 一般具有以下特征：

（1）椎管矢状径小 按比值计算，多低于1∶0.753，绝对值也多＜14mm，约半数在12mm以下。

（2）骨刺形成 约80％以上的患者患节椎体后缘有较明显的骨刺，其矢径在2～8mm不等，一般以3～5mm者居多。

（3）梯形变 年纪较轻尚未形成骨刺的患者，多因突出或脱出的髓核及椎节不稳所致。故患节椎体间关节多显示明显的梯形变（对脊髓型颈椎病者均需拍摄动力性侧位片）外，患节有骨刺形成的病例，其邻节在出现骨刺之前亦先从梯形变开始。

（4）其他改变 某些患者可伴有后纵韧带钙化、先天性椎体融合及前纵韧带钙化等现象。

二、诊断标准

1. 临床表现 临床具有脊髓受压表现。

中央型：症状先从上肢开始。

周围型：症状先从下肢开始。

中央血管型：上、下肢同时出现症状。

以上三者又可依据症状严重程度分为轻、中、重三度。

2. 影像学表现 多显示椎管矢状径狭窄、骨质增生或骨刺形成、椎节不稳及梯形变等异常。

3. 除外其他疾患 包括肌萎缩侧索硬化症、脊髓肿瘤、脊髓空洞症、脊髓痨、颅底凹陷症、多发性神经炎、继发性粘连性脊蛛网膜炎、共济失调症及多发性硬化症等。

4. 腰椎穿刺及脊髓造影检查 腰穿时，一般多显示不全性阻塞征。对个别诊断困难者，可做脊髓造影；注意除外枕骨大孔处肿瘤。

5. 其他辅助检查 对有条件者应根据病情需要，选择性做CT扫描、磁共振成像、数字减影等检查。

三、鉴别诊断

1. 肌萎缩侧索硬化症 本病属于运动神经元病中的一种类型，病因目前尚不明了，由于临床主要引起以上肢为主或四肢肌肉无力/萎缩，因此易与脊髓型颈椎病相混淆，其鉴别点在于：

（1）年龄 脊髓型颈椎病多发于50岁以上者，而本病常在40岁前后起病。

（2）感觉障碍 本病多无感觉障碍，仅部分病例可有感觉异常，而颈椎病则由于脊髓受压，在出现运动障碍的同时，伴有程度不同的感觉障碍症状与体征。

（3）起病速度 颈椎病发病较慢，且多有一定的诱因。本病则多无任何原因而突然发病，常先从肌无力开始，且病情发展较快。

（4）肌萎缩 本病虽可发生于身体任何部位，但以上肢先发者为多，尤以手部小肌肉明显。大、小鱼际萎缩，蚓状肌萎缩，掌骨骨间隙凹陷，双手可呈鹰爪状，并迅速向前臂、肘及肩部发展，甚至引起颈部肌肉无力与萎缩。故对此类病例应常规检查胸锁乳突肌、肩胛提肌及颈部肌群以判定有无萎缩症。颈椎病者肌肉受累水平有超过肩部以上者。

（5）自主神经症状 此症状者本病少见，脊髓型颈椎病者常可遇到。

（6）发音障碍 当侧索硬化波及延髓时，则出现发音含糊，渐而影响咀嚼肌及吞咽动作。而脊髓型颈椎病者则无此症状，只有当病变波及椎动脉时方有轻度发音障碍。

（7）椎管矢状径 本病多属正常，而脊髓型颈椎病者则显示较明显的狭窄。

（8）脑脊液检查 颈椎病多为不全性阻塞及脑脊液生化检查异常，而本病多为正常。

（9）MRI　MRI 显示脊髓受压、高信号改变。

（10）其他　各期所特有的肌电图、肌肉活组织检查、CT 扫描和磁共振成像等，均有助于本病与脊髓型颈椎病的鉴别。

2. 原发性侧索硬化症　与前者相似，唯其运动神经元变性仅限于上神经元而不波及下神经元，较少见。主要表现为进行性、强直性截瘫或四肢瘫，无感觉及膀胱症状。如病变波及皮质延髓束则可出现假性球麻痹征象。

3. 进行性脊髓性肌萎缩　指运动神经元变性局限于脊髓前角细胞而不波及上神经元。肌萎缩症先从部分肌肉开始，渐而累及全身。表现为肌无力，肌萎缩及肌束颤动，强直症不明显。

4. 脊髓空洞症　本病与延髓空洞症均属慢性退行性病变，以髓内空洞形成及胶质增生为特点。多见于青壮年者，其病程进展缓慢，早期影响上肢，呈节段性分布。当空洞逐渐扩大，由于压力或胶质增生不断加重，可使脊髓白质内的长传导束也被累及。临床上易与脊髓型颈椎病混淆，进行鉴别：

（1）感觉障碍　本病早期为一侧性痛、温觉障碍。当病变波及前连合时则可有双侧手部、前臂尺侧或部分颈、胸部的痛、温觉丧失，而触觉及深感觉则基本正常，此现象称为感觉分离性障碍。颈椎病者则无此种现象。

（2）营养性障碍　由于痛觉障碍，不仅易在局部产生溃疡、烫伤、皮下组织增厚及排汗功能障碍等病变，且关节处可引起过度之增生、磨损性改变，甚至出现超限活动，但无痛感，此称为夏科关节。应注意与脊髓痨所致者相鉴别（主要根据冶游史、病史及梅毒血清学试验进行区别）。

（3）其他　尚可参考其他体征、年龄、颈椎 X 线平片、颈椎椎管矢状径测量、腰穿、CT 扫描等检查，必要时可行核磁共振成像或脊髓造影检查以确诊。

5. 共济失调症　本病多有明显的遗传因素，与颈椎病不难鉴别。只要在查体时注意其有无肢体共济失调、眼球震颤及肢体肌张力低下等症状即可判定。

6. 多发性硬化　为中枢神经脱髓鞘疾病，因可出现锥体束症状及感觉障碍，易与脊髓型颈椎病相混淆，其鉴别点在于：

（1）好发年龄　多在 20～30 岁之间，女性多于男性。

（2）精神症状　常呈欣快状，情绪易于激动等程度不同的精神症状。

（3）发音障碍　病变波及脑干者可出现发音不清，甚至声带瘫痪。

（4）脑神经症状　以视神经受累为多，其他脑神经亦可波及。

（5）共济失调症状　当病变波及小脑时则可出现。

7. 颈后纵韧带骨化症　本症可引起椎管狭窄，压迫脊髓和神经。临床表现为颈部疼痛，僵硬，走路不稳，摇晃欲倒，以及大小便功能障碍，甚至瘫痪。本病与颈椎病的鉴别点在于：

（1）发病多在 40 岁以上。

（2）发病缓解，病程较长。

（3）有颈疼痛、颈僵硬及步态不稳，甚至瘫痪。

（4）有大小便功能障碍，肌腱反射亢进及霍夫曼征阳性等体征。

8. 周围神经炎 本病系由于中毒、感染及感染后变态反应等引起的周围神经病变。表现为对称性或非对称性的肢体运动、感觉及自主神经障碍，可单发或多发。其中因病毒感染或自体免疫功能低下急性发病者，称为吉兰-巴雷综合征（Guillain Barré 综合征）。本病类型较多，其共有症状：

（1）对称性运动障碍 通常表现为四肢远端为主的对称性、弛缓性不全瘫痪，此不同于颈椎病的不对称性痉挛性瘫痪。

（2）对称性感觉障碍 可出现上肢或下肢双侧对称性似手套-袜子型感觉减退，颈椎病此种改变者较少。

（3）对称性自主神经功能障碍 主要表现为手足部血管舒缩、出汗和营养性改变。

除上述三点区别外，还可参考病史、影像学等检查以区别。

9. 继发性脊髓蛛网膜炎 近年来发现本病日渐增多，除由于外伤、脊髓与脊神经根受压迫症外，大多由于椎管穿刺、注药、腰麻及脊髓造影而引起，这些多为医源性因素所致。本病可单独存在，也可与颈椎病伴发。临床诊断根据：

（1）病史 既往多有椎管穿刺、注药或造影等病史，尤其某些刺激性较大的造影剂更易引起。

（2）根性刺激症状 多较明显，尤其是病程较长者，常表现为根性痛，其范围较广泛，呈持续性，可有缓解期，腹压增加时加剧。

（3）X 线片 既往曾行碘油造影者，于 X 线片上显示椎管内有烛泪状阴影，多散布于两侧根袖处。以往未行碘油造影者主要观察颈椎椎管矢状径、骨质增生范围及程度，有助于与脊髓型颈椎病的鉴别，但有不少病例呈两者伴发现象。

（4）其他 脊髓造影虽有助于本病诊断，但可加重病情，不如磁共振成像等更为理想。

10. 肿瘤 主要指颈髓本身及邻近可波及脊髓的肿瘤，后者除椎管内髓外肿瘤外，尚应注意颈椎椎骨上的原发性及转移性肿瘤，尤其病变早期。

（1）髓内肿瘤 较为少见，脊髓型颈椎病及脊髓内肿瘤的临床鉴别可参考表 5-1。

表 5-1 脊髓型颈椎病与脊髓内肿瘤的临床鉴别表

临床表现	脊髓型颈椎病	脊髓内肿瘤
感觉障碍	始于病灶以下 由下向上发展 感觉平面不一致 痛、温觉多同时障碍	始于病灶水平 自上而下发展 感觉平面较一致 痛、温觉多分离

续表

临床表现	脊髓型颈椎病	脊髓内肿瘤
弛缓性瘫	早期不出现	早期在病灶处出现
痉挛性瘫	下肢出现在早期	下肢晚期发生
巴宾斯基征	较早出现	较晚出现
根性疼痛	常见	少见
膀胱功能	晚期才有尿失禁	早期即有尿失禁
椎管梗阻	不完全性	完全性多见

除上述临床鉴别诸要点外，尚可参考X线平片、脑脊液动力学试验、CT扫描及MRI等。脊髓造影时在脊髓内肿瘤可显示脊髓呈梭形膨大，且不与椎节水平相一致。而髓外致压者则呈杯口状充盈缺损症。

(2) 脊髓外肿瘤　椎管内之肿瘤以神经鞘瘤为多见，几乎占脊髓肿瘤的半数。其次为脊膜瘤和转移瘤等，现以神经鞘瘤为例，其特点：

① 年龄　好发于30～40岁之间，性别间无明显差异。

② 好发部位　以脊神经后根处多发，可波及2～3个根。

③ 症状特点　因其发病缓慢，多由于脊髓及脊神经根的代偿作用而使症状逐渐发生。主要表现为根性痛、棘突旁叩痛及受累节段的反射与肌力改变。

④ 诊断　尽可能选用磁共振成像等无创伤性技术。

(3) 脊髓血管瘤　发病率占脊髓肿瘤的8%左右，其实质是脊髓血管畸形。由于其病变范围较广，程度轻重不一，故临床症状差异较大。可表现为轻微症状，亦可表现为完全瘫痪，后者主要因脊髓血流动力学改变引起病理循环或血栓形成，以致脊髓因严重缺血而出现软化，后期纤维化。

本病早期不易诊断，典型病例可以通过脊髓造影或脊髓血管造影等诊断。

本病与脊髓型颈椎病的鉴别除依据上述造影技术外，主要根据颈椎病本身的诊断要点加以鉴别。

11. 颈髓过伸性损伤　又名脊髓中央管综合征或挥鞭样损伤，属于颈部外伤中的一种，临床上易与在颈椎病的基础上遭受过屈损伤造成脊髓前动脉综合征相混淆。前者早期宜采用保守治疗，后者早期则需施行手术，两者的鉴别点在于：

(1) 损伤机制　两者均发病于头颈部外伤后。过伸性损伤者大多因高速行驶之车辆急刹车引起。由于惯性力的作用，面、颌部遭受来自正前方的撞击，使头颈向后过度仰伸，此时已被拉长的脊髓（椎管亦相对狭窄）易被嵌夹于突然前突内陷的黄韧带与前方骨纤维性管壁之中引起脊髓中央管周围损害。而脊髓前动脉综合征则多系在椎体后缘骨刺或髓核突出的基础上，突然遭受使头颈前屈之暴力，以致脊髓前方被撞击在骨性或软骨性致压物上而引起脊髓前动脉的痉挛与狭窄，并出现供血不足症状。

(2) 运动障碍　由于过伸性损伤的病理改变位于脊髓中央管周围，因此最先累及上肢的神经传导束而先出现上肢瘫痪，或是上肢重瘫、下肢轻瘫，其中尤以手部最为严重。而脊髓前动脉综合征则完全相反，其瘫痪表现为下肢重于上肢。

（3）感觉障碍　脊髓前动脉综合征患者感觉受累较轻。而过伸性损伤者不仅症状明显，且可出现感觉分离现象，即温、痛觉消失，而位置觉、深感觉存在，此主要由于病变位于中央管周围之故。

（4）X线片　两者有明显的差异。过伸性损伤者在侧位X线片上不仅可以发现患节椎间隙前方增宽，且椎体前软组织阴影明显增宽，多超过正常值一倍以上。而脊髓前动脉综合征患者由于多在骨刺形成的基础上发病，因此不仅多有骨刺存在，且椎管一般较狭窄。

（5）其他　尚可参考面颌部或面、头部有无软组织损伤，患者年龄、病史等加以区别，必要时行颈椎MRI可以明确。

第六节　食管压迫型颈椎病

一、临床表现

（1）吞咽障碍　早期主要为吞服硬质食物时有困难感及食后胸骨后的异常感（烧灼、刺痛等），渐而影响软食与流质饮食。按其吞咽障碍程度分为：

轻度：早期症状，表现为仰颈时吞咽困难，屈颈时则消失。

中度：可吞服软食或流质者，较多见。

重度：仅可进水、汤者，较为少见。

（2）其他颈椎病症状　此型单纯者少见，约80%患者尚伴有脊髓或脊神经根或椎动脉受压症状。

（3）影像学检查　X线平片上可显示椎体前缘骨刺形成，典型者呈鸟嘴状。钡餐吞服透视下，可清晰地显示食管狭窄的部位与程度。食管的狭窄程度除与骨刺的大小成正比外，且与颈椎的体位有关。当屈颈时，食管处于松弛状态，钡剂容易通过，轻型者甚至不显示狭窄；但仰颈时，由于食管紧张与被拉长，以致钡剂通过时障碍程度加剧。CT、MRI也有相应表现。

二、诊断标准

1. 吞咽困难　早期惧怕吞咽较干燥之食物，颈前屈时症状较轻，仰伸时加重。

2. **影像学检查** 椎节前方有骨刺形成，并压迫食管引起食管痉挛与狭窄症状。

三、鉴别诊断

1. **食管炎** 原发性者少见，多由于吞咽时被鱼刺、肉骨等刺伤所致，因此易与椎体前缘骨刺压迫者相鉴别。个别原因不清、诊断困难者，可再行颈椎 X 线平片、CT、MRI 以判定食管受阻原因。

2. **食管癌** 发病缓慢，以老年人多见，可通过 X 线钡餐检查、食管镜检查、病检确诊。

第七节 混合型颈椎病

混合型颈椎病是指临床上出现两型或两型以上症状、体征的颈椎病。一般来说，单一型并不多见，最常见者则是混合型颈椎病。

混合型颈椎病多发的原因，主要是颈椎及其软组织病理改变累及到颈脊神经根、脊髓颈段、椎动脉或颈交感神经节等结构，且不仅累及一种组织结构，往往可能同时刺激或压迫数种组织结构。如椎间盘退行性变后，椎间隙变窄，椎间孔径线亦变小，神经根受压，脊膜支亦受压，椎动脉迂曲变形，同时椎体不稳而滑移，黄韧带折叠突入椎管，均使椎管管径变小、脊髓受压。又如钩椎关节增生，可同时或先后压迫刺激脊髓、脊神经根、椎动脉、交感神经等一种或多种结构，使临床症状多样化、复杂化。各组织受累症状可同时出现，但更多的是先后发生，故临床上早期多表现为单一型，而后期演变成混合型。因此，临床混合型颈椎病最为常见，应注意诊断与鉴别诊断。

第六章
颈椎病非手术治疗

第一节　概述

颈椎病的治疗方法分为非手术疗法和手术疗法两类。在制定治疗方案时，要根据患者不同的临床类型、病程长短、病情轻重、身体状况以及对治疗效果的反应等进行全面分析，及时调整治疗方案。一般来说，非手术疗法因为不需要特殊的治疗设备，在各级医疗机构中均可操作，安全可靠，且易为广大患者所接受，对早期病例疗效较好。因此，常常在临床治疗过程中作为基础的和首选的治疗方案。

非手术疗法的实施应在正确分析患者病情的基础上，采取行之有效的治疗方法，尤其是在颈椎病的早期阶段，非手术疗法不仅可使患者的症状减轻或使其病情明显好转，甚至可以达到治愈的目的。因此，不能将非手术疗法简单地称为保守疗法。在临床选择使用非手术疗法时，必须遵循有关原则，选用最为有效的治疗方法，以使患者早日康复。

一、非手术治疗颈椎病的基本原则

由于颈椎病的复杂性，临床选用非手术疗法时应该根据颈椎病的不同类型、所处的不同时期以及患者各不相同的治疗要求制定不同的治疗方案，尤其是在颈椎病的早期阶段，各种非手术疗法的应用范围差异性较大，因此有必要对基本的治疗原则加以掌握。非手术治疗颈椎病应以安全第一、综合治疗、规范方法、循序渐进为基本原则。

1. 安全第一原则

颈椎是人体解剖结构中最为精巧的部位之一，由于其解剖位置和生理功能的特殊性，所以在治疗时要求严格遵循安全性原则，临床中粗暴的治疗方法不仅达不到预期的治疗效果，反而容易引起不良后果。临床实践中，在对颈椎病患者进行重的推拿手技操作，尤其是在施行扳法时，由于某些医生对安全性治疗原则认识不足，患者可突然出现神经症状，甚至完全瘫痪，亦有立即死亡的报道。尽管这些意外较为罕见，但仍时有发生，应引以为戒。分析原因主要是由于医生手法太重或不得其要领，以致某些操作超过颈部骨骼和韧带的正常活动范围；或是由于外伤后颈椎已经处于失稳状态；或是由于有椎体的破坏性改变，引起椎管矢径狭窄，此时稍许用力即可出现颈椎的脱位或骨折而压迫颈髓或脊神经根。因此，在非手术治疗前，应常规拍摄颈椎有关X线片、CT、MRI等，以明确颈椎局部骨关节状态而避免发生意外事故。切记，任何超关节生理限度的操作，均有可能引起关节局部的创伤性反应，轻者局部水肿、渗出增加及粘连形成，使患者原有症状加重；重者可造成韧带撕裂，并出现韧带-骨膜下出血、血肿形成、机化、钙化，最终导致骨刺形成，从而使颈椎病恶化，甚至高位截瘫。

2. 综合治疗原则

非手术疗法是中西医结合的综合治疗方法，内容包括颈椎牵引、理疗、推拿手技、针灸、药物治疗、休息、颈托及医疗体育等。临床治疗颈椎病时，应首先采用综合性的治疗方法，治疗时可根据患者的不同情况选用其中一种或二、三种方法，同时施行或交替应用，充分发挥中西医结合的优势。

3. 规范方法原则

临床治疗时要根据颈椎病的诊断、分型与分期确定非手术治疗所要达到的目的，再根据其目的采取相应的措施。例如某些疗法并用时可起到相辅相成的作用，但某些作用强烈的非手术疗法则不宜同时应用，如超大重量的牵引、过重的推拿手技、椎管内硬脊膜囊外的封闭疗法等。对伴有急性损伤的颈椎病患者，可根据其病情和疾病所处的不同阶段酌情选用其中的一种非手术疗法，然后再根据疗效决定是否继续使用同一种疗法，或是更换其他疗法。对需要持续牵引、长期服用药物等见效慢、早期可能有不良反应的疗法，不可随意更换其治疗方法，而应坚持观察一段时间，在证明确实无效后方可按病变的转归规律考虑更换其他疗法。

4. 循序渐进原则

由于颈椎病的发病率高，除非病情特别严重，患者一般多在门诊接受治疗。就诊时，接诊医生应相对固定，医生应根据诊断及患者的病情及时给予各种有效的治疗措施。这样，既有利于患者病情的恢复，又可对其预后做出充分的估计。由于非手术治疗的方法较多，医生应根据客观条件适当选用其中的一种或几种方法，而不是将所有的治疗方法用在一位患者或一种类型的患者身上。切忌由不同的医生重复使用同一种无效的疗法，这样不仅延误治疗时机，且易使患者失去治疗的信心。对一般性的病例，如果诊断明确，治疗措施简单，则无须复杂的诊疗计划。但对于病情复杂，或者已经在基层医院采用了相应的治疗方法而未奏效的患者，应该充分估计颈椎局部的病理改变，筛选出有效的治疗方案。在选择治疗方法时，应当把那些措施简单、易于操作、见效快的方法作为首选，对伴有损伤或病情复杂的患者仍需做出全面的考虑，并遵循循序渐进的治疗原则，一旦保守治疗无效则应及早进行手术治疗。

二、非手术疗法在治疗颈椎病中的作用

非手术疗法对各种类型颈椎病的治疗均有着重要的意义，其主要作用有：

1. **延缓或阻止颈椎病的发展** 在颈椎病的非手术疗法中，颈椎的制动与休息是主要的治疗手段，它不但可以延缓或阻止颈椎病的发展，还可使处于颈椎病早期阶段的患者向正常状态逆转。

2. **改善颈椎病的病理解剖与病理生理状态** 通过纠正颈椎病患者的不良体位、进行颈椎牵引推拿手法及采取其他非手术的治疗措施，不仅可以解除或减轻对颈神经、颈部血管的各种压迫因素，而且可以纠正颈椎局部紊乱的骨关节状态，改善局部的病理解剖状态，缓解疼痛，增加颈部和脑部的血液供应，消除和减轻无菌性炎症，矫正因颈椎病引起的畸形，从而改善颈椎局部的病理解剖与病理生理状态。

3. **有利于颈椎病引起的各种创伤性反应的康复** 通过采取各种非手术疗法对颈部损伤软组织的治疗，不但可恢复颈椎的稳定性，维持颈椎各种正常的生理活动，而且有利于颈椎病引起的各种创伤性反应的康复，特别是对那些病程较长的颈椎病患者更具有重要意义。

4. **预防复发** 对已治愈的颈椎病患者，平日注意坚持经常性的自我保健与自我疗法，预防颈椎病的复发，对有发作先兆者，应及早采取相应的非手术疗法进行处理，做到防患于未然。

三、非手术疗法的适应证

非手术疗法因其简单易行，易于被患者接受，早期疗效满意等优点而常常作为颈椎病的首选治疗方法。采取非手术疗法治疗颈椎病时，还需要根据颈椎病的临床类型、病程长短、病情轻重、患者身体状况等进行综合分析，明确适应证。其具体适应证包括：

1. 颈椎间盘突出症 早期或轻度颈椎间盘突出症患者，经系统的非手术治疗往往可明显缓解其症状。颈椎牵引和颈部围领是首选的治疗方法，同时须配合药物治疗。对于较为严重、经非手术治疗效果不佳的颈椎间盘突出症患者应施行手术治疗。

2. 神经根型、交感神经型、椎动脉型颈椎病

神经根型颈椎病患者经颈椎牵引、推拿和理疗等非手术疗法治疗后均可见效。早期神经根型、交感神经型、椎动脉型颈椎病患者，经非手术疗法治疗后，症状常可明显好转。

3. 脊髓型颈椎病 早期的脊髓型颈椎病患者，脊髓造影显示无梗阻或仅有部分梗阻者，或脊髓型颈椎病患者病程超过两年而不宜手术者，均是非手术疗法的适应证。

4. 年老体弱伴有合并症者 如合并心脑血管疾病或肝、肾疾病，不能耐受手术的老年颈椎病患者。

5. 伴有精神、神经系统疾病患者 颈椎病伴有精神疾病或严重的神经官能症者，不能配合手术治疗，或术后疗效不肯定者，适宜非手术疗法。

6. 诊断不明确者 颈椎病的诊断尚未确定，需要边治疗、边观察、边确诊的患者。

7. 颈椎病术后者 颈椎病术后恢复期的患者，适宜药物、理疗及针灸等非手术疗法。

四、非手术疗法治疗中病情加重的常见原因分析

在非手术疗法实施过程中，一旦患者出现症状加重的情况，应仔细分析原因，并加以全面检查。易于导致颈椎病病情加重的常见原因如下：

1. 诊断有误 主要是对疾病的诊断错误，临床中常将脊髓前动脉综合征、肌萎缩侧索硬化症、椎管内肿瘤及脊髓空洞症等误诊为颈椎病，而这些病例一般用非手术疗法疗效不佳。

2. 治疗方法选择不当 各种类型的颈椎病在治疗方法上有着不同的要求，比如脊髓型颈椎病或食管压迫型颈椎病等，如果仅仅依赖牵引疗法，收效一般不大，并有可能延误病情。

3. 操作方法有误 每种非手术疗法在具体应用上均有其相应的要求，临床治疗时需根据病情灵活掌握。例如对伴有黄韧带肥厚的颈椎病患者，如果在牵引时采取仰颈位，当然无效；反之，对于椎管前方骨刺明显的患者，头颈前屈位牵引法不仅难以收效，反而会使病情加重。

4. 病情进展 除上述诸多因素外，还应该考虑是否由于病情本身的发展，使

得非手术疗法无效，甚至病情突然加剧。如当脊髓本身的血管受压时，患者的病情往往突然加剧，这时应争取及早施行手术治疗。

5. 患者配合不佳 一般情况下，当患者了解自身的病情后，多能采取合作的态度而配合医生的治疗。但也有个别患者配合不佳，比如遇到气温过高或过低时，患者拒绝卧床牵引或颈部固定，或是当某些非手术疗法早期反应大，患者也会出现配合不佳的情况。这时应对患者加以引导、说服教育，使之了解非手术疗法的意义和目的，积极配合治疗。

五、非手术疗法是手术疗法的基础

需要手术治疗的颈椎病患者，也绝不能忽视术前、术后的非手术治疗，其原因如下。

1. 非手术疗法是手术治疗前的必经阶段。临床上凡需手术治疗的患者往往先由非手术疗法开始，包括起病比较急骤的脊髓型颈椎病。非手术疗法似乎对这部分病例并无显效，甚至根本无效，但这时非手术疗法至少具有以下作用：

（1）稳定病情或延缓病情发展的速度，从而有利于手术治疗的进行。

（2）为术前准备提供了时间。

（3）只有通过临床实践方能证明非手术治疗确实无效而需手术治疗。

（4）增强医生对诊断及手术适应证选择的信心。

2. 通过各项非手术疗法的实施，可使颈椎患部发生可逆性改变，比如可使颈椎椎节局部的创伤性反应、组织水肿、椎体排列异常及反应性渗出等引起的症状减轻或消退，从而便于手术操作并提高疗效。

3. 可降低术后并发症的发生率。经过术前非手术疗法各项措施的实施，可增强患者的心理承受能力，有利于患者术中及术后的配合，从而降低术后并发症的发生率。

4. 非手术疗法是患者术后康复的主要措施。手术本身仅仅是整个治疗过程的一个环节，尽管对治疗效果具有决定性作用，但如果没有非手术疗法作为术后康复的主要措施，也会影响手术的治疗效果。

六、非手术疗法的疗效

我们 40 年临床实践经验告诉大家，经过非手术疗法治疗后，早期颈椎病患者多可取得极好的治疗效果，总有效率约在 90％以上，而治愈率亦在 50％～70％。当然非手术疗法存在着疗程相对较长，复发率较高等不足。医生今后应加强治疗方法的有效探索，不断提高疗效，减少其复发。由于各种类型的颈椎病经非手术疗法治疗后，疗效也不尽相同，根据我们对各型颈椎病患者进行综合治疗后的长期观察，发现非手术疗法对颈椎间盘突出症、神经根型及部分椎动脉型颈椎病患者的疗效较好，虽然部分患者仍有残留症状，另有一些患者间有复发，但大多数患者的临床主要症状明显减轻，可参加一般性工作，而丧失劳动能力或最后需要手术治疗者较少。交感神经型颈椎病经综合治疗后也可收到一定效果，仅部分症状严重者需要手术治疗。而脊髓型颈椎病进行综合治疗的效果则相对较差，对早期患者尚可进行一段时间的非手术综合治疗，若效果不佳或重型病例则应采用手术治疗。对于那些急性瘫痪的患者，若诊断明确，应及早进行手术治疗。

总之，采用非手术的综合疗法，绝大多数患者症状可得到缓解。现在，对绝大多数神经根型颈椎病患者已不用手术治疗，而采取非手术综合疗法，一般都有疗效；劳累后复发者，仍可用非手术疗法治疗。唯有脊髓型颈椎病患者，若应用综合疗法无效而又有手术指征，则应尽早手术治疗。

七、颈椎病手术疗法的适应证

诊断明确的颈椎病患者，经过正规系统的非手术治疗 2 个月以上，仍有以下表现者可视为非手术治疗无效。

（1）症状无缓解或持续加重者。

（2）非手术疗法虽有一定疗效，但主要症状仍持续存在或经常反复发作，严重影响工作与正常生活者。

（3）出现脊髓压迫症状或发生急性肢体痉挛性瘫痪者。

（4）伴有颈性眩晕、晕厥或猝倒者。

（5）交感神经症状无缓解，严重影响工作或正常生活者。

（6）食管或喉返神经受压症状持续存在，未能缓解者。

20 世纪 50 年代应用手术治疗颈椎病以来，特别是近二三十年来，随着现代科学技术的进展及各种先进手术器械、仪器的更新换代和手术方法的不断改进，颈椎病手术方法及手术病例日益增多，疗效也逐渐提高，使过去认为无希望恢复的患者得以康复并重返工作岗位，手术疗法作为治疗颈椎病的一种手段在许多医院已经普及。一般来说，颈椎病患者的治疗首先应采用非手术疗法，绝大多数患者通过各种各样的非手术疗法可以得到缓解或治愈。但是，也有一部分患者在经正规系统的非手术治疗后症状却无明显缓解甚至加重，严重影响工作和生活，此时可以考虑手术治疗。凡有以下情况者应行手术治疗。

（1）诊断明确，在临床医生的指导与观察下，经过正规的非手术疗法住院或门诊治疗 2 个月以上确实无效或无明显好转者。

（2）症状逐渐加重，疼痛剧烈，有明显的进行性肌萎缩，反射异常，或发生急性肢体痉挛性瘫痪，严重影响正常生活和工作者。

（3）症状突发，经确诊为颈椎病，经短期非手术疗法治疗无效者。

（4）全身情况尚好，心、肝、肾、肺等主要脏器无严重病变，凝血机制正常，无代谢性疾病。

（5）无其他手术禁忌证者。

第二节　颈椎病的一般治疗方法

颈椎病的一般治疗方法是指作为任何一种类型的颈椎病所共同采用的治疗措施，主要包括以下几类。

一、休息

休息是颈椎病康复的首要条件，临床治疗中应视患者病情的不同而采用全身卧床休息和颈椎局部休息两种方法。全身卧床休息包括绝对卧床和酌情相对卧床休息两种，绝对卧床休息适用于严重的脊髓型颈椎病伴有四肢瘫痪者，相对卧床休息适用于其他类型病情较为严重的颈椎病患者。全身卧床休息多需要住院或在家中进行。颈椎局部休息则是指通过采取颈围、石膏、牵引或支架等固定以维持颈椎稳定而达到休息的目的。

二、体位

颈部的体位对颈椎病的发生及发展至关重要。一个合乎生理与治疗学要求的体位，不仅有利于病情的康复，而且可避免不良体位所造成的不良后果。例如对于脊髓前动脉综合征患者，高枕导致的屈颈体位就会加重病情。从预防及康复的角度看，良好的体位尤为重要。从生物力学角度看，日常生活中各种动作均有正误之分，诸如刷牙、饮水、接电话及日常的各种坐姿等，不良的体位在增加颈部劳损及椎间隙内压的同时，也增加了颈椎病的发生率；而正确的姿势则可减轻颈部的疲劳程度，同时也有利于颈椎病的防治。

一个人每天至少有 1/4～1/3 的时间是在床上度过的。如果睡眠姿势不当，也容易引起颈椎病或导致颈椎病病情加重。反之，如果注意改善与调整睡眠中颈椎的体位，也可以起到部分预防与治疗的作用。因此，应该注意纠正患者不良的睡眠姿势。一般情况下，理想的睡眠体位应该是头颈保持自然仰伸位，腰背部平卧于床，双膝、髋略屈曲（图 6-1）。对于不习惯仰卧休息者，则可采取侧卧位，但头颈部及双下肢仍以此种姿势为佳（图 6-2）。俯卧位无论从生物力学还是从保持呼吸道通畅看都是不科学的，尤其是对于病情严重的颈椎损伤患者，应及时加以矫正。一个良好的体位，既能保持整个脊柱的生理曲度，又能使患者感到持久舒适，从而达到松弛全身肌肉、消除疲劳和调整关节生理状态的作用。

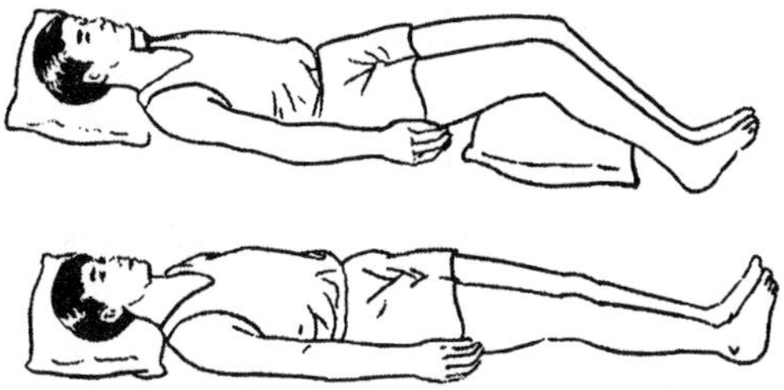

图 6-1　正常仰卧睡姿

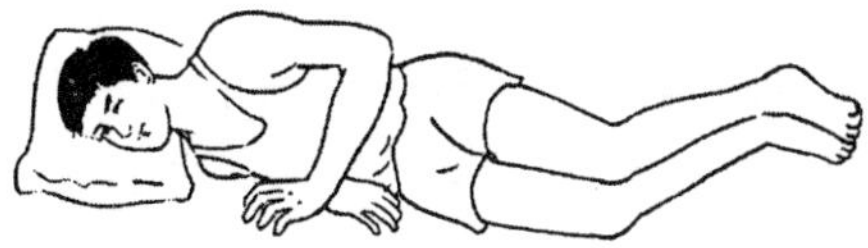

图 6-2　正常侧卧睡姿

三、固定与制动

无论何种类型的颈椎病，颈椎局部的制动是病情康复的基本要求之一。在颈椎继续活动情况下，常使症状加重，甚至致瘫。因此，颈部非手术的石膏、支架及颈围等在体外固定与制动；或是通过手术完全融合颈椎椎节后的固定与制动是必要的。非手术方法固定与制动的主要作用如下。

1. 保持颈椎局部制动　任何伤患的痊愈与康复，局部制动是前提，颈椎病更是如此。

2. 维持正常体位　不良体位与颈椎病的发生及发展密切相关。如椎节退变为主者，前屈位可增加椎间隙内压而加重病情。椎管发育性狭窄及黄韧带松弛者，仰伸位可进一步减小椎管矢状径而致症状加重。因此，将颈椎固定与制动于中立位，或保持在其他有利于病情康复的体位，将有助于患者的康复。

3. 避免加重颈部外伤　外伤不利于颈椎病的康复，尤其当椎管内容积处于临界状态时，颈部固定与制动对颈椎免受外力作用是有益的。

4. 恢复颈椎的内外平衡　颈椎内外平衡失调是许多颈椎慢性疾患的结果，同时又是病情发展的原因。因此，固定与制动后，颈椎将逐渐恢复内外平衡，避免病情进一步发展。

5. 手术治疗和术后康复的需要　颈椎病术后制动与固定需要的特制石膏床及支架等，均需在术前定制、试用；手术治疗对颈椎来说是一种创伤，术后局部的固定与制动既可减轻手术局部及邻近组织的创伤性反应，同时又为创伤修复提供了基本条件。以下是颈围制动与固定的主要作用和简易颈围制作方法介绍。

（1）颈围的主要作用

① 限制颈部的过度活动：日常生活中颈椎易受外界因素的作用而出现超过其生理限度的活动，例如高速行驶中汽车的急刹车、高处跌下及意外撞击等都有可能给颈椎病患者造成新的损伤，甚至可能引起脊髓型颈椎病患者截瘫。因此，必须注意预防颈部的过度活动。颈围虽可限制颈椎正常活动量的20%，但对限制颈部遭受暴力的超限活动具有明显的作用，这一作用对于椎管狭窄症、椎节不稳及脊髓型颈椎病者尤为重要。

② 缓解与改善椎间隙内压力：在屈颈状态下，椎间隙内压力升高，变性的髓核易向后方移位，对后纵韧带的压力增加。使用颈围则可缓解并改善椎间隙内的压力状态，且未完全限制颈部的正常活动。

③ 减轻椎节前方对冲性压力：当椎体后方有骨刺或髓核突向椎管方向时，颈椎前屈必然会引起硬膜囊后方的张应力增加，并与前方构成对脊髓的对冲性压应力。颈围可将颈椎维持固定在生理位置上，从而避免了此种压应力的产生。

④ 增加颈部支撑作用：颈椎病患者由于椎管内外平衡失调，颈部肌肉多有不同程度的失用性萎缩，以致肌力减弱，颈椎不稳。颈周则施加了一种支撑力量，有助于增加颈部肌力，同时又利于颈椎病的康复。

（2）简易颈围的制作

① 材料：要求柔软、透气，不怕水并有韧性，如加工过的皮革、毛毡、普通纸板或软质泡沫塑料及带有小孔的人造革等。由于后两者透气性较差，故天气凉爽时使用为佳。

② 制作方法：

长度：一般有40cm、50cm、60cm三种规格。剪裁前最好先用皮尺测量患者颈围的周径，之后再另加10cm左右的长度即为颈围的预制长度。

宽度：一般10～14cm即可。

裁剪：按事先测量好的长度及宽度将原材料剪成相应大小，在中央部（最高处）呈弧形升高1～2cm。将较宽的弧形置于颈前部，以维持颈椎的仰伸位。在两端尾部约5cm范围处将其宽度缩窄1～2cm，以做搭扣用。

试样：将裁剪下的样品置于患者颈部测试是否合适，不合适者应加以校正。

加工为成品：用纱套或绒布等透气性好、柔软的织物做外套，外套的外方可再另加薄套，以便于拆洗而保持清洁（图6-3）。

③ 试戴：无不适感时缝合搭扣。搭扣采用塑料钩针、金属搭扣或尼龙扣均可。

（3）简易颈围的适应证

当颈椎病急性发作或原有疾病进展、手法复位或手术后的患者，均可考虑使用颈围。其具体适用情况：

① 急性颈椎间盘突出症者。

② 神经根型颈椎病伴有颈肩部严重疼痛者。

③ 椎动脉型颈椎病见眩晕、恶心、呕吐等症状者。

④ 严重颈部外伤者。

⑤ 颈椎错位经手法治疗后尚有移位倾向者。

⑥ 颈椎结核、肿瘤的患者。

⑦ 颈椎骨折、脱位的患者。

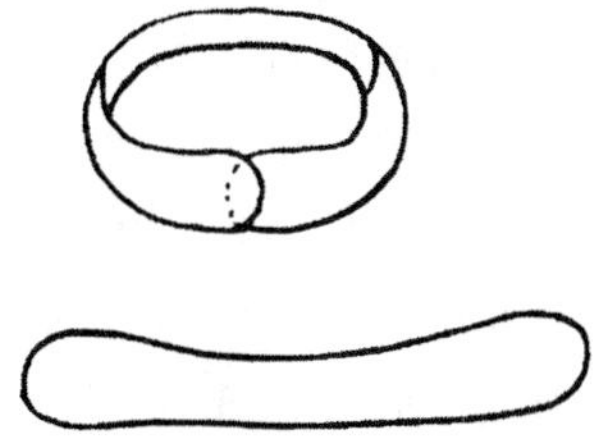

图 6-3 简易颈围

⑧ 颈椎病手术后，骨、关节、肌肉、韧带和关节囊等组织遭到不同程度的破坏，颈椎稳定性差，需要制动者。

（4）简易颈围使用注意事项

① 戴用时间：一般情况下如无不适，可经常佩戴，不要随便取下。如病情较轻，可于外出时戴上，尤其是需要乘车外出者。因工作需要不宜在公共场合使用者，可在家中使用，一般持续使用 2～3 个月。

② 颈部活动：使用颈围时，要同时坚持颈部的正常活动，即日常生活及工作中的一般活动。这样既可缓解患者精神上的压力，又可锻炼颈部肌肉。对手术后的患者颈部活动应适当节制，活动时间由短到长，活动幅度由小到大，或按医嘱进行。

③ 综合治疗：在使用颈围过程中，可配合牵引、理疗、按摩、药物等疗法，以起相助作用。

④ 注意观察：患者在开始使用颈围的 1～3h 可能会有不适感，数天后即可消失。使用颈围过程中如症状突然加重，应到医院找医生检查，以排除误诊或病情变化。

四、枕头

枕头是睡眠时维持头颈部正常位置的主要用具，可保持颈椎段正常的生理曲度。此种生理曲度不仅保证了颈椎外部肌群的平衡，而且对保持椎管内的生理解剖状态也是十分重要的。如果枕头使用不当，不仅破坏了颈部肌群的外在平衡，而且也直接影响颈椎管内容积的大小和局部组织的解剖状态，因此必须给予足够的重视。

（一）枕头的高低一定要合适

如果长期高枕，常常导致反复落枕和颈椎退行性变。枕头过高，使头颈部过度前屈，易致椎管内外平衡失调，长此以往，易引起颈椎后方肌群与韧带的劳损，椎管内硬膜囊后壁被拉紧，并向前方移位而对脊髓形成压力，一旦椎体后缘或劳损的相应部位有明显的骨刺形成，特别是椎管狭窄时，则容易对脊髓、神经和血管产生压迫，出现颈椎病的症状。因此，高枕睡眠不科学，不可取。

如果长期低枕或无枕，可使头颈部长期处于过度仰伸状态，容易导致颈椎前凸曲度增大，椎体前方的肌肉与前纵韧带因张力过大而出现疲劳，甚至可引起慢性损伤；同时，椎管后方的黄韧带则可向前突入椎管，增加了来自后方的压力，这种过伸状态使椎管被拉长而容积变小，脊髓及神经根相对变短，椎管内容积处于饱和状态，如果颈部椎间盘髓核突出或骨刺形成，则出现脊髓或神经根压迫症状。因此，低枕睡眠也是不科学的。

事实上，枕头的高低直接影响着能否在睡眠时保持颈椎生理性前凸体位，防止引起或加速健康人颈椎的退变。在颈椎病患者的治疗过程中，尤其要根据病情的变化，适当调整枕头的高低。一般来说，以运动障碍为主，提示脊髓前方形成压迫，枕头可略低些；以四肢麻痛等感觉障碍为主，提示脊髓后方形成压迫，枕头可略高些；若为发育性颈椎管狭窄伴有椎体后缘骨刺形成者，则枕头不宜过高也不宜过低，以适中为宜。

（二）使用枕头时的注意事项

1. 切忌高枕 不仅在睡眠中不能高枕，在床上看书、斜卧在沙发上休息时亦不可高枕（图 6-4），尤其是中年以上的人群切忌高枕，以防因硬膜囊后方拉紧而对脊髓造成压迫，同时也可减轻椎间盘内的压力，从而减缓椎节的退行性变。

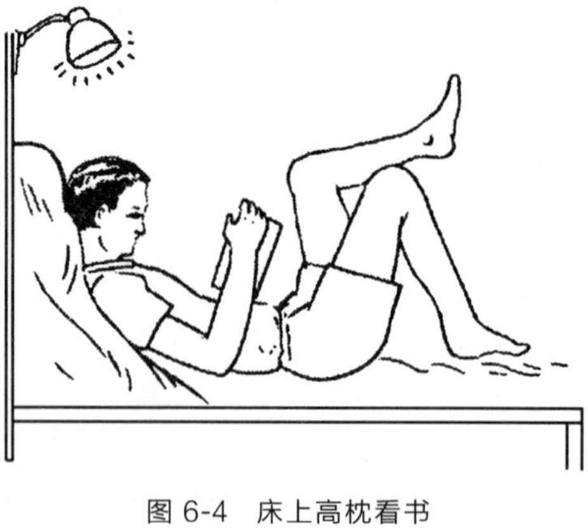

图 6-4 床上高枕看书

2. 不可无枕 无枕可使头颈部处于仰伸位，此状态，易使后方的黄韧带向椎管内突出，压迫、刺激脊髓，尤其是有椎管矢状径狭窄者，更易引起压迫症状。

3. 枕头禁放于枕部上方 枕头放置的最佳位置应为后颈部，高低以悬空后枕部为宜。

五、颈部保暖与防潮

低温、潮湿与颈椎病的发生与发展也有关系，因此平常应避免这种不良刺激。应注意：

1. **防止颈部受凉** 初夏或晚秋时，由于气温多变，颈部容易受凉而引起肌肉痉挛或风湿性改变；同时也应避免在空调环境下冷风持续吹向身体，特别是头颈部，以免造成颈椎内外的平衡失调而诱发或加重症状。

2. **避免潮湿环境** 室内环境过于潮湿，必然会影响机体的排汗功能，导致人体内外平衡失调而诱发颈椎病及其他骨关节疾患。

六、颈部活动

在日常工作中，某些职业如办公室秘书、刺绣工人、各种流水线上的装配工、电脑操作者、打字员、外科医生及手术室护士、菜农、瓜农等需要长时间低头工作者，由于颈椎长时间的前屈，椎间盘内的压力随着时间的延长而骤然升高，一旦超过其代偿能力则必然产生髓核后移，乃至后凸。因此应设法避免在某一种体位持续工作时间过久。在保质保量完成工作的前提下，应特别注意：

1. **定时改变头颈部体位** 如确因工作需要，被迫体位也不可维持时间过久，如伏案书写或在自动流水线上装配等长时间低头工作者，每隔15～20min，应抬头平视数秒钟至半分钟，以便使颈部肌肉放松。对那些需长时间向某一方向转动颈部者，可每间隔一段时间向相反方向转动、活动头颈部。

2. **定时远视** 长时间近距离视物工作者，每隔30min应抬头远眺30s，待眼睛疲劳消除后再继续工作，这样有利于缓解颈椎的慢性劳损。

3. **调整桌面或工作台的高度与倾斜度** 工作时原则上应使头、颈、胸保持正常生理曲度，防止头颈部长时间处于仰伸位或屈颈位，应适当调整桌面或工作台的高度与倾斜度。

4. **工间活动** 任何工作都不宜长时间固定于某一种姿势，至少每小时能够全身活动5min。个人可根据自身具体情况采取相应的工间活动，这对颈椎及全身骨关节系统均有帮助。

第七章
牵引疗法

牵引疗法是颈椎病治疗中最常使用的方法之一，适应证广，30%以上的病例均适用牵引疗法。除传统的重量牵引外，近年来，机械式、电动式牵引疗法已逐渐被推广应用。

第一节　颈椎牵引的作用

牵引疗法的主要作用如下。

（一）制动与固定头颈部

颈椎牵引使颈椎处于牵引力与反牵引力的平衡状态下，保持相对固定的状态，限制颈椎活动，能解除颈部肌肉痉挛，减轻对神经根的压迫及突出物的充血、水肿。

（二）利于突出物的还纳

颈椎间盘突出及脱出是一相互延续的过程，只要突出物尚未与周围组织形成粘连，均有向原位还纳或部分还纳的可能。因此，应设法为其复位与还纳创造条件。在牵引力的作用下，尤其是轻重量的持续牵引，可使患节椎间隙逐渐被牵开0.5～2mm。如此可增大椎间隙，减小对椎间盘的压力，有利于已经突出的纤维环组织消肿或回缩，有利于突出物的还纳，减轻其对神经根的压迫症状，对早期及轻型颈椎病效果尤为明显。

（三）恢复颈椎椎间关节的正常列线

颈椎病伴外伤时，受累椎节可出现旋转、扭曲、压缩及梯形变等各种列线不正的异常情况。颈椎牵引时，如果使头颈部处于生理位，则随着时间的延长其列线不正的现象可以逐渐改变，再辅以其他措施及各种后期治疗，可使不正的颈椎列线完全或基本恢复正常，减轻钩椎关节骨刺对神经根及椎动脉的刺激。

（四）松弛颈部肌肉

颈椎病多伴有颈肌痉挛，颈肌痉挛不仅可引起疼痛，而且还是造成颈椎列线不正的原因之一。通过轻重量持续颈椎牵引，可使痉挛的肌群逐渐放松，牵开重叠的小关节或被嵌顿的关节滑膜，从而取得治疗作用。此时如再辅以热敷等理疗措施，则收效更快、更好。

（五）牵开椎间孔

随着椎间关节被牵开，颈椎两侧狭窄的椎间孔亦可以同时被牵开，从而缓解了其对神经根的压迫与刺激作用；在颈椎牵引的同时，随着颈部创伤性反应的减轻和水肿的消退，对脊脑膜返回神经支及根管内的血管支亦可起到减压作用。

（六）缓解椎动脉第二、三段的折曲

位于第 6 颈椎以上横突孔内的椎动脉，在穿过横突孔时，除了颈椎病后期钩椎关节增生外，早期主要是由于颈椎局部椎节的松动与变位引起椎动脉折曲、狭窄及痉挛等现象，经过颈椎牵引，此种椎节不稳现象可获得完全或不完全缓解。

（七）减轻和消除颈椎局部的创伤性反应

在颈椎病急性期，或伴有颈椎外伤的情况下，受损椎节局部的软组织，尤其是关节囊壁多伴有创伤性反应，主要表现为水肿、充血及渗出增加等。颈椎牵引产生的固定与制动作用，可迅速消除颈椎局部的创伤性反应，较之药物及其他疗法更为简便、有效。

第二节　颈椎牵引的适用范围

（一）颈椎牵引的适应证

颈椎牵引主要适用于以下类型颈椎病。

1. 神经根型颈椎病 尤其适用因椎节不稳造成脊神经根刺激症状者；因髓核突出或脱出引起脊神经根受压者；根性症状波动较大者。

2. 脊髓型颈椎病 适用于由于椎节不稳或因髓核突出等造成脊髓前方沟动脉受压所致的中央型颈椎病患者。由于此类型的患者在牵引时易发生意外，因此要求有经验的医生负责牵引的实施，并密切观察锥体束征的变化，一旦病情恶化则应立即终止。

3. 椎动脉型颈椎病 对钩椎关节不稳，或伴有骨质增生所致的椎动脉供血不足的患者疗效较佳。

4. 颈型颈椎病 颈型颈椎病患者采用休息等一般疗法即可获效，颈椎牵引可酌情用于症状持续不消的患者。

（二）禁忌证

1. 年迈体弱、全身状态不佳者 此类患者在牵引时易于发生意外，故宜慎用。高龄且合并严重脊髓型颈椎病患者，使用牵引疗法可能会加重病情，故不宜使用。

2. 颈椎骨质有破坏者 为防止意外发生，此类病例应于牵引前常规拍摄颈椎正、侧位 X 线片，以排除结核、肿瘤等骨质破坏和骨质疏松症。

3. 颈椎骨折脱位者 颈椎牵引易引起患者颈椎骨折、脱位或加重因颈椎骨折脱位引起的瘫痪，则禁用。

4. 拟施行手术者 此类病例多伴有明显的致压物，不仅在牵引过程中可能发生意外，且大重量牵引后易引起颈椎椎旁肌群及韧带的松弛，以致在手术后造成内固定物或植入骨块的滑出。

5. 枕颈或寰枢椎不稳者 牵引疗法虽然有效，如使用不当易引起致命后果，临床经验不足者慎用。

6. 炎症 全身急性炎症或伴有咽喉部各种炎症的患者慎用。

7. 其他 凡牵引后有可能加重症状者，如落枕、颈部扭伤、心血管疾患及精神异常者慎用，以防病情加重或意外发生。

第三节　颈椎牵引的方法、重量、时间、疗程

（一）颈椎牵引的方法

1. 按体位区分

（1）坐位牵引　即患者坐于靠背椅上牵引。该牵引法适用于轻型颈椎病患者。

牵引时间可根据具体情况掌握，一般每天不应少于 2h。

（2）卧位牵引　患者仰卧于床上进行牵引。此方法较坐位牵引舒适，重症颈椎病的患者需 24h 持续卧位牵引。

（3）半卧位牵引　适用于一般轻型肺功能不全及恢复期的患者，由于此法牵引能增加腰椎间盘的负荷，故腰椎有病变则不宜选用。

2. 按牵引时间区分

（1）间歇性牵引　即一天定时牵引一段时间，除可在家庭及工作单位进行外，多在医院门诊部或固定的牵引室进行。适用于轻型病例，1 天牵引的时间从数分钟到数小时不等，视病情而定。

（2）持续性牵引　即一天 24h 均进行牵引。适用于伴有神经症状的脊髓型颈椎病患者、颈椎外伤、颈椎结核及骨质破坏严重的颈椎病患者。

（3）半持续性牵引　牵引持续时间介于间歇性牵引和持续性牵引之间，方式有业余持续牵引和定期持续牵引两种，前者是指利用工余时间，包括晚上持续牵引，后者是指在病休或半休息状态下进行较长时间的持续牵引，一般多在白天进行，晚上睡眠时解除。

3. 按牵引重量区分

（1）轻重量牵引　即用 1.0～2.0kg 重量牵引，适用于需较长时间牵引者，其重量虽轻，但可起到滴水穿石的功效，临床适用范围较广。

（2）半体重量牵引　即采用体重 1/2 的重量行短暂的牵引，约在数分钟内完成，每次持续 15～30s，连续 3 次，每次间隔 1～2min。适用于诊断明确的急性颈椎间盘突出症患者，年迈体弱者慎用。

（3）大重量牵引　一般多采用体重 1/13～1/10 的重量。适用于颈椎骨折、脱位的病例仅限骨折脱位，常规颈椎病禁用。

4. 按牵引方式区分

（1）四头带牵引　四头带又称 Glisson 带。四头带牵引是临床上最常用的方式，简便有效。

（2）头颅牵引弓牵引　即通过对颅骨外板钻孔的骨骼牵引，主要用于颈椎骨折、脱位及伴有颈椎严重不稳的颈椎病患者。牵引效果好、安全、舒适，且便于护理，较一般牵引带为佳，但一般颈椎病患者无须此种方式。

（3）充气式支架牵引　即利用特制的颈椎牵引支架上气囊充气量的多少调节牵引力的大小，从 0.5kg 至数十千克不等。由于气囊内压力受患者体位影响而不恒定，以致影响牵引效果，故仅适用于一般轻型病例。

（4）机械牵引装置　又可分为手摇式和电动式两种，均需借助四头带固定头颈部完成。机械牵引虽然操作方便，但由于牵引力的大小不易掌握，因此普及使用较为困难。

（二）牵引疗法的实施

根据前述介绍，颈椎牵引的方法较多，但真正实用、有效、经济、简便的方式主要有以下几种：

1. 坐位牵引法

患者坐于靠背椅上牵引，既可治疗，又不过多地影响或中断工作与学习，适用于轻型颈椎病及因工作需要不能离开工作岗位或中断学习者。其牵引时间可根据具体情况掌握，但每天不应少于 2h（图 7-1）。

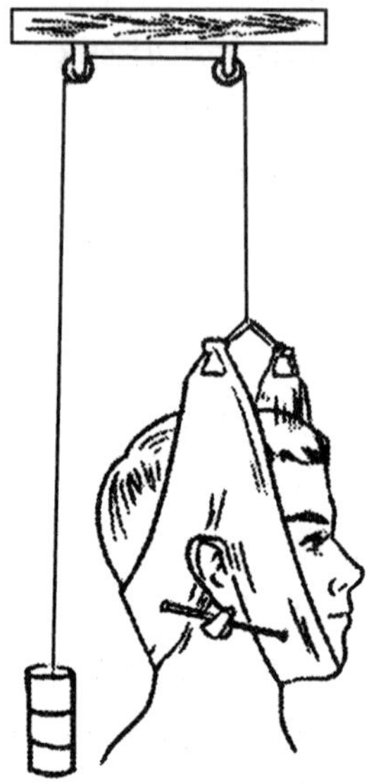

图 7-1　坐位颈椎牵引

（1）牵引用具

① 牵引带　用透气的全棉薄帆布或厚棉布制成，一般分为大、中、小三种规格。各大医药公司或医疗用品商店有成品出售，如购置困难可自行缝制。切勿选用透气性不良的人造纤维作为牵引带的材料。

② 牵引弓　似一般水桶上方之铁弓样，其间距分为 30cm、35cm、40cm 三种规格，一般用高强度合成材料弯折而成，中央有一向上凸起，用以绑缚牵引绳，两端为钩状以固定牵引带。

③ 牵引绳　应选用专门用作牵引的蜡绳，因其表面经过上蜡处理后十分光滑，从而使其通过滑轮的阻力减小到最低程度。

④ 滑轮及其固定装置　宜选用小巧灵活、一端带有固定用螺丝钉的医用滑轮。将其固定于牵引架上，或是根据房间情况固定于门、窗或墙壁上。

⑤ 牵引重量　使用标准的铁制重量锤当然较为方便，但在一般家庭及办公室内可就地取材，可用沙袋、水袋、米袋、砖头或其他小重量的物品代用，但实际牵引的重量要符合牵引要求，一般 3～5kg 即可，不宜超过 10kg。

（2）牵引方法

① 确定牵引场所　可选择光线、通风等情况良好的起居室、书房或单位办公桌旁作为牵引的场所，此方法适用于轻型病例。

② 选择合适的座椅　以高低合适、坐垫较软并带有靠背的椅子为宜，以保持腰背部舒适。

③ 牵引带的安装　先将牵引绳及牵引弓等牵引装置挂至牵引架上，并将牵引物放好，然后将牵引带拉向头颈部，自头顶上方套至枕颌部，牵引带的下方分别置于下颌部及后枕部，使牵引力点位于下颌部及后枕部，前后处于均衡状态；同时把两耳下方的细带打结，之后将牵引物悬空，即可获得牵引作用。

（3）注意事项

① 牵引带间距　牵引带的两端分别挂至牵引弓两端的挂钩上，使其间距为头颅横径的一倍。如间距过窄，则压迫颞动脉而影响头顶部的血液回流，有可能引起头痛、头晕等不适；间距过宽，则因下颌部力点过于集中而易造成下颌部皮肤受压现象。

② 牵引力线　牵引力线应根据病情而定，屈曲性损伤、髓核突出或脱出及椎体后缘骨刺形成者不宜前屈；而以过伸性损伤及椎管狭窄、黄韧带松弛或肥厚为主者，则不宜仰伸。

③ 牵引的重量　一般应遵医嘱进行，牵引重量可从3kg开始，2～3天后可增加到5kg，最多不超过8kg。

④ 保持牵引绳悬空状　在牵引过程中应注意牵引绳有无受到阻力或摩擦力较大的部位，如有则应设法消除，以保持牵引绳呈悬空状为基本要求。

⑤ 牵引物的高度　以距离地面20～60cm为宜，过低则易与地面相接触而失去作用，过高则有可能在牵引过程中撞击周围的物品。

⑥ 牵引时间与疗程　应根据病情而定，一天牵引时间不宜过短，开始时牵引0.5h，随后可逐渐延长至2h以上。2～3周为一个疗程，即使症状缓解或消失较快的病例，也不宜过早中止牵引，以尽可能地减少其复发率。

⑦ 不良反应　牵引早期患者有可能不适应，如下颌部不舒服、头昏或思维不集中等。此时不应中断牵引，大多病例可在2～3d后消失，如持续5d以上仍存在时，可对其牵引的方法、时间、重量进行调整，如皮肤出现炎性反应，可在局部垫以棉垫或泡沫海绵以减轻压力。在牵引过程中头颈部可适当活动，同时酌情配合药物、物理、针刺、按摩等疗法进行综合治疗，以提高疗效。

⑧ 牵引后症状加重　疑为颈型颈椎病者，在牵引后疼痛应得到缓解；如牵引后症状加重，则可能是落枕或颈部扭伤，此亦可作为鉴别诊断的要点。

2. 卧位牵引法（图7-2）

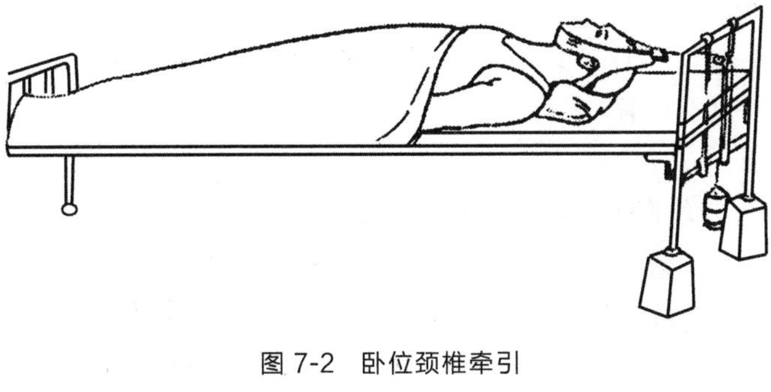

图7-2　卧位颈椎牵引

（1）用具　牵引的床铺要求下方为木板，牵引的一侧要有可以固定牵引滑轮的床架，或挂钩式牵引架，同时要求头侧床脚（或木板）抬高 10cm 左右。

（2）牵引方法　将牵引用具挂至牵引侧床架上，并根据牵引力线的要求选择相应的水平。然后，使牵引带置于牵引位置，床头升高 10cm。此时可让患者仰卧于床上，将牵引带自头顶上方套至枕颌部，枕头高低应与牵引力线相一致。在牵引状态下，头颈部可适当活动，切忌用力过猛或超限活动。

（3）注意事项

① 避免阻力　牵引绳及牵引重量易受阻力影响而失去牵引作用，故应避免。

② 禁忌证　对年迈、反应迟钝、呼吸功能不全及全身虚弱者，不宜选用本法。

③ 禁食过饱　卧位牵引患者应少食多餐，切勿过量进食，因在饱食下牵引，直接使消化、呼吸及心血管功能受到一定的影响。

④ 疗程　2～3 周为一个疗程。

3. 自我徒手牵引疗法

自我徒手牵引疗法是一种十分简单而又立即见效的方法，尤其是在家庭中、出差、会议及其他各种场合下使用。方法是：双手十指交叉合拢，将其举过头顶置于枕部，然后将头后仰，双手逐渐用力向头顶方向持续牵引 5～10s，连续 3～4 次即可起到缓解椎间隙内压力的作用（图 7-3）。

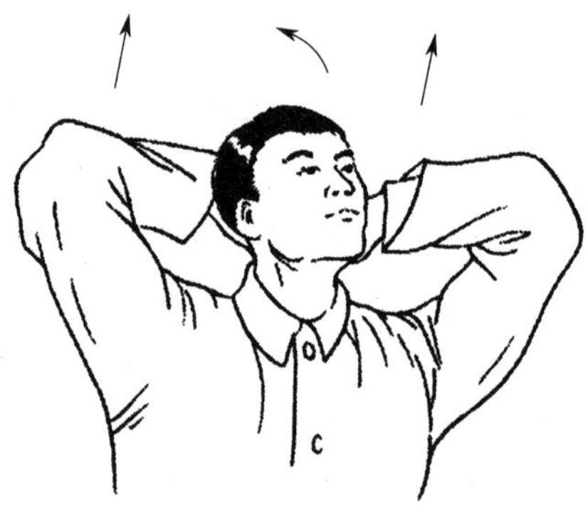

图 7-3　自我徒手颈椎牵引

自我徒手牵引疗法的原理是利用双手向上牵引之力，使椎节恢复生理曲线，并使椎间隙牵开。如此既可使后突的髓核轻微还纳，也使椎间关节周围肌肉放松而起到缓解症状的作用。本法对椎管狭窄，尤其是伴有黄韧带肥厚者不宜使用，因其可加剧黄韧带向椎管内的突出程度而加重病情。

4. 颅顶牵引

颅顶牵引是通过颅骨穿钉达到牵引目的的技术，对颈椎外伤病例较为常用，也可用于颈椎严重不稳者。

（1）适应证

① 颈椎病合并颈椎损伤　主要在颈椎病的基础上合并颈椎外伤，以致伴有颈椎不稳、半脱位及骨折等，需持续牵引以获得复位或制动效应。

② 枕颈不稳　因各种原因导致枕颈部咬合变异，尤其是伴有神经症状者。

③ 其他　下颌部皮肤过敏、疮疡、外伤等无法实行四头带牵引而又必须牵引者，以及神志不清无法实施坐、卧位牵引者等。

（2）牵引方法

① 穿钉部位　国内常选用颅骨顶部定位牵引法。其具体部位是：先通过两侧乳突划一条冠状线，再从鼻尖到枕外隆凸划一条矢状线。从两线相交的中点向外各 4～5cm 处即为牵引弓的入口。国外亦有选用通过双侧颞部定位的牵引法。

② 操作步骤　术前剃除头顶部毛发，清洁皮肤，按常规局部消毒、铺单及局部麻醉后，做一小切口，直达颅骨外板。选用安全钻头钻穿颅骨外板（切勿进入内板，钻孔方向与牵引弓上钉尖方向相一致）。之后将牵引弓两侧之钉尖插入钻孔，旋紧固定螺丝，以防滑脱。牵引重量视病情而定，颈椎病一般为 1.5～2kg，外伤病例重量稍重一些。床头抬高 10cm 作为反牵引力（图 7-4，图 7-5）。

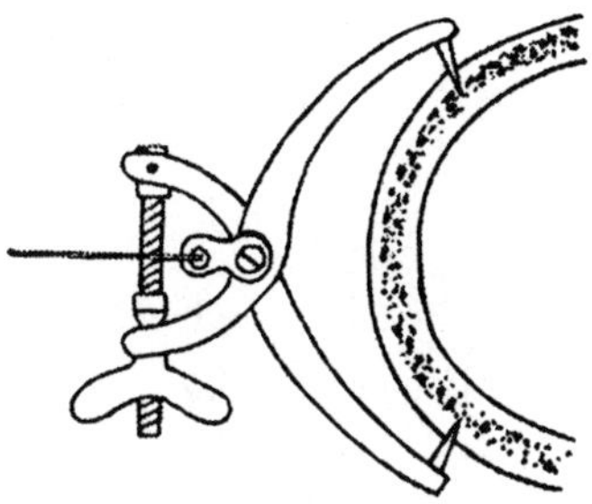

图 7-4　颅骨牵引穿钉部位

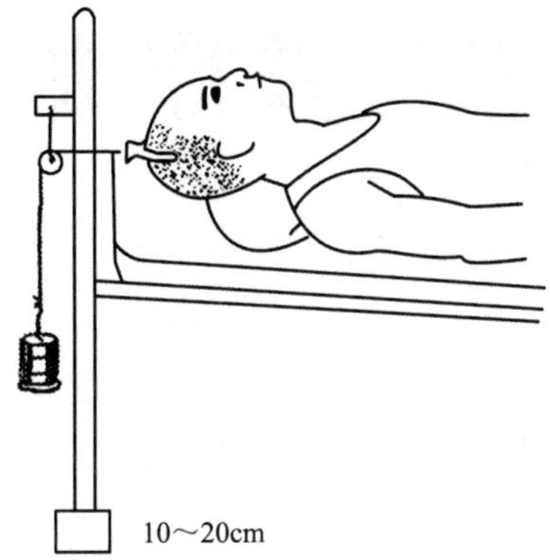

图 7-5　颅骨牵引

（3）注意事项

① 注意钉眼保护　应保持钉尖刺入处的清洁与干燥，一般无须纱布包扎，但切忌污染。如果钉眼处分泌物较多，可用 75%乙醇擦拭以防感染，必要时可使用抗生素。

② 调节螺钉深度　牵引 24～48h 后，牵引弓有可能松动，易向外滑出，因此每隔 1～2d 将牵引弓上的螺钉旋紧半圈。但切勿用力，以防钉尖刺穿颅骨内板，3 周后维持其状不再扭动。

③ 防止滑出　在牵引过程中应防止牵引弓滑出，如发生牵引弓滑出意外但仍需要继续牵引时，可将局部消毒后重新更换。

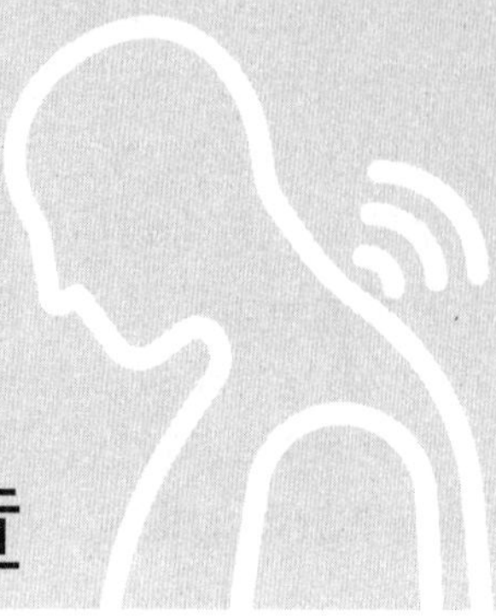

第八章 推拿手技疗法

推拿手技疗法是中医独特的治疗手段之一，是医生运用一定的部位（手指、掌、肘、前臂等），依据一定的技术要求施加于患者身体的相应部位，从而达到治疗和预防疾病目的的一种方法。

推拿手技疗法具有悠久的历史，是我国古代劳动人民长期在与疾病作斗争的过程中发现并不断总结完善的一种非手术疗法，即本源于实践。石器时代人们在病痛处的有意捶、按揉，《史记·扁鹊仓公列传》中的“案杌”即是按摩之法，两千多年前的《黄帝内经》将按摩列为治病的主要方法之一。东晋《肘后救卒方》，唐代《千金要方》《外台秘要》，宋代《圣济总录》，元代《世医得效方》，清代《医宗金鉴·正骨心法要旨》等均记载了推拿按摩之方法，至今流传并被临床广泛应用。

随着医学科学的发展，特别是现代医学的发展，在传统的推拿手法下，融入了现代医学的内容，使推拿手法治疗的病种更加明确，内涵更加丰富，加之医学科学研究的不断深入，推拿手法在安全的前提下，发挥着更为有效的治疗作用。

第一节 推拿手技对颈椎病的作用

推拿手技在治疗颈椎病方面有其独到的优势，不管是颈型、神经根型、椎动脉型、交感神经型患者、还是混合型颈椎病患者，多有不同程度的颈、肩、背、上肢酸楚、困麻、胀痛，颈部肌肉紧张发僵、颈部各种活动不同程度受限等表现，通过推拿手技施力于颈部肌肉、肌腱、韧带以及骨骼等，调节颈椎局部的血流、软组织状态和颈椎内外平衡以减轻或消除这些症状与体征，从而达到治疗的目的。

按照中医理论，推拿手技对颈椎病主要具有疏通颈部经络，行气活血、消肿止痛，松解挛结筋肉，整复错位颈椎等方面的作用。

1. 疏通颈部经络 颈部分布着十二经脉、奇经八脉、十五络脉、十二经别和十二经筋，通过推拿手技的操作，刺激这些经络系统及其相关腧穴，激发经脉经气的运行，从而起到疏通颈部经络的作用。即发挥“经脉所过，主治所及”和“穴位所在，主治所在”的作用。

2. 行气活血、消肿止痛 气血是人体的营养物质，运行于脉中，宜充盛和畅达。推拿手技作用于颈部体表，直接刺激有关经络和腧穴，使局部产生热的效应而激发经气，促进局部气血运行，同时，各条经脉又联系着相应的脏腑，刺激经脉调节和促进脏腑功能，特别是心肺功能，以助心主血脉，肺主气，朝百脉，推动气血运行，实现行气活血之作用。颈部遭受外力，或因跌扑闪挫，或因长期低头工作、学习或姿势不良致颈肌劳损，均可导致局部气血阻滞而出现肿痛等现象，正如《内经·阴阳应象大论》所云：“寒伤形，热伤气，气伤痛，形伤肿，故先痛而后肿者，气伤形也，先肿而后痛者，形伤气也。”即气血不和，百病而生，血行不畅，经脉阻闭，血瘀肿痛，“不通则痛”，推拿手技通过行气活血，起到祛瘀消肿、通络止痛之效。《素问·举痛论》曰：“寒气客于背，按之则热气至，热气至则痛止矣”。此“按”即按摩。《医宗金鉴·正骨心法要旨》“因跌扑闪失，以致骨缝开错，气血郁滞，为肿为痛，宜用按摩法，按其经络，以通郁闭之气，摩其壅聚，以散瘀结之肿，其患可愈”讲得更为明确。

3. 松解挛结筋肉 人体以骨为干，骨筋相连，筋附于骨，从而维持着人体左右、前后的平衡状态和运动功能。直接或间接损伤颈部、失治误治或颈部长期过度用力等，使颈部筋伤，肌脉拘紧不展，形成筋结、筋挛，或失去弹性，影响肌肉、关节的功能活动。推拿通过其手法施力，作用于颈部相应的筋脉部位，使挛缩、结聚的筋脉得以伸展松解，僵硬的组织逐渐软化，受损组织的功能逐渐恢复正常。即达到“经脉流行，营复阴阳，筋骨劲强，关节清利”目的。

4. 整复颈椎小关节紊乱 颈部因外界暴力、跌扑闪挫以及长期劳损使其在不平衡力的作用下，椎体、钩椎关节和关节突关节发生微错位，软组织移位（经筋出槽），通过推拿手法所产生的力学作用，从而使其得到纠正。

第二节 推拿手技治疗颈椎病的适用范围

推拿手技可用于各型颈椎病的治疗，其中对颈型、神经根型、椎动脉型颈椎病以及椎体、钩椎关节错位，关节突关节、寰枢关节错位的治疗效果较佳，对交感神经型颈椎病则可减轻症状。其治疗的具体手法有严格的区别。

第三节　推拿手技治疗颈椎病的注意事项

一、对症选择

颈椎病有着不同的分型，每型又有不同的病损范围及临床表现，所以在选择推拿手技手法上有所不同。放松手法适应于各型颈椎病，但整复手法有其严格的适用范围，临床必须严格把握。

二、应在颈椎解剖、生理活动和病理许可范围内

颈椎的前屈、后伸、左右侧屈及旋转均有其生理范围，推拿手法，尤其是各种纠正错位的扳法，必须控制在其生理许可范围内；病理状态下的颈椎病，有的因椎体、钩突在已有骨刺形成的基础上，又有因力学改变而错位，因而在应用推拿手法纠正错位时绝不可超越这时的病理许可范围。否则，可能产生不良后果，如骨折、高位截瘫等。值得注意的是，有的患者天生颈部活动度本身就达不到正常人的生理范围，一旦患有颈椎病，活动度进一步变小。绝大多数患者虽然患病前颈部活动度正常，患病后颈部活动范围变小，因此，治疗时更要注意循序渐进，逐渐增大其活动范围，故而了解病前情况，详问病史是不可忽视的重要方面。

三、禁忌证

1. **脊髓型颈椎病。**

2. **颈椎骨质破坏性疾病**　如原发或继发于颈椎的肿瘤、结核、骨质疏松症等，这些疾病由于骨质的破坏，在实施推拿扳提、旋转等治疗手法时极易造成病理性骨折，如为恶性肿瘤，还可造成瘤细胞的扩散、转移，加重病情。

3. **颈椎增生者**　颈椎神经、血管附近有尖锐物增生的患者。

4. **出血性疾病**　如脑出血及蛛网膜下腔出血患者。

5. **颈部皮肤病**　颈部皮肤破损、水火烫伤、湿疹、癣、脓肿等患者。

6. **饮酒**　饮酒后神志不清者。

7. **其他**　剧烈运动后、极度劳累、虚弱以及饥饿状态，均不宜做颈椎推拿手

法，以防发生晕厥。

四、其他相关注意事项

1. 环境 环境应清洁卫生、安静。

2. 明确诊断 在明确诊断的前提下，排除禁忌证，根据适应证选择相应的推拿手技。

3. 医患配合 在做推拿手技前，特别是首次接受治疗的患者，应告知患者必要的注意事项，消除其精神紧张和顾虑，积极、协调地配合医生的治疗。

4. 选择较佳的医患位置 颈椎病患者常用的体位有坐位和卧位两种。由于病情不同，采用的手法必有区别。不同病情的患者采用不同的治疗手法体位，或不同患者应用同一体位，但使用不同角度的手法，应以有利于治疗而不出现任何意外为原则。医生的位置和操作姿势也应与之相一致。

5. 介质 介质是推拿手法操作前，涂于颈部施术部位的一种药物制剂。介质具有发挥药物效用、提高疗效、增加润滑、保护皮肤免受破损、利于操作、增强手法等作用。颈椎病推拿主要使用的介质有药膏（药物细粉加赋形剂，如凡士林等）、药粉（多为复方制剂）、药油（由从药物提取的挥发油制成）、药酒（药物在乙醇或食用白酒中浸泡滤得）、滑石粉等。临床应根据病情和医生的习惯而选用。

6. 全神贯注 在颈椎病手法操作的始终，要排除一切杂念，集中精力，全神贯注，手法要准确，力量适宜，同时观察患者对手法的反应，以便随时做出调整。

7. 手法的选择原则

（1）以病选择 不同病型，手法有别。脊髓型、交感神经型颈椎病选择压力轻、手法柔和的揉法、摩法等，对椎动脉型颈椎病和颈椎错位者常用扳法、拔伸法等，神经根型颈椎病宜用拔伸法、理筋法等。

（2）以部位选择 颈部位于头下肩上，肌肉较丰满，故手法可运用接触面大、刺激略强的㨰法、掌按法；颈部筋肌痉挛发硬者，宜用弹拨、指揉等法；颈部穴位可用点、按、指压等法。临床中，还可根据医生的实践经验和习惯选择其相应的手法。

8. 手法力量 手法力量即手法的刺激强度。此常与手法压力、施术部位、病种、受力面积、用力方法、操作持续的时间有关。一般刺激强度与手法压力、操作持续时间的长短成正比关系，与受力面积成反比关系，施术部位敏感者，用同样大的手法刺激量，实际显示出的却是刺激量大的结果，肌肉发达处，一般手法力量可接受，而肌肉浅薄者，用同样的刺激量就难以忍受；对颈部急性软组织损伤者，要用较轻的手法治疗，而对颈肌劳损、陈旧伤、颈椎退行性骨关节病者用同样手法力量就显得小了一些，一般快速冲击式手法的刺激量远大于缓慢刺激量。临床应据实际病情、病位等综合因素把握适宜的手法刺激强度。

9. **手法顺序、时间与疗程** 对于颈椎病而言，前者宜先做放松，再行复位、理筋等手法，力量由轻渐重，颈部活动范围由小到大。每次手法治疗的时间一般为 20min 左右，每日 1 次或隔日 1 次，疗程随病情而定，如果颈椎错位，手法理想则一次可愈，如属颈椎曲度变直或反曲成角，伴有骨质增生者，则需按疗程进行治疗，一般 7～10 次为 1 个疗程，两个疗程之间休息 3～5d，根据病情决定是否需要下一个疗程。

第四节　颈椎病常用的推拿手技

治疗颈椎病常用的推拿手技分为四步，称之为“张氏四步”，即放松手法、整复手法、镇痛顺筋手法和舒缓结束手法。现将其具体操作详述如下。

一、放松手法

放松手法适用于各型颈椎病。该手法是推拿治疗颈椎病的基础手法，是后续整复手法顺利进行的前提，是防止医源性颈部组织再损伤的保证。其具体操作方法有以下十法，临床应用时可全做，亦可按先后顺序选做 5～6 法。

1. **揉颈法** 患者取坐位，医生用掌根着力于患者颈部，稍向内施压，松腕，用前臂力量带动掌腕做环旋、轻揉、小幅度的缓慢移动。要求：动作均匀、协调，持续 2～3min，从头后下方直到肩部（图 8-1，视频 8-1）。

2. **推颈法** 患者取坐位，医生以同侧掌根或手掌着力于患者颈部，前臂向内稍用力由上向下，由内向外（肩）推动 10 次，即掌推法；或四指并拢，放于后颈部的上部或肩之外部，拇指与四指分开，拇指指面着力于颈后上方或肩之内侧，做拇指直线内收动作 10 次，即拇指推法（图 8-2，视频 8-2）。

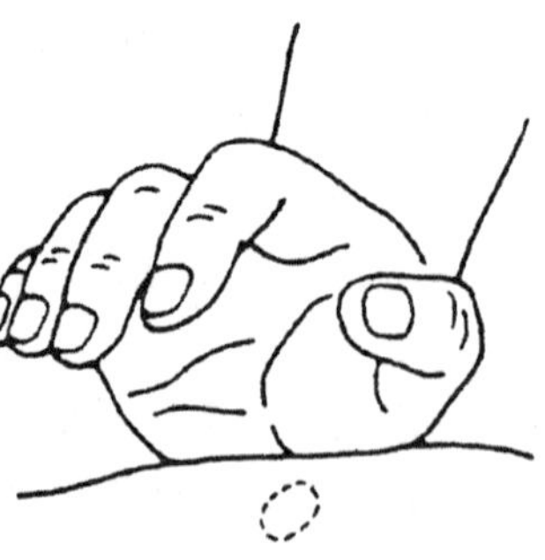

图 8-1　掌揉颈部图

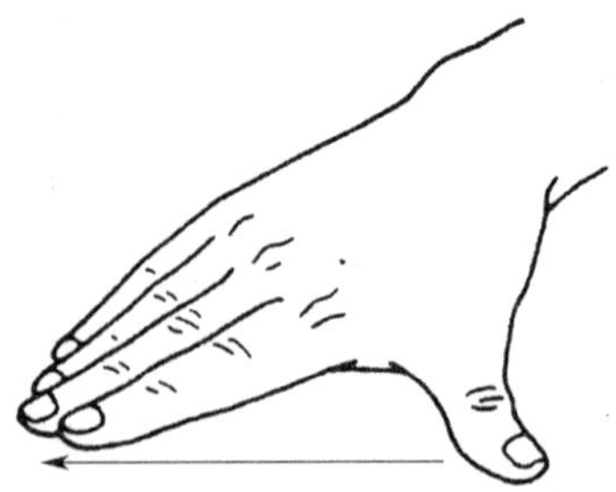

图 8-2　推颈法

视频 8-1
掌揉颈部

视频 8-2
推颈法

3. **点揉痛点、穴位法** 患者取坐位，医生松腕，用同侧拇指指面轻按于颈肩部痛点或有关穴位（风府、风池、缺盆、肩中俞、肩外俞、肩井、肩髃、天宗、大椎、曲池、合谷等），拇指掌指关节做环旋动作。或医生中指指腹着力于颈肩部痛点或穴位上，示指搭于中指远端指间关节的背侧，做小幅度的环旋动作，每点（穴）揉动约 1～2min（图 8-3，视频 8-3）。

视频 8-3
点揉法

4. **推压弹动法** 患者坐位，医生坐（或立）于其背后，用双拇指指腹着力于颈椎两旁，呈 45°向内上方推压，然后迅速松开，从第一胸椎两旁起由下向上按序至风池，再由上至下共反复 4～5 次（图 8-4，视频 8-4）。

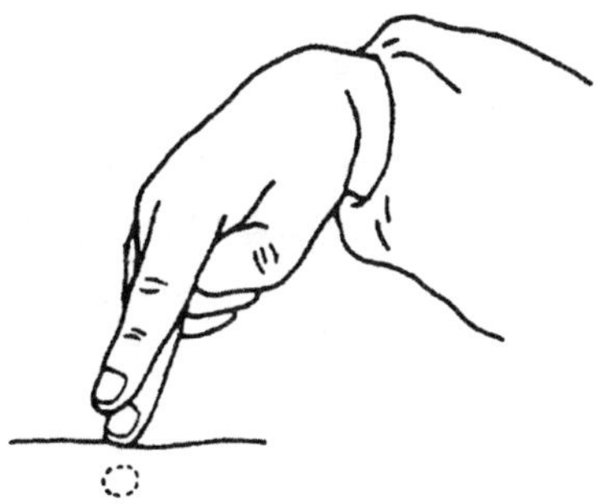

图 8-3 点揉

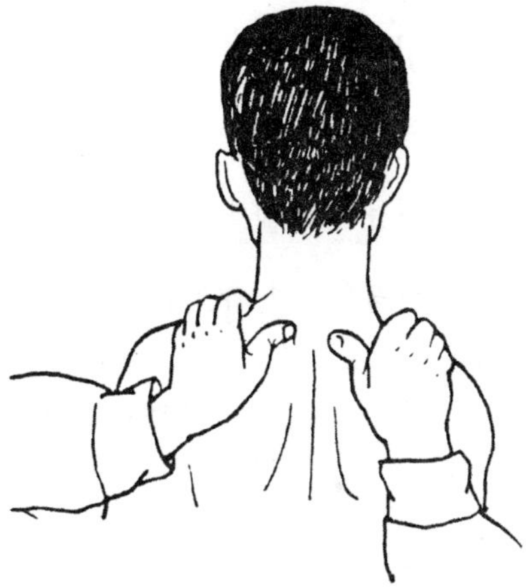

图 8-4 推压弹动

5. **拿项肌法** 患者坐位，医生坐（或立）于其背后一侧，用拇指指腹与其余四指指腹相对用力夹住一侧颈部斜方肌或胸锁乳突肌用力内收提起、放松，交替、连续一紧一松地捏提、捏揉（图 8-5，视频 8-5）。

视频 8-4 推压弹动法

视频 8-5 拿项肌法

视频 8-6 一指禅推法

6. **一指禅推法** 患者坐位，医生坐于其背后，手握空拳，拇指伸直，用拇指指端指腹着力于颈部压痛点、结节处或骨性突起处，前臂摆动，带动腕和拇指摆动（注：掌指、指间关节不屈伸），每分钟 120～160 次，且紧推慢按，持续 2～3min（图 8-6，视频 8-6）。

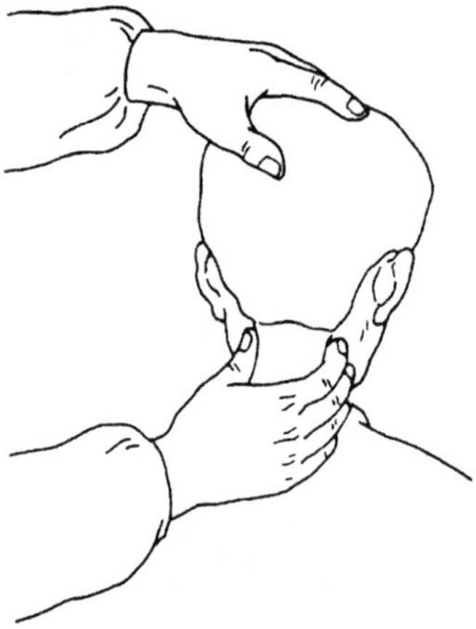

图 8-5　拿颈肌法

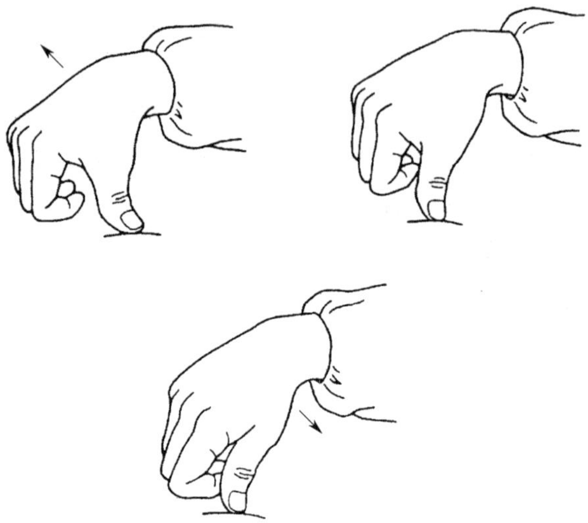

图 8-6　一指禅推法

7. 擦颈肩背　患者坐位或侧俯坐位，医生坐（或立）于其背部一侧，手指自然屈曲，用小指、环指、中指的掌指关节背侧部位吸定于颈部和肩背部，肘关节为支点，前臂摆动，带动腕部屈伸和前臂旋转运动。每分钟 120～160 次，持续 3～5min（图 8-7，视频 8-7）。

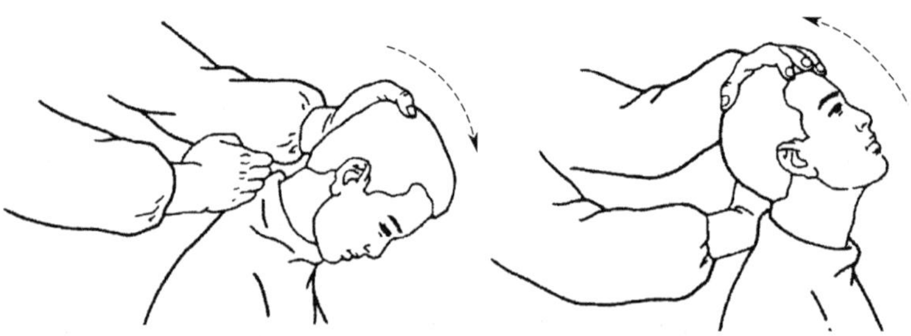

图 8-7　擦颈肩背

视频 8-7　擦颈肩背

8. 摇颈法　患者坐位，医生坐（或立）于其后，一手托住患者下颌部，另一手扶住枕后，双手协调做反方向用力，让颈部按顺时针方向或逆时针方向由前屈位逐渐转向后仰位进行环形摇动，反复 5～8 次。要求：动作缓慢（图 8-8，视频 8-8）。

视频 8-8　摇颈法

9. 托头法　患者坐位，医生站其旁侧，一手掌放于患者下颌部，另一手虎口放于患者枕下，两手相对稍用力，并向上用力向上托头，持续约 20s 至一分钟，放松，反复 3～5 次（图 8-9，视频 8-9）。

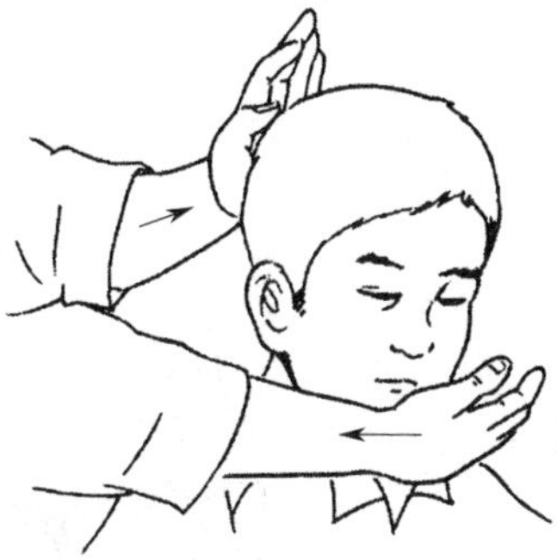

图 8-8　摇颈法

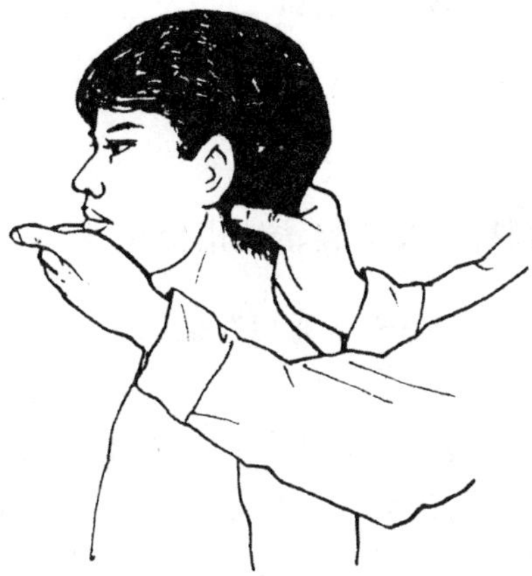

图 8-9　托头法

视频 8-9　托头法

10. 屈伸旋转法　患者坐位，医生坐其后方，左手放于患者左肩上，右手放于患者头顶右侧，将患者头部向左侧屈至最大限度，反复 3～5 次。要求：患者胸腰挺直，不随头颈屈伸而移动；医生下压用力不可过大。同法做右侧屈（前屈和后伸可参考此法）。左旋转：医生右手放于头顶后右侧，左手掌从患者左肩上方前侧放于患者下颌右侧，左手向左后方旋转头部至最大限度，右手协同用力。同法做右旋转。各重复 3～5 次（视频 8-10）。

视频 8-10
屈伸旋转法

二、整复手法

整复手法的操作在放松手法操作后进行，它是推拿治疗颈椎病的关键和重点，称其为关键和重点的缘由在于不管任何原因引起的颈椎病，多伴有小关节紊乱或肌肉、韧带的微小移动，或者因外力（直接外力或不良姿势积劳损伤）作用，或因颈椎内部结构发生不同程度改变，迫使颈椎偏离正常位置，出现临床症状或使症状加重，通过推拿整复手法的实施，使错位、移动的颈椎复位，清除或减轻其对周围组织的压迫与刺激，从而达到治愈患者或减轻症状的目的。只要诊断明确，整复方法运用得当，常可收到立竿见影的效果。当然对颈椎退行性病变较为严重而伴有错位者，整复手法虽然有效，但操作时应格外谨慎小心，一定要做到轻、准、稳、快，决不可鲁莽行事，而且应采用综合方法治疗，防止再度错位。下面主要就其中段和下段颈椎错位的整复手法做一介绍。

（一）上段颈椎小关节错位

上段颈椎小关节错位主要为寰枢关节半脱位，对此，本书将在后面设有专门一节讲述。

（二）中段颈椎小关节旋转性错位

1. 适应证 C3～5 小关节旋转性错位。

2. 整复手法

（1）坐位定位旋转法。方法一：患者坐于低凳上，医生坐于患者身后高凳上（或站于患者身后），与患者同方向，嘱患者头向前稍屈，医生一侧前臂屈曲，前臂与上臂形成钩状，将患者头部放于肘关节内并托起；患者头后部紧贴医生前胸；医生另一手拇指抵住错位颈椎棘突的外缘，托头之肘部将头向前外方旋转至最大限度，再微超限度旋转，与此同时，抵住棘突的拇指从外向内稍用力顶推棘突，这时常可听见“咯噔”一声，说明旋转错位之后关节被推动，显示可能复位成功（图 8-10，视频 8-11）。

视频 8-11 坐位定位旋转法（一）

注意：①因颈椎从上向下屈曲度增大时，颈后小关节间隙随之增大，旋转时易于活动而复位。故手法操作前，患者低头屈颈的角度应有严格要求，一般病位偏上，屈颈角度宜小；病位偏下，屈颈角度宜大。颈 3 关节旋转性错位，屈颈约 20°，颈 4、5 小关节旋转性错位，屈颈宜 25°左右（后面各手法操作时的低头角度与之相同）。

② 在复位过程中，个别患者未出现“咯噔”声，亦属正常现象。这时，可让患者坐起，触摸患者错位颈椎的棘突和其两旁、横突等部位的骨突、肌肉紧张度、压痛点，并与治疗前对比，若已变小或消失，即告本次治疗手法成功。若与治疗前相同，可重复上述手法 1～2 次。

方法二：以颈 5 小关节向右旋转性错位为例说明。患者坐于低凳上，医生与患者同方向坐于患者身后高凳上，或站于患者身后（同方向）侧方，嘱患者头向前屈 25°～30°（前屈角度同卧位旋压法），医生左手拇指抵住患椎（颈 5）棘突右侧，左手示指、中指、环指和小指并拢并伸直（指尖指向头顶）置于患者右侧头部，右手掌紧贴患者左侧下颌部，缓慢向右微用力拉动（嘱患者随医生的拉动头颈缓慢右转），当患者头部右转至最大限度时，医生右手掌稍加用力向右闪动，同时左手拇指向左稍用力按压棘突，常可听到一清脆的“咯噔”声，即告手法成功（图 8-11，视频 8-12）。

视频 8-12 坐位定位旋转法（二）

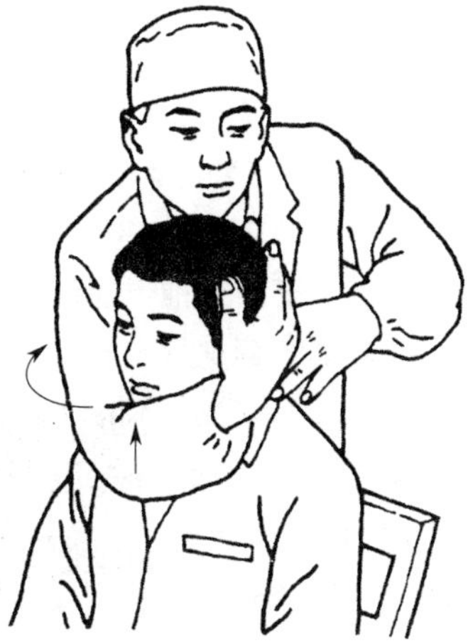

图 8-10　坐位定位旋转法（一）

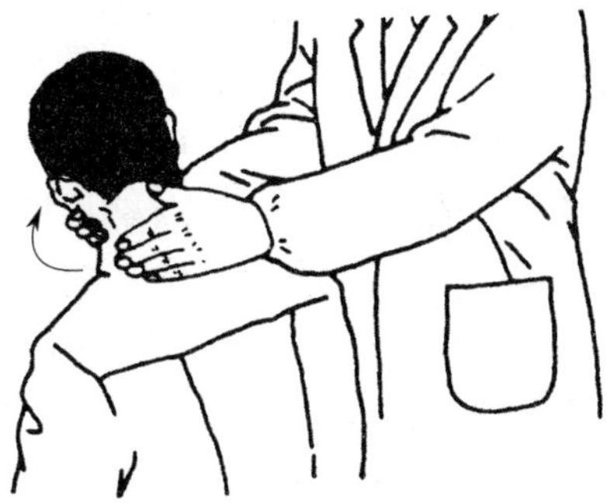

图 8-11　坐位定位旋转法（二）

注意：本法定位准确，复位成功率高，临床效果颇佳，多可一次见效或纠正错位，是临床极为常用的手法。

（2）卧位旋压法。以颈 3 小关节右侧旋转性错位为例说明。患者左侧卧位（右侧在上），低头屈颈约 25°，医生站于患者头前床外，右手放于患者颈部右侧，右手拇指按于右颈 4 横突隆起处，左手掌贴于患者左侧下颌部，以枕部为轴心，将患者头部向右旋转至最大限度时，左手稍加向右闪力，同时右手拇指向下稍加力按压，此时常有“咯噔”一声，即错位之关节得以复位（视频 8-13）。

视频 8-13
卧位旋压法

注意：本法适用于单纯的颈 3～颈 5 小关节紊乱，X 线显示双突征，伴有棘突偏歪，并排除骨质增生者。

（三）下段颈椎小关节旋转性错位

下段颈椎（颈 6～7）小关节旋转性错位治疗手技——双手振压法。

以颈 7 小关节右侧旋转性错位为例说明。患者俯卧，腹下垫之软枕，双手自然放于身体两侧，头面转向右侧（以上位颈椎错动方向确定。若上位颈椎向左错位，则头面转向左侧），医生站于患者头侧，左手掌根按于患者颈 7 棘突右侧，其手指尖指向左，右手掌根放于 1～3 胸椎棘突之左方，其手指向右，患者深呼吸，当其呼气至一半时，双手同时稍稍用力向下振压 3～5 次，有“咯噔”声时示有复位可能（视频 8-14）。

视频 8-14
双手振压法

注意：此手法微欠准确性，且有一定风险，故在操作时力点尽可能地落在偏歪的棘突上；且切勿用力过大、过猛。

（四）钩椎关节错位

钩椎关节错位治疗手技——侧卧屈颈旋转法。

适应证：X 线显示颈椎上缘两侧钩椎间隙不等，两侧钩突外缘与上位颈椎椎体下外缘距离不等，棘突右偏。

复位手法：以颈 5 钩椎关节向右错位为例（X 线显示：第 5 颈椎上缘两侧钩椎间隙不等，两侧钩突外缘与第 4 颈椎椎体下外缘距离不等，第 5 颈椎棘突右偏）说明。患者左侧卧位，低枕，头前屈（前屈角度与旋转性错位的钩椎关节有关，一般前屈约为 20°～35°，病位在上颈段者前屈角度宜小，病位在下颈段者前屈角度稍大一些），医生左手掌贴托患者左侧面、耳和颞部，右手拇指按于病变钩椎关节处（第 5 颈椎钩椎关节处）并下压左手侧屈（托起）头部，左右手协调配合，即侧屈、下压，侧屈、下压时可听到“咯噔”一声，即告手法复位结束（视频 8-15）。

视频 8-15　侧卧屈颈旋转法

（五）颈椎侧屈型错位

1. 适应证　X 线表现为颈椎的侧屈错位。

2. 整复手法　有以下 3 种。

（1）坐位侧扳法。以第 4 颈椎右侧屈为例说明。患者坐于低凳上，医生站立或坐于（高凳）右侧，右手拇指指腹顶住患椎（第 4 颈椎）右侧，左手按于患者头顶及对侧面颞部，双手协调相对用力，左手将头向右侧扳动至较大幅度，同时右手拇指稍用力向对侧顶推患椎，常可听到“咯噔”一声（图 8-12，视频 8-16）。

视频 8-16
坐位侧扳法

注意：① 本法定位较为准确，复位的成功率较高。

② 手法运用过程中一定要用巧力，双手相对协调用力，忌用粗暴之力。

③ 对于颈椎侧屈伴有旋转致椎间孔变小、神经根受压或转头时眩晕的椎动脉型患者，则需在手法前嘱患者头部前屈 20°～35°（病位在上颈段者前屈 10°～20°，病位在下颈段者前屈 30°～35°），再向凸侧旋转 30°，这时椎间孔开大，颈椎处于旋转状态，再按上述方法操作，易于使颈椎及椎间孔复位，从而解除对神经根的压迫、对椎动脉的牵拉与刺激。

（2）卧位侧扳法。患者侧卧位，医生站于床头外，一手捏拿颈后，用拇指顶按患椎横突后方隆起处，另一手掌托起患者下颌并用前臂贴在患者面颊部并将头部缓慢托起，两手相对协调用力闪动，常可听到“咯噔”的关节弹响声，即告成功（图 8-13，视频 8-17）。

视频 8-17
卧位侧扳法

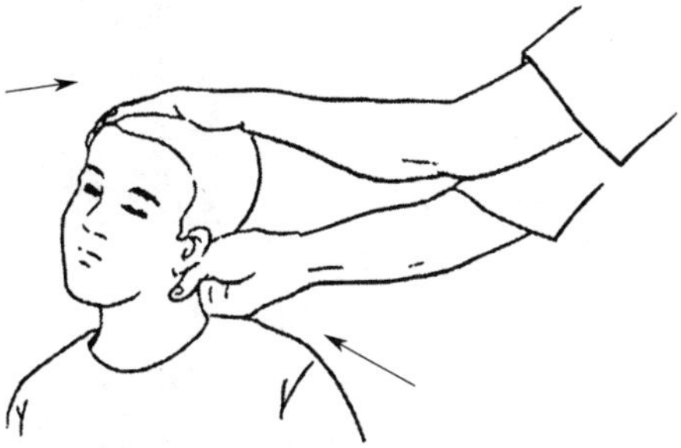

图 8-12 坐位侧板法

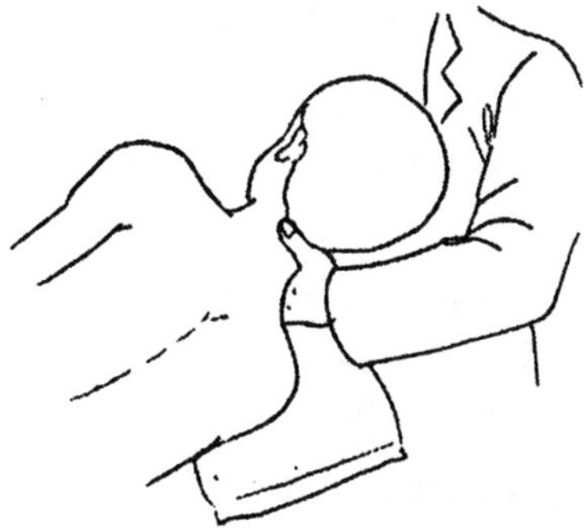

图 8-13 卧位侧扳法

（3）拉臂侧推法。患者坐于低凳上，医生站于患者患侧，一手握住患肢并向外下方牵拉，另一手掌放在患者头侧和颈部推向另一侧，双手同时用力但方向相反，连做数次（视频 8-18）。

注意：操作上此法类似臂丛神经牵拉试验。本法定位准确性相对较差。

视频 8-18
拉臂侧推法

（六）颈椎曲度变直、反曲成角

1. 适应证 颈椎生理曲度变小（小于正常曲度而未达到变直的程度），或变直，或已反曲成角。

2. 整复手法 有以下 3 种。

（1）坐位前推法。患者坐位，医生坐或站于患者后方，左手拇指指腹（指尖向上）按压于颈 4～5 或颈 3～4（因为这里是颈椎生理曲度的顶端或接近顶端处）之棘突上，右上肢的肘关节内侧勾托在患者的颈前部，胸前紧贴患者头后部，勾托之肘关节将患者的头后仰并用力上提，同时，按压患椎棘突的拇指将棘突向前方顶推，有时可听到“咯噔”一声（图 8-14，视频 8-19）。

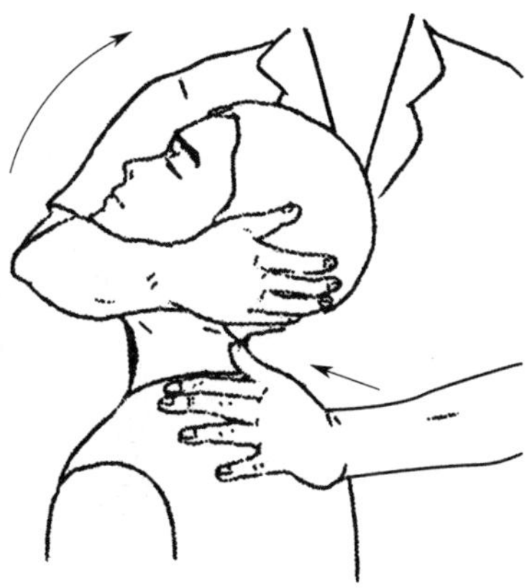

图 8-14 坐位前推法

视频 8-19 坐位前推法

（2）双人坐位前推法。患者坐位，医生坐其身后，用一侧上肢肘关节勾托患者颈前部并上提，另一手拇指指腹向前方顶颈 4～5 或颈 3～4 之棘突，助手双手向下按压患者股骨上段近髋关节处，上提，下按与拇指前推三力同时进行（视频 8-20）。

视频 8-20
双人坐位前推法

（3）侧卧推仰法。患者侧卧位，头稍前屈，医生用一手拇示二指挟住患椎棘突两旁，另一手托住下颌部，将头略抬起，做头部前屈后仰动作，在头部后仰过程中，于颈 4～5 或颈 3～4 棘突处，患椎棘突两旁的示、拇二指加力向前推动棘突（视频 8-21）。注意：用力不宜过大。

视频 8-21
侧卧推仰法

三、镇痛顺筋手法

镇痛顺筋手法是在应用整复手法之后，对未消除的痛点及经筋进一步治疗而施行的手法。具有行气活血，通经活络，止痛，松解局部组织粘连，解除软组织硬结，恢复颈肩部软组织的正常位置的作用。常用的手法有：

1. 痛点按揉法 患者坐位，医生坐其身后，一手扶住患者前额，另一手拇指指腹按揉颈后棘旁及各横突部未消除的痛点处，每处约 2～3min。

2. 痛点点压法 患者取坐位，医生用拇指指端或屈曲之拇指指间关节背侧（示、中指近端指间关节背侧也可），垂直（与施术部位）施压点按 1～2min（图 8-15）。

3. 痛点捣法 医生示指伸直，其指端着力于痛点，拇示指指腹相抵，中指指腹抵住示指末节背部，三指合力于示指末端，并做小幅、快速上下左右摆动，持续 2～3min（图 8-16）。或示指抵于该中指末节指背上，手腕、中指及前臂在原地做极小幅度的摆动，使肌肉产生强烈的静止性收缩，使这种振动传递到体内，患者局部即有温热、舒适感。

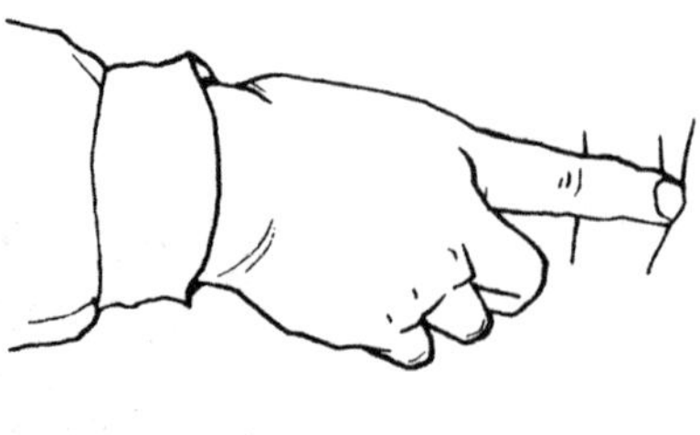

图 8-15 痛点点压法

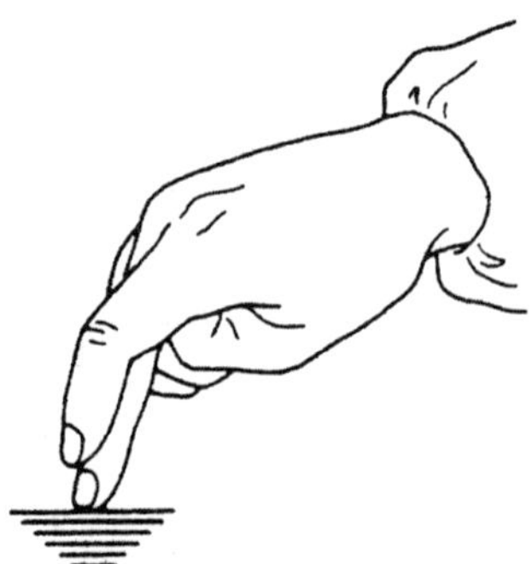

图 8-16 痛点捣法

4. **拇指弹拨** 患者坐位，医生坐其身后，用拇指指腹着力于颈肩背部之痛点，适当用力下压，当有酸胀感时，与肌纤维（或肌腱、韧带）方向呈垂直方向来回拨动 4～5 次即可（视频 8-22）。

5. **捏后颈** 患者取坐位，医生坐于其背部一侧，用一手拇指与其余四指相对着力，将颈后部肌肤捏起，快速从外侧向椎体侧捻转前进，或一捏一松，捏挤扯提。亦可用拇指与示指中节桡侧面用力夹捏。一般一处做 2～3 遍（视频 8-23）。

6. **顺压颈肌** 患者取坐位，医生坐或站其后，用拇指指腹从枕骨粗隆下沿正中线向下至大椎穴依次顺压，然后从上向下连续顺压斜方肌和胸锁乳突肌，如遇痛处，可用一手拇示指指腹相贴，下压于痛处中心，两指分别向上向下紧贴肌肤撑开，另一手拇指指端用力顺压两指中间的疼痛处及其上下（视频 8-24）。

7. **鱼际擦后颈** 患者取坐位，医生一手扶其前额，一手小鱼际放于患者颈部，稍用力按压，做上下直线往返摩擦 6～8 次。要求用力适中，太轻则热力达不到组织深层，太重表皮过热易擦伤皮肤。同时往返的距离和节奏尽可能一致（视频 8-25）。

视频 8-22　拇指弹拨　　视频 8-23　捏后颈　　视频 8-24　顺压颈肌　　视频 8-25　鱼际擦后颈

8. **压肩牵臂** 患者取坐位，医生一手按在患者一侧肩前部，另一手抓住其同侧腕部，用力对抗按压牵拉，反复 3～5 次。然后同法做另一侧（图 8-17）。

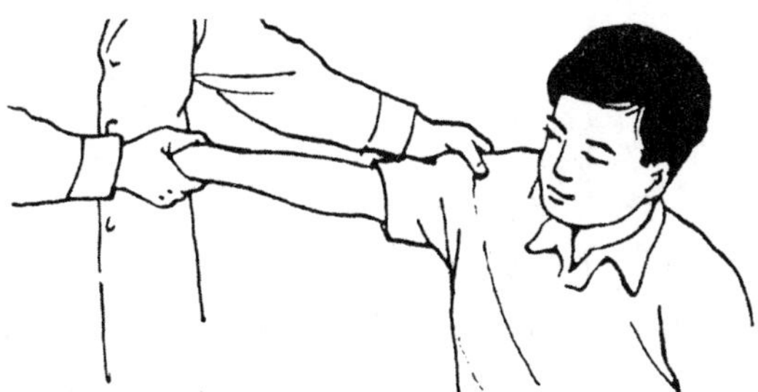

图 8-17　压肩牵臂

9. **摆动肩臂** 患者取坐位，屈肘，医生坐或站于其背部一侧，一手扶于肩上，另一手握住患者同侧下臂上部，将肘部前后大幅度摆动，带动肩关节活动，反复 5 次，再做另一侧（图 8-18）。

10. **按肩旋臂** 患者取坐位，伸直患侧上肢，医生坐或站于其背部患侧，一手按在患侧肩上，另一手握住同侧前臂下 1/3 处，顺、逆时针各旋臂 5 次（图 8-19）。要求患者被活动的上肢一定要伸直，肘部不能弯曲，旋臂的幅度由小到大，但不能超限。

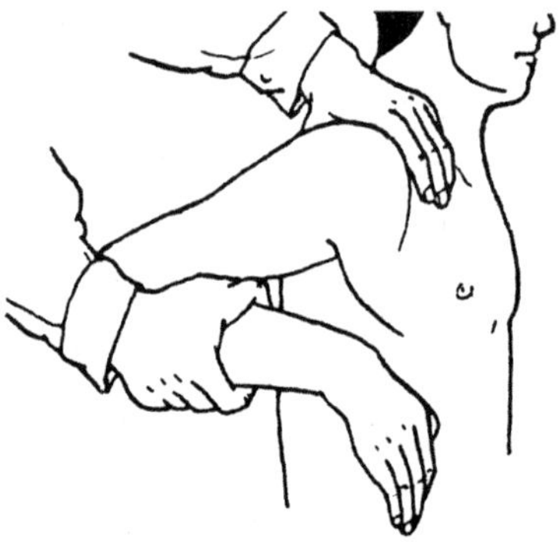

图 8-18 摆动肩臂

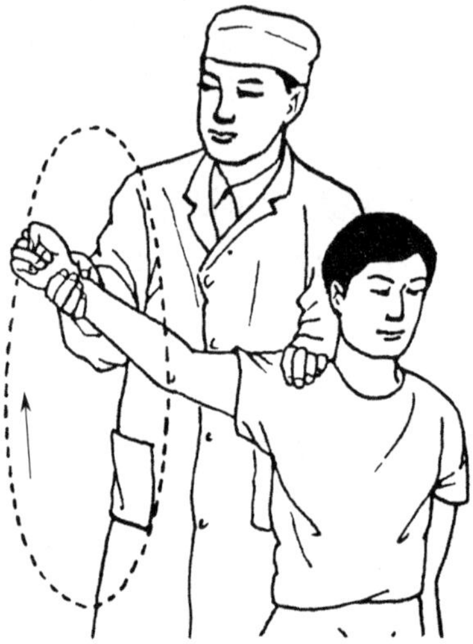

图 8-19 按肩旋臂

以上第 8、9、10 三种方法对颈椎病引起的颈肩关节粘连有较好的松解作用，同时可促进颈肩部的血液循环，缓解疼痛，加快无菌性炎症的吸收。

11. 拔伸法 患者取坐位，医生站或坐其背部，一手四指并拢，与拇指分开，按在患者枕下两侧，另一上肢肘部屈曲放于患者下颌下部，以固定头部，让患者颈部前屈 30°左右，医生的胸部靠近患者头后部，肘、肩、胸向上用力拔伸（图 8-20）。

四、舒缓结束手法

各型颈椎病在推拿治疗结束前均可应用此类手法。

1. 搓颈法 患者取坐法，医生用双手掌面着力于患者颈后部两侧相对用力，作方向相反的快速搓揉，先从上到下，再从下至上往返移动 5～7 次。

2. 抖臂法 患者取坐位，医生坐或站其一侧，用双手握住患者手之两侧，将患者上肢上抬约 60°（肘部伸直），用轻力做小幅度、快频率、连续不断的上下抖动，使抖动舒适感由腕依次传到前臂、肘、上臂和肩部（图 8-21）。

3. 五指撒拍 患者取坐位，医生坐或站其后，一手五指撒开、伸直，以腕关节及手的起落摆动，用手尺侧从上至下或从下至上顺序，有节奏地反复轻拍颈肩部（图 8-22）。

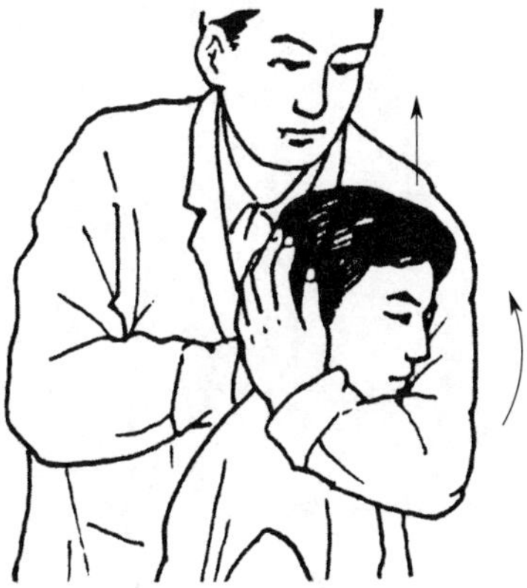

图 8-20　拔伸法

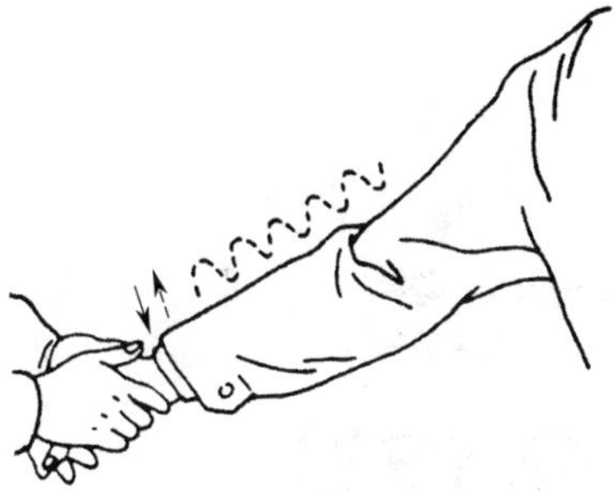

图 8-21　抖臂法

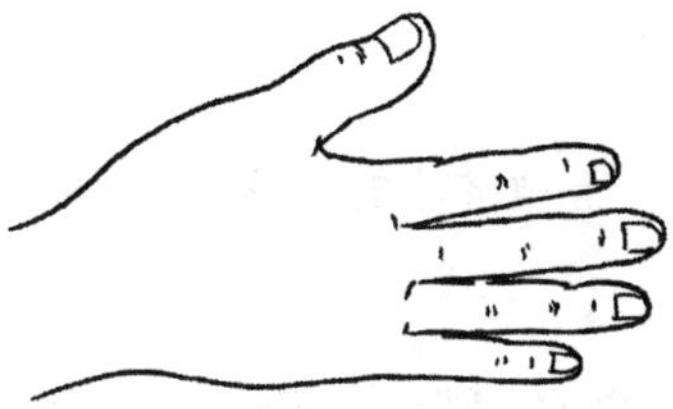

图 8-22　五指撒拍

第九章
针灸疗法

临床针灸疗法被广泛应用于颈椎病的治疗，且经济、安全、疗效显著。

第一节　针刺疗法的作用、适应证和针刺体位

一、针刺疗法的作用

（一）止痛镇静

现代研究证实，针刺一方面能使致痛物质如血浆游离5-羟色胺（5-HT）的含量显著下降，另一方面可激发机体产生内源性吗啡样物质而参与镇痛。另外，华佗夹脊穴层次解剖显示，每一穴下均有相应椎骨下方发出的脊神经后支分布，因此针刺华佗夹脊穴能直接作用于病变部位的神经周围，调整神经功能从而起到良好的镇痛作用。

（二）抗炎消肿

针刺能改善神经根周围的微循环和淋巴循环，促进炎性渗出物的吸收，同时抑制炎症灶血管通透性的增加，减轻炎症水肿。另外针刺不仅可以控制炎症灶区的坏死面积，还能延缓其发生发展，限制炎症灶区肉芽组织的生长，提高人体的免疫机能，减轻突出髓核的自身免疫刺激。故针刺能减轻或消除炎症对神经根和脊髓硬膜的化学刺激，减轻神经根粘连。

（三）调整肌肉、韧带状态

针刺具有双向的良性调整作用。在颈椎病的急性期，针刺能缓解颈部肌肉的紧张状态，相对松弛或增宽椎间隙，从而减轻其对神经根的机械压迫。在颈椎病的缓解期，针刺能提高弛缓韧带、肌肉的兴奋性，增强其修复能力，尤其可促进棘上韧带、棘间韧带、黄韧带、后纵韧带等的紧张度提高，避免脊柱过度前屈，恢复脊柱的力学平衡，使椎管相应扩大，减轻神经根受压症状。

二、针刺疗法的适应证

针刺疗法适用于颈型、神经根型、脊髓型、椎动脉型、交感神经型等各型颈椎病。

三、针刺体位的选择

针刺时患者体位是否适当，对腧穴的正确定位、针刺的施术操作、留针的时间以及防止晕针、滞针、弯针甚至折针等，都有较大影响。如病重体弱或精神紧张的患者，采用坐位，易使患者感到疲劳而发生晕针。又如体位选择不当，在针刺施术时或留针过程中，患者常因移动体位而造成弯针、滞针，甚至折针的发生。因此体位的选择应以有利于腧穴的正确定位，又便于针灸的施术操作和较长时间的留针而不致引起疲劳为原则。临床上针刺时经常选用的体位主要有以下几种。

1. 仰卧位 适宜于取头、面、胸、腹部腧穴和上、下肢的部分腧穴（图 9-1）。

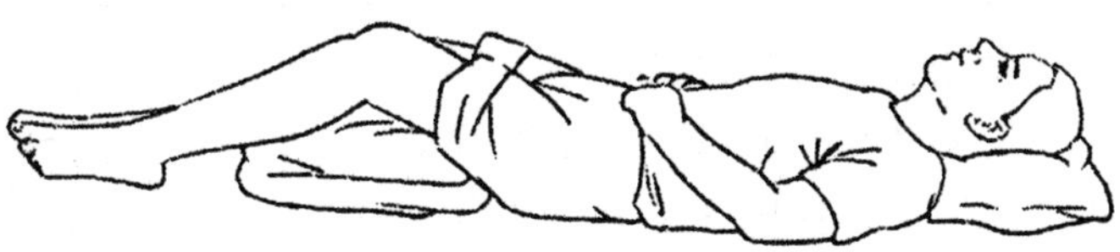

图 9-1 仰卧位

2. 侧卧位 适宜于取身体侧面少阳经腧穴和上、下肢的部分腧穴（图 9-2）。

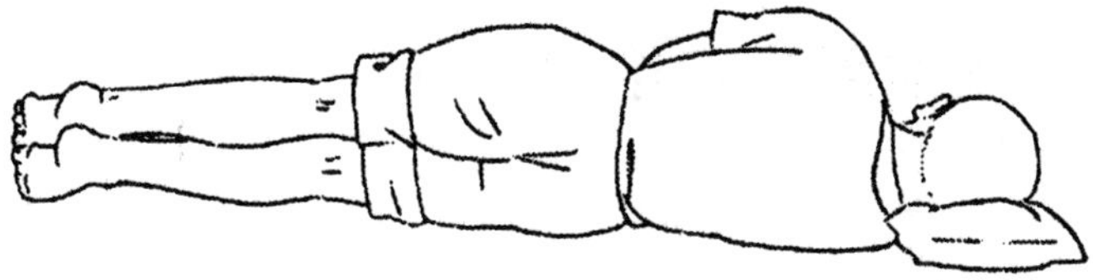

图 9-2 侧卧位

3. **俯卧位** 适宜于取头、颈、脊背、腰尻部腧穴和下肢后侧及上肢部分腧穴（图 9-3）。

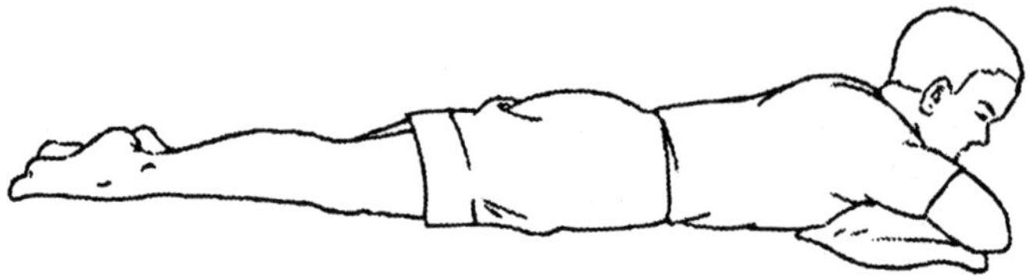

图 9-3 俯卧位

4. **仰靠坐位** 适用于取头前部、颜面部和颈前部等部位的腧穴（图 9-4）。

5. **俯伏坐位** 适宜于取头后部和颈、背部的腧穴（图 9-5）。

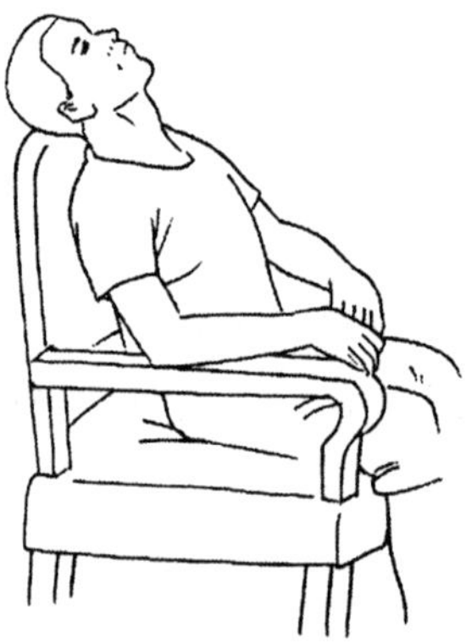

图 9-4 仰靠坐位

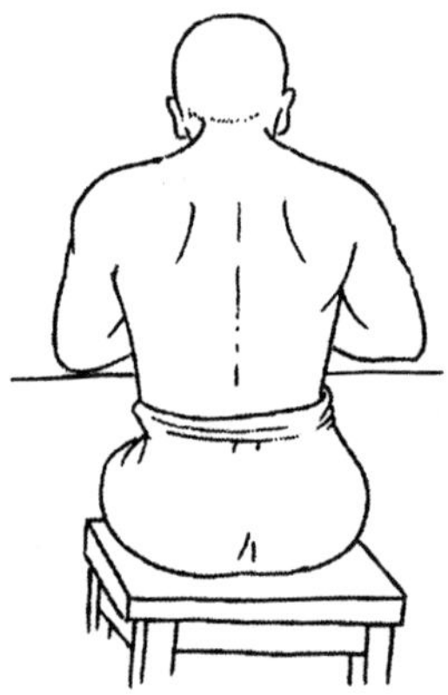

图 9-5 俯伏坐位

6. **侧伏坐位** 适宜于取头部的一侧、面颊及耳前后部位的腧穴（图 9-6）。

临床上除上述常用体位外，对某些腧穴还应根据不同要求采取不同的体位，同时也应根据所取腧穴的位置，尽可能选用一种体位完成处方要求。临床有时确因治疗需要必须采用两种不同体位时，应根据病情灵活掌握。

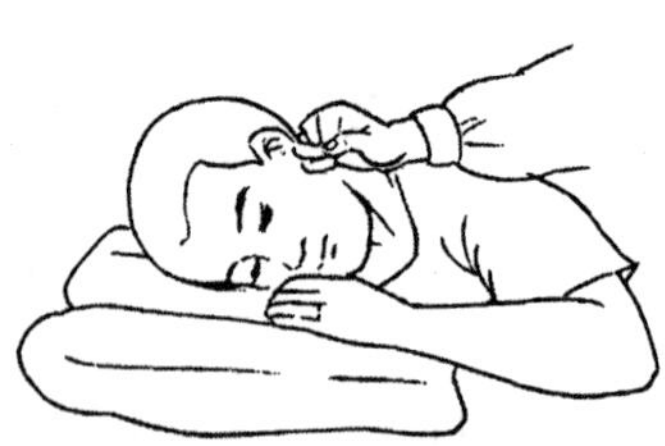

图 9-6 侧伏坐位

第二节 针刺常用的穴位

颈椎病常用腧穴分为必取穴位、以症取穴、辨证取穴三类。

一、必取穴位

1. 夹脊穴+1+1 即病变颈节夹脊穴有几个选取几个，第一个“+1”，指的是病变颈椎紧挨的上一对夹脊穴；第二个“+1”，指的是病变颈椎紧挨的下一对夹脊穴。例如：病变涉及颈3、4、5，穴取颈3、4、5夹脊穴，再取颈2左右的夹脊穴点，还要取颈6左右的夹脊穴点（具体操作见本章第三节中的腧穴分层多向刺）。

2. 颈后一穴 风池（双侧）。

3. 循经邻近穴 病痛位于头后正中及其旁、巅顶，病属督脉和足太阳经，则取百会、四神冲；病痛位于耳、耳上，病属少阳经，则取率谷、角孙、太阳；病痛位于前及其上方，病属阳明经，则取颊车、阳白等。

4. 循经远端取穴 病痛在督脉和其旁以及上肢后侧的足太阳经者取后溪（双）；病痛在耳与耳后及其下方、上肢中间的手少阳经者则取外关（双）；病痛在耳颈前及其两侧、上肢前侧者则取合谷（双）。

二、以症取穴

指临床有何症即取与之相对应的穴位，如痛点、点状结节、条索状结节、痉挛之肌肉，前两个取阿是穴，后两者则取其上下两个端点即可。

三、辨证取穴

临床依据患者体质、病因病机、病情等的不同情况，按照中医辩证思维的方法辨证，以证取穴。

第三节 毫针疗法

一、毫针的选择与消毒

（一）毫针的选择

选择针柄无松动，针身挺直、光滑、坚韧而富有弹性，针尖圆而不钝，呈松针形的毫针。目前多应用一次性不锈钢针。临床上还根据疾病的深浅、针刺部位的不同而选择长短、粗细适宜的毫针。如体壮肥胖、病位深、腧穴所在部位皮厚肉多者，一般选用稍长、稍粗的毫针。反之，形体瘦弱、病位浅、腧穴所在部位皮薄肉少者，选用稍短、稍细的毫针。

（二）消毒

针刺前必须做好消毒工作，这不仅是时代的要求，更是临床防止局部感染的有效措施。消毒包括针具、腧穴部位和医生手指三个方面的消毒。

1. 针具消毒 现时应用的毫针基本是一次性不锈钢针，针具均已消毒。还在反复使用毫针的个别地方，可采用高压蒸汽消毒法：将所用的针刺用具用纱布包好，置于高压蒸汽锅内消毒，在 120℃高温下 15min 即可。

2. 腧穴部位消毒 在患者需要针刺的腧穴部位消毒时，用 75%乙醇棉球拭擦即可，在拭擦时应由腧穴部位的中心向四周绕圈擦拭，也可用碘伏棉球以同样的方法擦拭消毒。

3. 医生手指消毒 在针刺前，应先用肥皂水将手洗刷干净，晾干后再用 75%乙醇棉球擦拭即可。

二、毫针进针、得气、腧穴分层多向刺与针刺补泻

（一）针刺进针手法、角度与深度

1. 针刺进针手法 针刺进针的手法有单手进针法和双手进针法 2 种。

（1）单手进针法　进针操作时，仅用右手的拇指、示指和中指指腹捏拿针体进针，其操作要领是：手拿要紧，针身挺直，快速穿皮，徐刺入深（图 9-7，视频 9-1）。

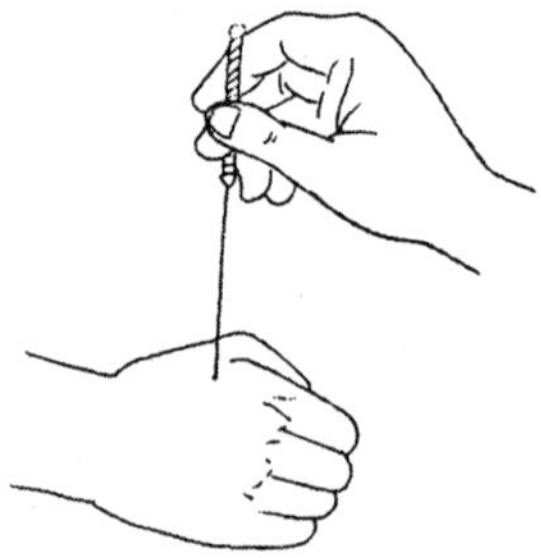

图 9-7　单手进针法

视频 9-1　单手进针法

（2）双手进针法　应双手协同操作，紧密配合。临床上一般用右手持针操作，主要是以拇、示、中三指夹持针柄，状如握笔，故右手又称为“刺手”。左手按压所刺部位或辅助针身，故左手又称为“押手”。临床常用的进针方法有以下几种。

① 指切进针法　左手拇指或示指端切按在腧穴旁，右手持针，紧靠左手拇指甲面，右手将针下压同时加以旋转，将针刺入腧穴内（图 9-8，视频 9-2）。本法适宜于短针进针或在血管及重要器官处的进针。

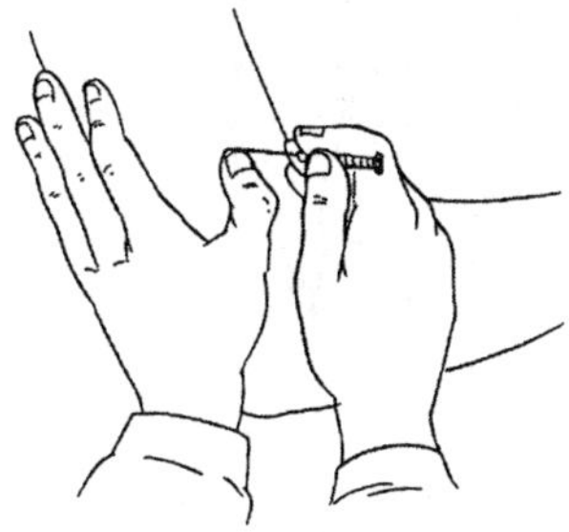

图 9-8　指切进针法

视频 9-2　指切进针法

② 夹持进针法　左手拇、示二指持消毒干棉球夹住针身下端，将针尖固定在所刺腧穴的皮肤表面，右手捻动针柄，将针刺入腧穴内（图 9-9，视频 9-3）。此法适宜于长针的进针或肌肉丰厚处的进针。

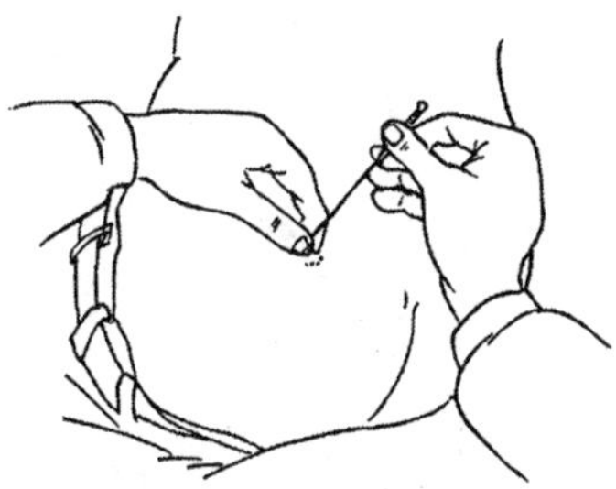

图 9-9　挟持进针法

视频 9-3　夹持进针法

③ 舒张进针法　左手拇、示二指将所刺腧穴部位的皮肤向两侧撑开绷紧皮肤，右手持针，从左手拇、示二指的中间刺入（图 9-10，视频 9-4）。此法适宜于皮肤松弛或皱褶较多部位的腧穴进针。

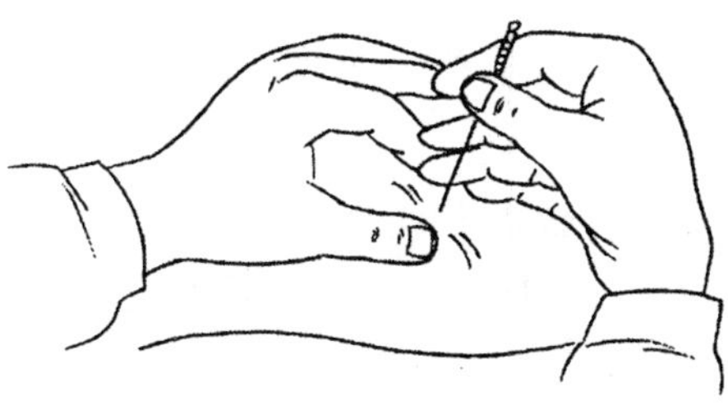

图 9-10　舒张进针法

视频 9-4　舒张进针法

④ 提捏进针法　左手拇、示二指将腧穴部位的皮肤捏起，右手持针从捏起的

皮肤上端将针刺入（图 9-11，视频 9-5）。此法适宜于皮肉浅薄部腧穴的进针。

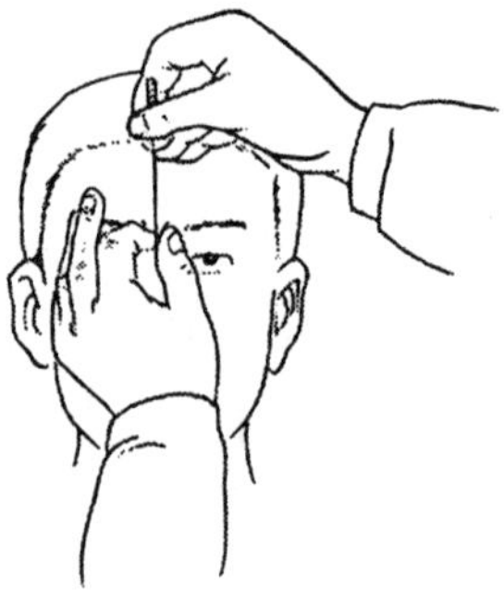

图 9-11　提捏进针法

视频 9-5　提捏进针法

2. 针刺的角度与深度

（1）针刺的角度　针刺的角度应根据腧穴所在的部位、肌肉的薄厚程度和针尖要达到的部位决定，通常有约 90°的直刺、45°的斜刺和 15°的沿皮刺三种（图 9-12）。

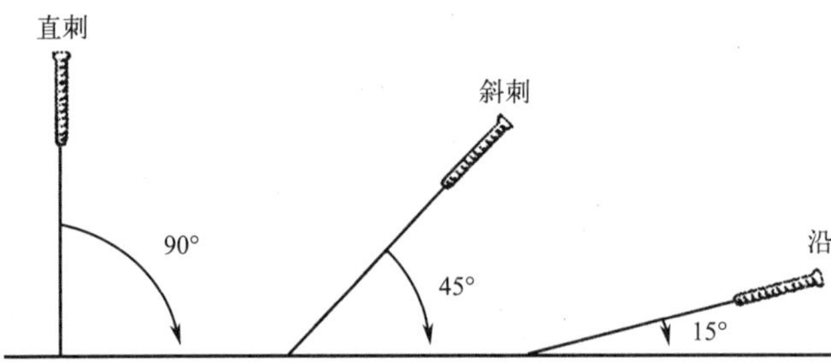

图 9-12　针刺的角度

（2）针刺的深度　应依据刺入腧穴的深浅来决定，以既有针感又不伤及内在重要脏器为前提，还应考虑患者的年龄、体质、针刺部位和病情等因素。一般年老体弱、形体瘦小、头及胸背部均宜浅刺，阳证、表证、新病也宜浅刺，反之则宜深刺。

（二）针刺得气

得气，指进针后患者针刺部位有酸、麻、胀、重等感觉，医生针下有沉、紧、滞、涩等感觉者，亦称针感。临床实践证明，针感的有无与强弱直接影响到治疗效果的优劣。为了促使针刺得气，医生往往配合提插法、捻转法、刮针柄法和弹针柄法等辅助手法。

（三）腧穴分层多向刺的提出及其颈夹脊、风池穴操作

1. 腧穴分层多向刺 笔者通过医籍文献和现代实验研究的结果，提出了“腧穴是立体的实体，不同部位的腧穴，其立体结构的形态、大小不同”，认为“传承的针刺刺法多为‘一点一线模式法’”，即在一个穴位点上针刺，不管直刺、斜刺还是平刺，其形成的轨迹是一条线，这条线所刺激的实质是腧穴这个实体的中心。从而提出“临床对腧穴的针刺应从多个层面、多个方向尽可能多地刺激腧穴的实体结构，才能最大限度地发挥腧穴的调整功能”。近年来，笔者在大量的临床实践中，发现并应用分层（依据腧穴的部位不同一般分为1～3层）多向（1～5个方向）刺，即从不同层面、不同方向对腧穴进行针刺，其临床产生的效果表现为：①针刺局部的“得气”感应明显增强；②“得气”感应的性质更加多样性；③“得气”感应感传出现率明显增多，感应路线延长，感应性增强；④临床疗效明显提高。该疗法也被应用于颈椎病的治疗。

2. 颈椎病腧穴分层多向刺操作方法举例

（1）颈夹脊穴2层5向刺 患者俯卧位，标记穴位，消毒，取1.5寸毫针，单手操作；直刺2层：先进针0.6寸许，行轻捻转、微提插得气，再深刺0.6寸许，行轻捻转、微提插得气；5向刺：针提至皮下，呈35°～45°方向分别向上方、下方、外侧刺入1.2～1.3寸，均分别行轻捻转、微提插得气；最后提至皮下，直刺1.2～1.3寸，行轻捻转、微提插得气。留针20～30min，出针前再如法行针一次（加上开始的直刺，共5个方向，视频9-6）。

视频9-6 颈夹脊穴2层5向刺

（2）风池穴（患侧或双刺）3层6向刺 患者坐位或俯卧位，准确取穴，消毒，取1.5寸毫针，单手操作；直刺分3层：每层均进针0.4～0.5寸，每层行轻捻转、微提插得气；6向刺：针提至皮下，呈35°～45°方向分别向上方、下方、外侧刺入1.2～1.3寸，均分别行轻捻转、微提插得气，再呈20°～30°方向向内侧刺入1.2～1.3寸，行轻捻转、微提插得气；最后再将针提至皮下，直刺1.2～1.3寸，行轻捻转、微提插得气。留针20～30min，出针前再如法行针一次（加上开始的直刺，共6个方向，视频9-7）。

视频9-7 风池穴3层6向刺

此操作方法的特点在于：①一个穴位针刺2层或3层、5向或6向，从更多途径刺激了穴位的实体；②每层每个方向均得气，较“一点一线模式针刺法”的仅得气一次数量显著增多。注意：针刺最好在推拿手法治疗后进行，这样便可不产生或减少针刺局部后遗不适感。

（四）针刺补泻

依据《灵枢·经脉》：“盛则泻之，虚则补之，热则疾之，寒则留之，……不

盛不虚，以经取之。”的原则，临床辨证后行捻转、提插、疾徐、呼吸、开阖等常规的虚补实泻手法。

三、针刺注意事项

1. 患者饥饿、疲劳、精神过度紧张时，不宜立即进行针刺。对身体虚弱，气虚血亏的患者，针刺手法不宜过重，初次针灸者应尽量选用卧位。

2. 怀孕3个月的妇女不宜针刺小腹部的腧穴。怀孕3个月以上者，腹部、腰骶部腧穴也不宜针刺。对于三阴交、合谷等一些通经活血作用较强的腧穴，孕期均应禁刺。如遇行经时，不宜应用针刺之法。

3. 有自发性出血或损伤后出血不止的患者，不宜针刺。

4. 皮肤有感染、溃疡、瘢痕或肿瘤的部位不宜针刺。

5. 对胸、胁、腰、背脏腑所居之处的腧穴，不宜直刺、深刺，对肝脾肿大、肺气肿患者更应注意。对胸、背、腋、胁、缺盆等部位的腧穴，若针刺过深，有伤及肺脏，导致创伤性气胸的可能。因此，医生在进行针刺时，精神必须高度集中，严格掌握进针的深度、角度和方向，以防发生意外。

6. 针刺眼区和颈部的风府、风池等穴以及脊椎部的腧穴时，要注意针刺的角度，不宜大幅度提插、捻转和长时间留针，以免伤及重要组织器官，产生不良后果。

第四节　电针疗法

电针疗法是在针刺穴位得气后，在毫针上通以接近人体生物电的微量电流，以加强其对穴位的刺激而产生调节作用，从而达到治疗的一种疗法。优点在于可代替人工较长时间的持续运针，且有效地控制刺激量，使其规范、一致。临床可用于各种类型颈椎病的治疗。

1. 操作方法　取穴原则与毫针刺法相同，每次选穴一般选取两个。在针刺得气后，将电针仪（输出电位调至零位）的导线末端负极接主穴，正极接配穴，打开电源开关，选好波形，将输出电流量缓慢调节至所需强度（以患者出现点麻感为度），通电时间一般15～30min。若需集中刺激某穴，增强其感应，则只取一个穴位，可把一根导线接在针柄上，另一根导线接在一块面积约25cm^{2}的薄铝板上，外包几层湿纱布，平放在离针稍远的皮肤上，用带子固定。

2. 电针的作用与电脉冲的波形

（1）电针的作用：电针的治疗原理是在毫针刺激的基础上，加上脉冲电，发挥针刺和脉冲电对穴位的双重刺激作用，从而提高临床疗效。电针的作用具有调整人体生理功能，有止痛、镇静，促进血液循环，调整肌张力等作用。电针疗法根据电脉冲的波形、频率不同，作用也不尽一致。

（2）电脉冲的波形

① 密波。频率在50～100次/s为密波（高频），能降低神经应激功能，可对感觉神经和运动神经产生抑制作用。常用于止痛、镇静、缓解肌肉和血管痉挛及针刺麻醉等。

② 疏波。频率在2～5次/s为疏波（低频），其刺激作用较强，能引起肌肉收缩，提高肌肉、韧带的张力，对感觉和运动神经的抑制发生较慢。常用于治疗痿证和各种肌肉、关节、韧带、肌腱的损伤等。

③ 疏密波。是疏波、密波交替出现的一种波形，疏、密交替持续的时间各约1.5s，能克服单一波形易产生耐受的缺点，治疗时兴奋效应占优势，能增加机体内的物质代谢，促进血液循环，改善组织的营养状况，消除炎性水肿。常用于各种出血、扭挫伤、关节周围炎、气血运行障碍、神经痛、面瘫、肌无力等病的治疗。

④ 断续波。电流有节律地时断、时续自动出现的波形。断时，在1.5s时间内无脉冲电输出；续时，是密波连续工作1.5s。断续波能提高肌肉组织的兴奋性，对横纹肌有良好的刺激收缩作用。常用于治疗痿证、瘫痪等。

⑤ 锯齿波。脉冲波波幅按锯齿形自动改变的起伏波，每分钟16～20次或20～25次，其频率接近人体的呼吸频率，故可用于刺激膈神经做人工电动呼吸、抢救呼吸衰竭者，并有提高神经肌肉兴奋性、调整经络、改善血液循环等作用。

3　注意事项

（1）过度饥饿、疲劳、精神高度紧张者，不宜使用电针治疗。

（2）针刺颈部、背部等处的腧穴，一定要掌握好进针的角度与深度，以免误伤延髓等。

（3）电针机的性能应保持良好，最大输出电流应控制在1mA以内，且调节电流时，应逐渐由小到大，切勿突然增大，以免引起肌肉强烈收缩，给患者增加痛苦，或造成弯针、断针、晕针等意外。

（4）有心脏病者，电流回路避免经过心脏。延髓、脊髓附近部位使用电针时，电流输出量宜小。

第五节　耳穴疗法

耳穴疗法是在耳郭的耳穴上应用针刺、按压、贴压药物等刺激防治疾病的方法。由于耳穴疗法操作简便，确有一定的疗效，故颈椎病的治疗常用以配合。

（一）治疗颈椎病的常用耳穴

主穴：颈、颈椎、神门、肾。

不同证型耳穴：神经根型加枕、肩、内分泌、肾上腺；椎动脉型加用心、脑、交感；交感神经型加用交感；兼有外伤血瘀者加耳中、瘀血相应部位。

（二）操作方法

一般采用毫针刺法、埋针法、压籽法。

1. 毫针刺法

（1）定穴和消毒　诊断明确后，用探棒或耳穴探测仪将所测得的敏感点或耳穴作为针刺点。碘伏严格消毒耳穴。

（2）体位和进针　多采用坐位，年老体弱、病情较重或精神紧张者可用卧位。针具选用26～30号0.3～0.5寸一次性不锈钢针；进针时，医生左手拇、示二指固定耳郭，中指托住针刺部的耳背（目的：掌握针刺的深度，减轻进针痛感），用右手拇示二指持针，速刺法或慢刺法进针；进针深度为耳软骨（即入皮肤2～3mm），以针耳垂直，无明显晃动为准，后可行捻转行针。如局部针感强烈，常常症状立即减轻；如局部无针感，则应调整针刺方向和角度。

（3）留针和出针　留针时间一般约15～30min，慢性病、疼痛性疾病留针时间可适当延长，儿童及老年患者不宜多留针。为提高疗效，留针期间可每隔10min运针1次。出针时医生左手托住耳郭，右手迅速将毫针垂直拔出，再用消毒干棉球压迫针孔，以免出血。

2. 埋针法　埋针法是将皮内针埋入耳穴治疗颈椎病的方法，它可起到持续刺激、巩固疗效和防止复发的目的。使用时，左手固定常规消毒后的耳郭，右手用镊子夹住已消毒的皮内针针柄，轻用力刺入所选耳穴，再用胶布固定。一般只埋患侧耳穴，必要时可埋双侧耳穴。每日自行按压3次，每次埋置3～5d，5次为一个疗程。

3. 压籽法　即在耳穴表面贴敷压籽的一种简易疗法。此法具有持久刺激穴位、安全无痛、无副作用等优点，故广泛应用于临床。常用的压籽材料有王不留行、油菜籽、小米、绿豆、芥子等。王不留行因其表面光滑，大小和硬度适宜，故临床常被应用。使用前先用沸水将其烫洗2min，晒干装瓶备用。应用时将王不留行贴附在0.6cm×0.6cm大小胶布中央，用镊子夹住，贴敷在所选的耳穴上。每日自行按压3～5次，每次每穴按压30～60s，3～7d更换1次，双耳同时应用或交替使用。

（三）注意事项

1. 因耳郭暴露在外，表面凹凸不平，结构特殊，操作前应严格消毒，防止感染。有创面和炎症的耳郭部位禁止应用。如发现针刺操作后针孔处出现红肿、疼痛，应及时涂 0.5%碘伏或医用酒精，防止化脓性软骨膜炎的发生。

2. 耳针治疗时宜适当活动颈部，有助于疗效的提高。

3. 患有严重器质性病变和伴有重度贫血者不宜针刺；对严重心脏病、高血压患者不宜行强刺激。

4. 治疗时应防止晕针。

第六节　艾灸疗法

艾灸疗法是将艾绒放于腧穴体表部位烧灼、温熨，借助灸火的温热力和药物的穿透力作用于经络、腧穴防治颈椎病的一种方法。艾灸疗法具有温通颈部经脉、活血止痛的作用。

（一）艾灸常用穴位

主穴：天柱、大椎、风池、大杼、肩髃、肩井、后溪、阿是穴（压痛点）。

配穴：上肢麻木加外关；肩背困痛加天宗、秉风；上臂痛加肩髎；前臂痛加曲池、尺泽、曲泽、小海、外关、合谷等。每日施灸 2 次，每穴灸 3～5 壮。

（二）艾灸灸法

1. 艾炷灸　艾炷灸可分直接灸和间接灸两种。

（1）直接灸　直接灸又分为化脓灸和非化脓灸。治疗颈椎病常用的方法是非化脓灸。方法：在所灸腧穴部位涂上少量凡士林，以黏附艾炷，然后将大小适宜的艾炷置于其上，点燃，当艾炷燃至患者微感灼痛时，用镊子更换艾炷再灸。连灸 3～5 炷，以局部皮肤红晕不起泡为度。

（2）间接灸　根据艾炷与皮肤之间衬隔物的不同，分为隔姜灸、隔蒜灸、隔盐灸等。颈椎病治疗常用的是隔姜灸，方法：切取厚约 0.2cm，直径 2～3cm 的生姜 1 片，在中心处用粗针针刺数孔，将生姜片放置需施灸的腧穴上，艾炷再放在生姜片上施灸，当艾炷燃尽，再易炷施灸，以灸处皮肤红润不起泡为度（图 9-13）。

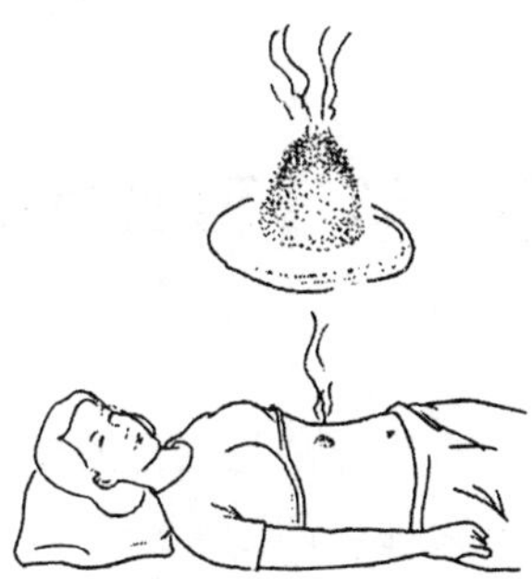

图 9-13　艾炷灸

2. 艾条灸　艾条灸分为温和灸和雀啄灸两种。

（1）温和灸　将艾条的一端点燃，对准施灸部位，距 2～3cm 熏灸，以局部有温热感而无灼痛为宜，一般每穴灸 5～7min，至皮肤红晕为度（图 9-14）。

（2）雀啄灸　将艾条点燃后，像鸟雀啄食一样，一上一下移动，也可均匀地向左右方向移动或反复旋转施灸（图 9-15）。

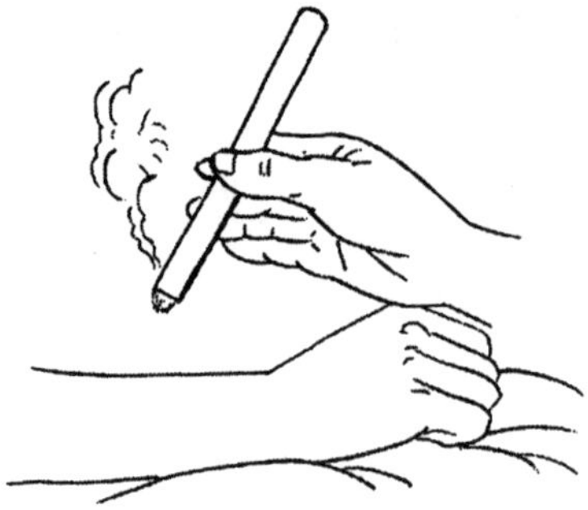

图 9-14　温和灸

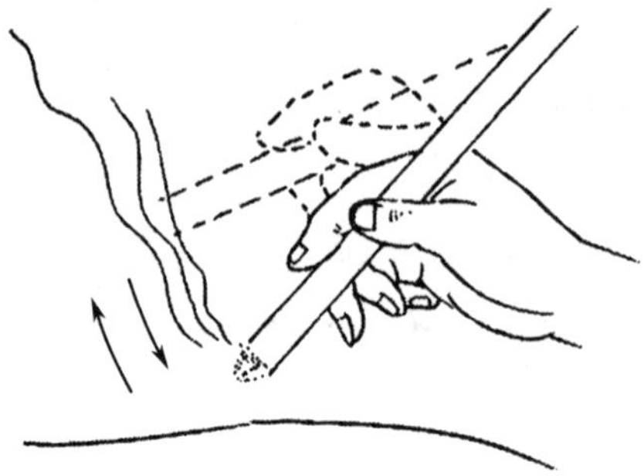

图 9-15　雀啄灸

3. 温针灸　温针灸是将针刺与艾灸结合使用的治疗方法。操作时将针刺入腧穴得气并给予适当补泻手法，留针时将艾绒置于针柄上点燃，直到艾绒燃尽，或在针柄上套置一段 1～2cm 长的艾段施灸（图 9-16）。

4. 温灸器灸　温灸器是一种特制的金属圆筒灸具，其筒底有尖有平，筒内套有小筒，小筒四周有孔。施灸时，将艾绒及药末放入小筒内点燃，置于腧穴或施灸部位上进行熨灸，至皮肤红润为度（图 9-17）。

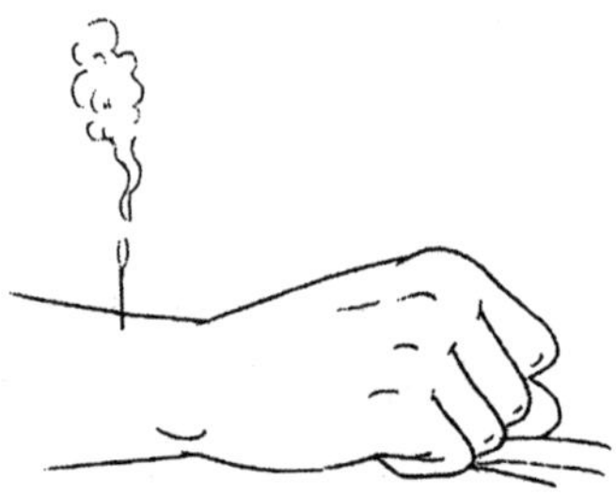

图 9-16　温针灸

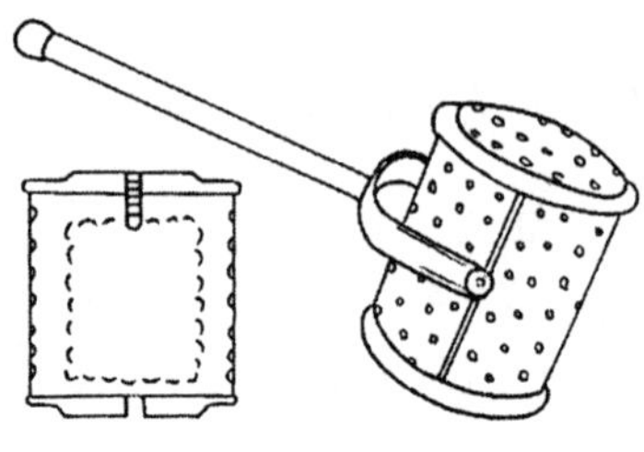

图 9-17　温灸筒

第七节　刺血疗法

刺血疗法是独特的针刺方法之一。颈椎病应用刺血疗法治疗，具有疏通血脉，消除瘀滞，解除神经压迫，改善局部物质代谢，缓解麻痛等症状的作用。

1. 常用穴位　太阳、尺泽。

2. 方法　点刺放血法：用消毒后的三棱针或一次性注射针头直刺穴位处（已

消毒）之“络脉”（即体表浅静脉），使之流出 3～5 滴血液，再用消毒的干棉签擦去血液。一般一周 1～2 次。如疗效不显著，患者体质强健的，可适当增加刺血次数（图 9-18）。

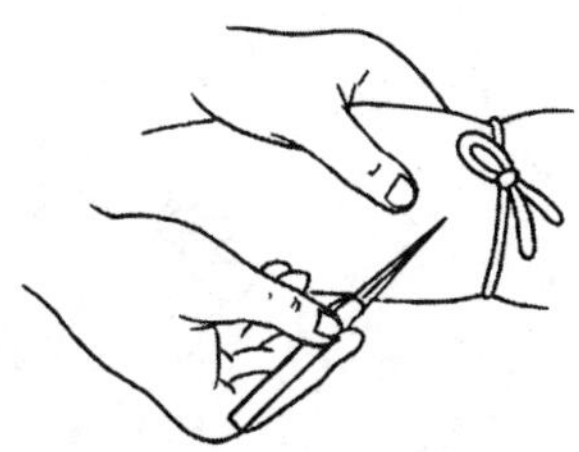

图 9-18　刺血方法

第八节　拔罐疗法

拔罐疗法是根据颈椎病病变累及的部位选用口径不同的玻璃罐、竹罐、抽气罐等，通过燃烧、蒸煮或抽气的方法，使罐内形成负压，吸拔在相应部位或有关穴位皮肤上的一种治疗方法。本法具有明显的减轻或消除、缓解局部痉挛的作用，其中刺络（刺血）拔罐法效果尤为突出。

一、拔罐器具

1. 玻璃罐　玻璃罐吸着后可以从罐外面看到罐内部皮肤的变化以及出血多少，容易估量吸拔的力量，故临床较为常用（图 9-19）。

2. 竹罐　取适宜粗细的青竹，一端留节做底，另一端去节做口，长 8～10cm，壁厚 0.1～0.3cm，刮掉外青皮，罐口磨光。颈部宜用小的口径，肩背部宜用偏大口径。

3. 抽气罐　抽气罐市面或网络交易平台有售。

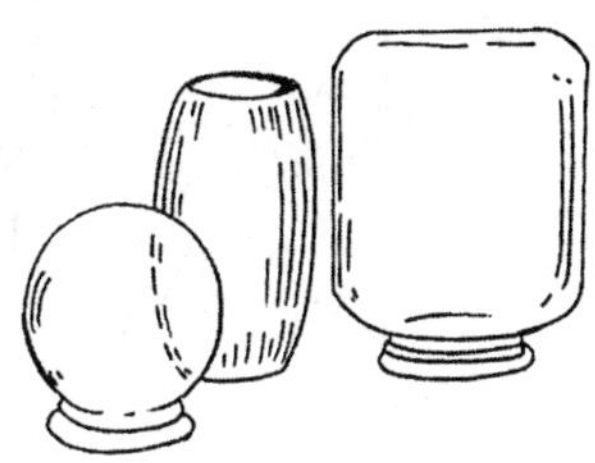

图 9-19　玻璃火罐

二、操作方法

（一）点火排气方法

1. 操作方法

（1）投火法　罐内投入点燃的纸张或乙醇棉球。适用于颈肩背的拔罐（图 9-20）。

（2）闪火法　用镊子或止血钳夹住点燃的乙醇（95%）棉球，在罐内绕（或闪）一下，迅速将罐口端扣在施术处皮肤上（图 9-21）。

2. 拔罐方式

（1）留罐法　一般留罐 10～15min，强吸为 5～10min，弱吸时间适当延长。

（2）闪罐法　火罐吸住局部皮肤后立即拔下，如此反复操作多次，以皮肤红晕为度。

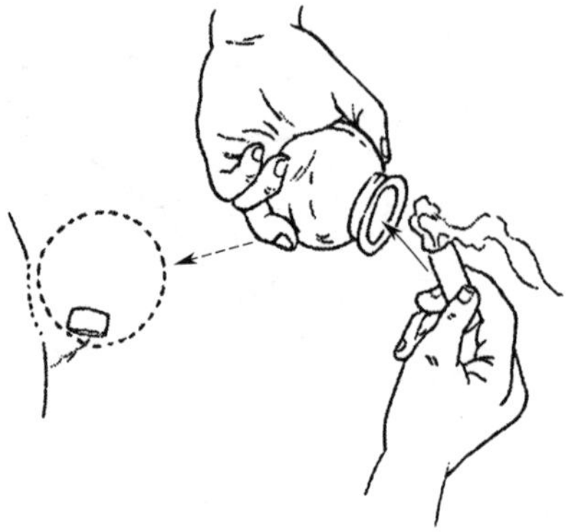

图 9-20 投火法

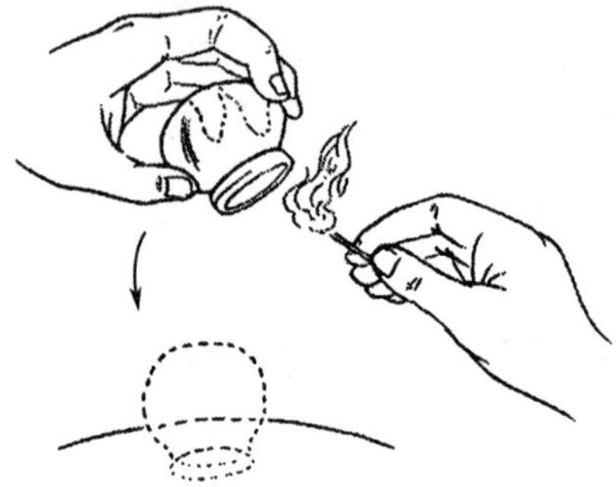

图 9-21 闪火法

（3）走罐法 适用于颈椎病引起的肩背部及上臂部症状的治疗。在治疗部位和火罐边缘涂上一层较薄凡士林或其他油、水等，待火罐吸住皮肤后，操作者一手扶抓罐底、罐体，在皮肤上下左右缓慢移动，以皮肤出现红晕或淤血斑点为度（图 9-22）。

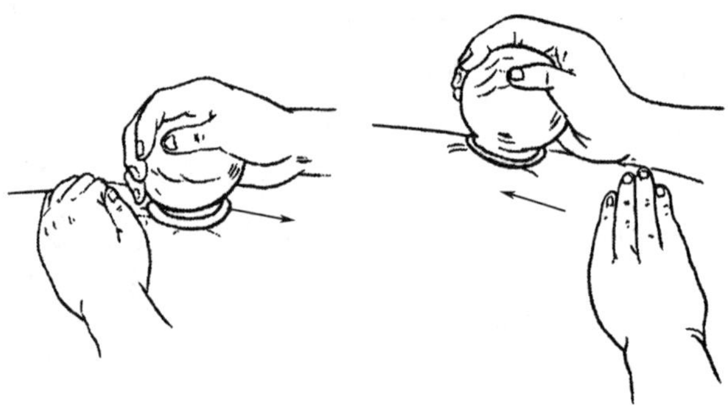

图 9-22 走罐法

（4）刺络拔罐法 在选定的治疗部位用已消毒的三棱针或一次性注射用针头点刺局部脉络（注意：点刺的面积应小于罐口），然后将火罐罩在点刺的皮肤上，使之出血。一般留罐 5～15min。起罐后，用消毒棉球擦净血迹。

（5）针罐法 先在病变部位毫针针刺，得气后留针，再以针为中心，罩上火罐，留置 10～15min（图 9-23）。

（二）抽气吸引法

抽出抽气罐罐内空气，使之形成负压。抽出的空气多少与负压成正比。一般负压不宜太大，以免抽吸后出现水疱（图 9-24）。

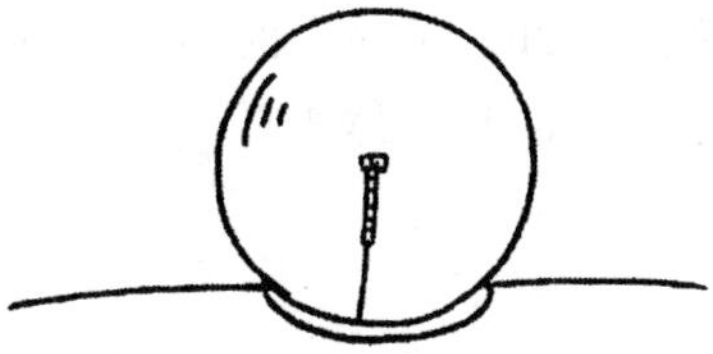

图 9-23 留针拔罐

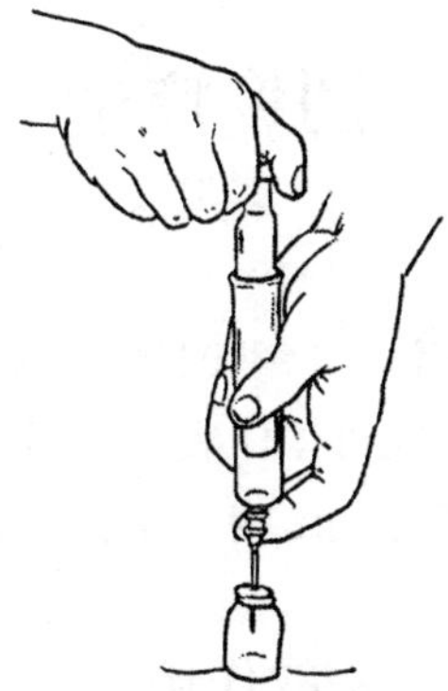

图 9-24 抽气罐法

（三）竹罐疗法

将中药药袋（主要由通经活血、祛风祛湿、舒筋通络的药物组成）放在锅内煮沸，然后将竹罐放在锅内蒸煮 3～5min。

操作者用镊子从锅内将竹罐夹出，甩干药液，迅速投入持有毛巾的另一手中，把水吸干后罐口向下立即扣在治疗部位的皮肤上。注意：①不能拔罐过紧或时间过长，否则易于产生水疱。②一次拔罐一般 2～6 个。③罐间距有 1 寸（同身寸，密排法）和 2 寸（密排法）。④一次治疗以 10～20min 为宜。⑤每日或隔日 1 次，10 次为 1 个疗程。

（四）起罐

一手扶罐并轻轻向一方倾斜，另一手指缓缓按压在罐口附近皮肤上，让空气进罐内，取下火罐。

三、适应证与禁忌证

1. 适应证 各型颈椎病均适宜拔罐疗法。

2. 禁忌证

① 颈椎病伴有烦躁不安或全身抽搐、癫痫发作及精神失常者。

② 颈椎病见久病体弱、全身极度消瘦、皮肤无弹性者。

③ 颈椎病同时伴有出血倾向或出血不止的疾病（如过敏性紫癜、血小板减少性紫癜、白血病、血友病等）者。

④ 颈椎病伴有泛发性皮肤病或皮肤有严重过敏现象者。

⑤ 颈椎病伴有心力衰竭、肾衰、肝硬化腹水、全身浮肿、恶性肿瘤者，不宜拔罐。

第九节　刮痧疗法

刮痧疗法是借助刮痧工具（铜钱、瓷匙、纽扣、刮痧板等）的钝缘面蘸上刮痧介质后，在机体体表有关部位反复刮动、摩擦，通过刺激体表脉络，改善人体气血流通状态，调整人体功能的方法。

一、刮痧疗法的作用

人是一个有机的整体，五脏六腑、四肢百骸、五官九窍各个部分是内外相通、表里相应、彼此协调、相互为用的整体。刺激机体的某个部位可引起相应的全身性反应。人体能够保持着阴阳平衡，气血流畅，适应内外环境的变化，进行正常的生理活动，主要是依靠体内的调节系统来实现的。这种自控调节系统的结构，由人体内的经络系统组成。而经络系统中的皮部又是自身调节系统中的重要组成部分之一，通内达外，它是机体的“感应器”和“效应器”。刮痧是中医外治法的一种。颈部刮拭则是通过对颈部这一特定部位的刮痧良性刺激，起到畅通气血，疏经活络，行气止痛，改善血液循环，促进细胞代谢，增强机体免疫功能，积极抗御疾病，促进病体康复的作用。

二、刮痧的体位与部位

1. 体位　颈椎病刮痧通常的体位有俯卧位、侧卧位、俯伏坐位，以后者为多。

2. 刮痧部位

① 颈部：颈部两侧、颈肩部、第 7 颈椎上下左右。

② 头部：头部是人体的重要地位，故有“头为诸阳之会”“元神之腑”“五脏六腑之大主”之称。常刮拭的穴位有百会、太阳、风池等。

③ 肩背部：肩前、肩上、肩后，分别分布着手阳明经、手少阳经和手太阳经。背部正中布有“阳经之海”——督脉，其旁为夹脊穴所在之部，两侧加有足太阳经，是五脏六腑经气所注之处，更是刮痧的重要部位。

④ 胸腹部：刮拭胸腹部可促进人体的消化、吸收功能而增强体质。

⑤ 四肢：多由上向下按经络分布及颈椎病病邪侵犯的部位刮拭。

总之，颈椎病的刮治部位主要为颈、肩、背部，其次为胸腹和四肢部及有关穴位，如风池、肩井、大杼、天宗、膈俞、肾俞、曲池、列缺、合谷等（图 9-25）。

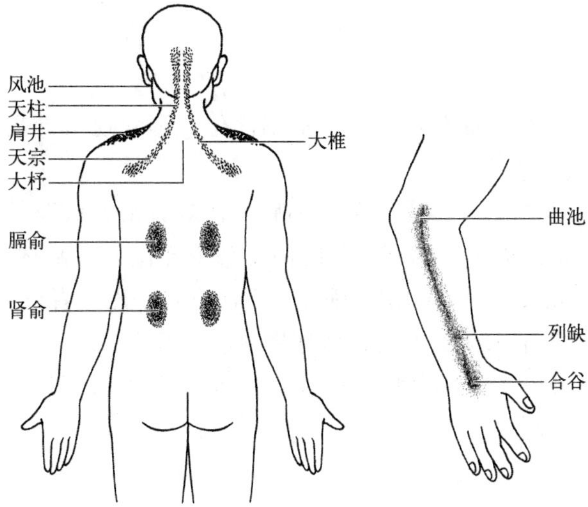

图 9-25　颈椎病刮治部位

三、刮痧疗法常用器具与介质

（一）刮痧器具

特制的刮痧板，以选用不导电、不传热的水牛角为佳，根据需要做成不同的边、弯、角及厚度。小酒杯或小茶杯、陶制品亦可作为刮痧器具。

（二）刮痧介质

为了减少刮痧时的阻力，避免皮肤擦伤和增强疗效，施术时常选用适当的润滑剂、活血剂。

1. **水剂**　冷开水，发热时可用温开水。
2. **油剂**　芝麻油（香油）、菜籽油及豆油等。
3. **活血剂**　多由天然植物经提炼浓缩而成。

四、操作方法

根据病情选择合适的体位，暴露并用毛巾擦净治疗部位。右手持拿刮痧工具，刮缘蘸取刮痧油（边刮边蘸），利用腕臂之力，其硬质钝缘与皮肤间呈 45°拉长并沿一个方向、由轻渐重、均匀用力刮拭（即直接刮，其刺激量大；也可在刮拭部位处放置一层薄布类物品而刮，即间接刮，其刺激量相对较小），以皮下出现均匀、散在的紫红色瘀点（痧点）为度，一处刮完再刮另处。初次刮痧，不强求出痧。

五、注意事项

1. 刮拭前 ①充分暴露并擦拭干净被刮部位。②常规消毒刮痧用具和医生的双手。

2. 刮拭中 ①刮拭顺序：先颈部，再肩背，最后刮上肢及其关节。②刮拭方向：多由上而下，由内而外。③刮次与时间：每个部位一般刮拭 20 次左右，每次刮治时间以 13～20min 为宜。④刮拭强度：手法宜轻，以患者可耐受或出痧为度。

3. 刮拭后 ①擦干水渍、油渍；休息片刻，适当饮水。②刮处 2～3 天内局部有微痛感，属正常反应。③两次刮拭间隔 3～5 天或刮处无痛感时再刮，通常连续治疗 5～7 次为一疗程。

六、禁忌证

1. 颈椎病并发危重病症，如急性传染病、重症心脏病等，应立即住院观察治疗。

2. 有出血倾向的疾病，如血小板减少性疾病、白血病等。

3. 传染性皮肤病，如疖肿、痈疮、瘢痕、溃烂、传染性皮肤病及皮肤不明原因的包块等，不宜直接在病灶部位刮拭。

4. 年老体弱、空腹、妊娠妇女的腹部、腰骶部。

5. 对刮痧恐惧或过敏者。

第十章
封闭与穴位注射疗法

封闭与穴位注射疗法，是将某些对神经系统或对经络具有良性刺激和阻滞传导作用的药物，注射到病变附近的神经周围、痛点或有关的经络穴位，以达到治疗疾病的目的。根据封闭所用的药物种类、浓度及注射部位的不同，封闭疗法可分为神经封闭与神经阻滞两种。

一般封闭药物的主要作用是阻滞神经传导，如较高浓度的利多卡因、普鲁卡因等局部麻醉剂，将其注入病变区域的神经周围，则可阻断由病灶产生的病理冲动向中枢神经系统传入，从而减缓或消除疼痛，使中枢神经的功能保持正常。另有一些封闭药物，如低浓度的普鲁卡因，除了具有阻滞传导的作用外，还能对神经产生一种良性刺激，类似针灸疗法对神经系统功能的调节作用一样，即通过神经对血液循环和淋巴回流等过程的影响，改善病变部位的新陈代谢和营养状况，减轻局部肿胀等炎性反应。反复多次地封闭，痛点及穴位注射，还可获得积累性治疗效果。

穴位注射疗法是将有关的液体药物注入相应的穴位内，是融药物的药理作用、药液体积的张力作用和针刺对局部刺激作用为一体而治疗疾病的方法，既发挥了药物的治疗作用，又发挥了经络腧穴的调整作用。

因为封闭疗法是将最有效的药物在最短时间内注射到最需要治疗的病灶处，所以对颈椎病引起的疼痛有较好的治疗效果。临床上只要封闭部位准确，即可达到迅速止痛的目的。封闭与穴位注射的主要作用表现在五个方面：①阻止颈肩部病理反射过程的发生、发展，消除传向神经系统的病理冲动。②保护神经系统，恢复颈部的正常功能。③消除颈肩部肌肉痉挛及其导致的疼痛。④改善肌肉的营养状况，促进局部血液循环。⑤调节机体各部阴阳平衡，使之相互协调。

第一节 封闭与穴位注射的适用范围

1. 封闭疗法主要适应证 颈椎病所致的疼痛。颈椎退行性变引起的疼痛，急性和慢性颈部损伤后疼痛等，均可采用局部压痛点（阿是穴）或神经干封闭治疗。

2. 穴位注射适应证 除适应于颈椎病所致的疼痛外，还可用于各型颈椎病引起的眩晕、恶心、呕吐、眼花、耳鸣、耳聋、颈部强痛、肢体麻木、上肢或下肢软弱无力、活动受限等几乎所有症状者。

第二节 药物选择与配伍

封闭疗法和穴位注射常用药物：

1. 普鲁卡因 用途广泛的局部麻醉药，可用于各种封闭治疗和神经阻滞麻醉。其药毒性小，可根据不同的部位选择0.5%～1.0%的浓度。由于部分患者对此药过敏，故注射前均应做皮试，阴性者方可使用。

2. 利多卡因 局部麻醉药，比普鲁卡因扩散能力强，作用时间长，相对毒性大1倍。常用0.5%～1.0%的浓度，一次用量2～5mL。也可与普鲁卡因、布比卡因混合应用，以增强其扩散作用。

3. 维生素 穴位注射维生素 B_1、维生素 B_{12} 等可用于颈椎病造成的神经损伤而伴有疼痛、麻木者。另外，还可将其加入普鲁卡因和激素中进行治疗。

4. 激素 常用地塞米松、泼尼松龙混悬液等，常与普鲁卡因、利多卡因等麻醉药混合使用。地塞米松常用剂量为2～10mg，泼尼松龙混悬液为25～50mg。颈椎病合并溃疡病、糖尿病、高血压及感染性疾病者慎用。

5. 中药制剂 如当归、川芎、红花、丹参等具有活血化瘀、滋补肝肾、舒筋活络及祛风散寒的中药制成的注射液，可用作穴位或痛点注射。

6. 其他 如骨肽注射液、肌苷注射液、透明质酸酶等，也可根据病情酌情选用。

第三节 封闭与穴位注射的部位与方法选择

1. 痛点注射 颈椎病的压痛点多位于容易发生损伤和神经末梢比较丰富的筋

膜、肌肉附着点、腱腹交界处和肌肉交错的部位，一般用手指按压（用力均匀且轻，并与周围特别是对侧组织进行比较）即可得知。注射时将药物准确地注射到痛点中央即可。

2. 穴位注射 注射点是辨证选穴和经络触诊的阳性反应点（后者是医生用指腹滑动、按揉、触压、推动等方法在经络上触及的各种结节、条索状物、敏感压痛点等）。治疗中常选择足太阳膀胱经、督脉、夹脊穴和手足少阳经穴，如华佗夹脊穴、天柱、风府、哑门、风池、阿是穴、曲池、合谷等。注射时选用的穴位不宜过多，一般每次2～3个穴位，可几组穴位交替使用。注射药量也不宜过大，一次一个穴位注射0.5～2mL为宜。隔日或每三日1次，10次为一个疗程。

3. 颈椎后关节囊封闭 适用于颈椎后关节错位、滑膜嵌顿、创伤性炎症以及骨折而见脱位、颈神经根刺激或压迫症状者。

操作方法：患者取俯伏坐位，双臂置于桌上，前额抵于前臂，以棘突为标志，在棘突旁两横指处垂直进针，针尖抵于颈椎后关节囊，患者往往局部有酸胀、疼痛较剧感，但无窜麻感（如有则为刺中神经根）时注入1%普鲁卡因（皮试阴性者）2～4mL，或加入泼尼松龙混悬液25mg。如患者横突明显，可在病变部位上下相邻的两个横突间进针。若出现窜麻感，提示已刺中神经根，此时立即将针退回少许，再向正中线方向呈5°左右斜刺，如感酸胀、疼痛，多抵达关节囊部位。严禁针尖向上斜刺，以免损伤脊髓。另外，注射前一定要回抽针管，无血时方可注射药物。若回抽见有血液，应略微改变针刺方向回抽、注射即可。

4. 颈神经根封闭 本法适用于神经根型颈椎病的治疗。

操作前，先要明确颈椎各横突的体表位置：颈2横突在胸锁乳突肌后缘，乳突下1～2cm外侧，向下间隔1cm为颈3横突，颈4横突位于颈3横突下1cm处，相当于胸锁乳突肌后缘中点，紧靠颈4横突垂直向下，紧靠锁骨上方即为第6颈椎横突处，颈4和颈6之间为颈5横突。

操作方法：患者取仰卧位或坐位，头转向健侧，用穿刺针对准横突缓慢刺入约3cm，针尖抵达横突，如出现放射痛，提示刺中了相应的神经根，这时可根据放射痛的部位判断神经根的平面（如疼痛向上颈部及枕部放射多为颈2、3神经根；疼痛向下颈部、锁骨区、肩臂部放射多为颈4神经根；向上臂外侧放射为颈5神经根；窜及拇指及示指者为颈6神经根；向中指放射多为颈7神经根；向环指和小指放射多为颈8神经根），以此明确封闭相应的神经根。注射时回抽无血即可注入0.5%～1.0%普鲁卡因（皮试阴性者）5～10mL，加地塞米松5mg或泼尼松龙混悬液50mg（图10-1）。如需封闭两个以上

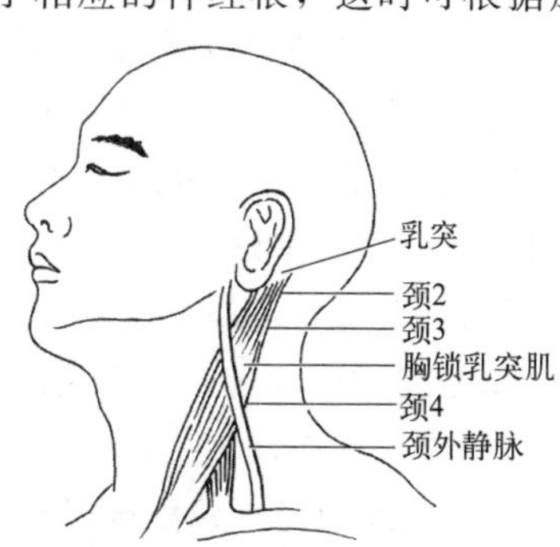

图10-1 颈神经根封闭

的神经根，可将针尖退至皮下，将针尾向下呈 45°或向上斜刺入相邻的横突即可。

5. 臂丛神经封闭 本法适用于颈椎病所致臂丛神经痛的治疗。

锁骨上窝进针法操作：臂丛神经位于前、中斜角肌间隙，与锁骨下动脉并行于第 1 肋骨上缘，并一起通过锁骨中点的下方到达腋窝部。患者仰卧，头转向对侧。医生左手示指触摸锁骨上缘的动脉搏动处，沿动脉搏动处的外后侧缓缓刺入约 2cm 即抵达第 1 肋骨，如有放射痛提示已刺中臂丛神经，回抽无血无气时，注入 0.5% 普鲁卡因（皮试阴性者）5～10mL，或加入泼尼松龙混悬液 50mg（图 10-2）。为了提高疗效，可将一部分药液注入横突旁的前中斜角肌间隙及前斜角肌内。前者位于胸锁乳突肌锁骨头外缘处，触摸时有一尖端向上的三角形缝隙。注射时，左手示指由此间隙可触及第 6 颈椎的横突尖，针尖对准颈 6 横突的方向刺入约 1～1.5cm，出现臂部放射痛，回抽无血时注入药物。前斜角肌肌内注射的方法是，在前斜角肌肌间隙注射后，将针退至皮下，针尖略向前方刺入即可。注意：每次注射 0.5%普鲁卡因总量应＜10mL，泼尼松龙混悬液应＜50mg。

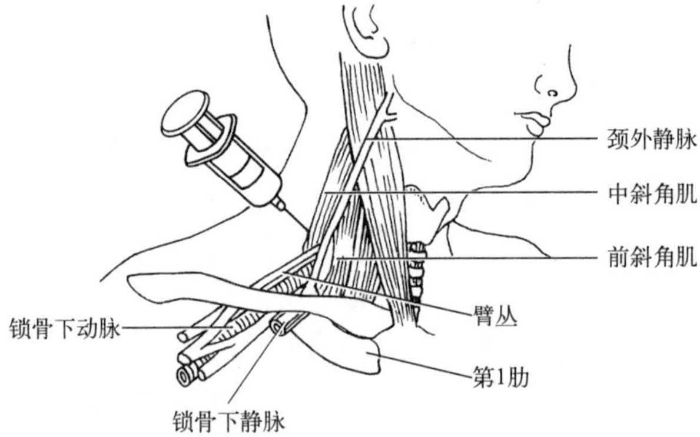

图 10-2 臂丛神经封闭

6. 星状神经节封闭 本法适用于椎动脉型、交感神经型颈椎病和颈源性心绞痛型颈椎病。

前路星状神经节封闭操作方法：患者仰卧位或端坐位，头向健侧旋转 45°，于胸锁关节上 2cm，胸锁乳突肌内缘处做局麻皮丘，靠其上方先用左手示指尖向深处触压，把气管、食管推向内侧，颈总动脉推向外侧，在气管和颈总动脉之间形成一间隙，然后用 22 号穿刺针从皮丘处垂直刺入 3～5cm，当到达第 7 颈椎的前外侧受阻时，针尖退出少许，回吸无血、无气时缓慢注入 0.5%～1.0%普鲁卡因 5～10mL（皮试阴性者）及泼尼松龙混悬液 25～50mg（图 10-3）。本法一般每周 2 次，一次一般多注射一侧。

7. 枕大神经、枕小神经封闭 本法适用于颈椎病引起的枕大、小神经痛（外伤、寰枢关节半脱位、颈部肌痉挛等刺激或压迫枕大神经和枕小神经，可致其分布部位的疼痛）。

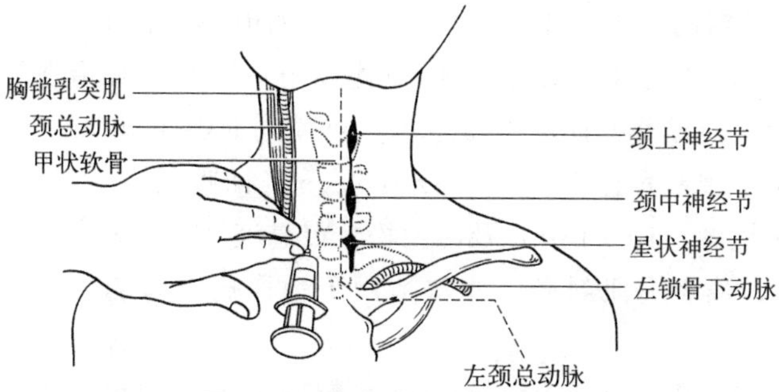

图 10-3　前路星状神经节封闭

枕大神经封闭操作方法：患者取坐位，头微前屈，在颈 2 棘突与乳突尖连线中点（相当于风池穴）处按压，可出现向头顶、前额部的放射性痛，由此点进针，针尖向上 45°刺入，出现放射痛时，注入 1%的普鲁卡因（皮试阴性者）1～2mL 及泼尼松龙混悬液 25mg。

枕小神经封闭操作方法：其进针部位在乳突后方，胸锁乳突肌附着处的后缘，相当于翳明穴处（图 10-4）。

8. 肩胛上神经封闭　本法适用于颈椎病所致之肩痛。

操作方法：患者取端坐位，沿肩胛冈作一水平线，通过肩胛骨下角作一垂直线，两线相交的外上角作为穿刺点，垂直刺入直达喙突的基底部，肩部出现放射性疼痛，回抽无血时，注入 1%普鲁卡因 10～15mL（皮试阴性者）及泼尼松龙混悬液 50mg。

9. 腋神经封闭　本法适用于颈椎病引起的肩关节后下方疼痛者。腋神经由颈 5、6 神经纤维组成，从臂丛后侧索分出后伴随旋肱肌动脉绕过肱骨颈向后走行，穿过肱三头肌长头、大圆肌、小圆肌及肱骨外科颈所构成的四边孔到达三角肌的深面。

操作方法：一般就是将药液注入上述之四边孔中，注射前触按此孔，常有压痛。注射时患者取端坐位，患肩外展 45°，于肩峰背侧下方约 4cm 处对准喙突刺入约 4～4.5cm 即达此四边孔附近，针尖触及肱骨外髁颈后内侧受阻时，将针退出少许，回吸无血，注入 0.5%～1.0%普鲁卡因（皮试阴性者）8～10mL（图 10-5）。

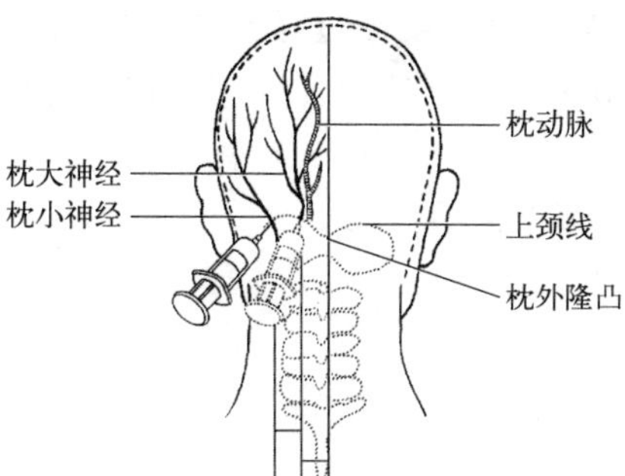

图 10-4　枕大、小神经封闭

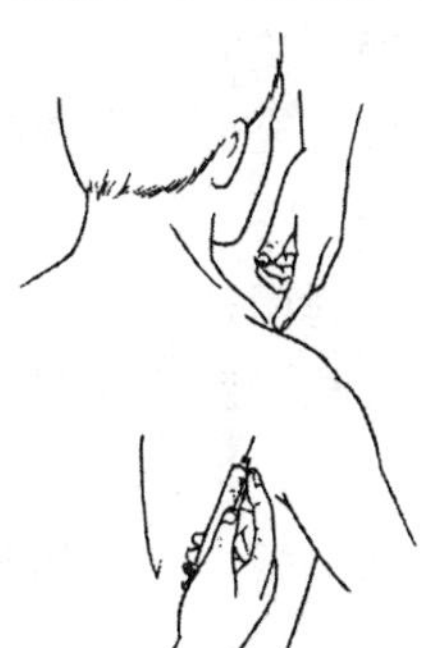
图 10-5　腋神经封闭

10. 前斜角肌封闭 本法适用于颈椎病引起的前斜角肌痉挛及疼痛。

操作方法：患者取坐位，头部转向对侧，用左手示、中指在锁骨上将胸锁乳突肌锁骨头后缘向内推移并向内下方按压，可摸到前斜角肌，患者深吸气闭气时，则摸得更为清楚。用 7 号针头刺入 0.5～0.75cm，回吸无血、无气时，注入 1%普鲁卡因（皮试阴性者）10～15mL 及泼尼松龙混悬液 25mg。

11. 菱形肌、肩胛提肌封闭 本法适用于颈椎病引起的菱形肌、肩胛提肌痉挛、疼痛。

操作方法：患者坐位或俯伏坐位，触摸肩胛内上角和肩胛内缘，阳性反应的结节、压痛点、条索状物，做上标志，消毒后用 7 号针头向前外方刺入，直达肩胛骨内上角或肩胛骨内缘，回吸无血无气体时，注入 1%普鲁卡因（皮试阴性者）10mL 及泼尼松龙混悬液 25mg。注意：切忌垂直刺入和刺入过深，以防造成气胸。

12. 风池穴注射 主要适用于颈性眩晕的治疗。

操作方法：选一侧或两侧风池穴，向对侧眼球方向进针 1～2cm，有针感后回抽无血，缓慢注药，每次每穴注入 2%利多卡因 1mL 和泼尼松龙混悬液 25mg。每 5 日注射 1 次。

第四节 封闭与穴位注射的注意事项

（一）禁忌证

1. 诊断不明确者。

2. 有普鲁卡因过敏史者。

3. 肝功能不全者（因为大量普鲁卡因进入身体后，迅速分解成对氨基苯甲酸和二乙氨基乙醇，其分解过程多在肝脏内进行）。

4. 肾功能不全者（由于普鲁卡因的分解产物，最后要经过肾脏从尿中排出）。

5. 医生没有充分掌握封闭疗法的作用、用法、治疗目的、操作过程及急救处理时。

6. 因施行封闭疗法后的止痛作用可延误急症诊断及手术者。

7. 封闭部位皮肤或深层组织内有化脓性感染病灶、活动性结核、全身急性感染性疾病者。

8. 合并溃疡病、糖尿病和高血压病及全身情况不佳，年老体弱者。

（二）封闭、穴位注射意外事故的处理

1. 大血管损伤 大血管损伤多发生于接近大血管部位的封闭过程中，如颈神

经根或星状神经节（椎动脉或颈动、静脉）以及四肢神经干等的封闭。注意操作应尽量避免损伤血管，以防血肿产生。注射前应回抽无血，方可缓缓注药，并固定针头，以免发生移动而将药液注入血管内。

2. 封闭药物的过敏与中毒反应 由于封闭用药主要是低浓度的普鲁卡因，毒性小，用量小，注射前又做过敏试验，因而发生药物中毒与过敏现象极为少见。如果患者在注药过程中出现头晕、颜面潮红、发热、恶心、呕吐、心慌、多语、谵妄、兴奋以至惊厥，应立即停止注射，平卧休息，轻者口服糖水，休息片刻，均可自行恢复。一旦发生虚脱、发绀或惊厥等较严重的过敏反应时，则应立即将患者置于仰卧头低位，吸氧，静脉滴注小量硫喷妥钠或异戊巴比妥钠（50～100mg）或麻黄碱（15mg），或肌内注射麻黄碱注射液20～30mg。若呼吸、心跳停止，应立即施行心肺复苏，包括胸外按压和人工通气，并尽快启用自动体外除颤器（AED）。故在封闭时应由有一定临床经验的医生或麻醉师操作，以杜绝此类事故的发生。

第十一章
中西药物疗法

第一节　药物治疗原则

临床上应用药物治疗颈椎病时，应遵循以下原则。

1. 对症选药　就颈椎病的发病机制而言，药物治疗并非治本之法，但能起到缓解症状、减轻患者痛苦、加快局部血液循环、改善新陈代谢的作用。对于颈椎病，临床主要选用消炎消肿、解热镇痛等药物对症治疗。对颈椎病的慢性期，因组织粘连、血液循环障碍、神经功能受损，患者主要表现为运动、感觉功能障碍，此时应以改善血液循环、维持正常生理功能的药物对症处理，多选用扩张血管、维生素和营养神经类的药物。

由于不同的药物具有不同的药理作用和副作用，在治疗过程中，医生必须了解各药的作用特点、剂量大小、给药途径、配伍禁忌及副作用，严格掌握用药指征，密切观察药后反应，及时调整所用药物及其剂量，才能取得较为满意的效果。

2. 辨证施治　中药治疗颈椎病有较好的疗效，但由于可用于治疗颈椎病的中药较多，所以必须根据病情的寒热虚实辨证施治。在治疗时必须始终遵循“寒者热之，热者寒之，虚则补之，实则泻之”总治疗原则，根据患者病情采取不同的治疗措施。

3. 中西药联合应用　西药偏重对症治疗，在消除水肿、缓解疼痛等方面疗效迅速，但副作用较大，长期应用受限，疗效不易巩固，停药后病情易于反复。中药偏重治病求本，或标本兼治，调整全身的机能状态，提高机体的免疫功能，改善血液循环，抗炎消肿，促进损伤组织的修复；此外，中药还具有作用缓和、持久，疗效稳定，副作用小等优点。鉴于中西药各有优势，临床在治疗颈椎病时常将二者联合应用，取长补短，往往会起到较好的治疗效果。在颈椎病的急性发作期，一般是在西药对症治疗的同时，配合中药汤剂治疗；在颈椎病的慢性期，一般较宜非甾体抗炎药加活血止痛类的中成药治疗。

4. 个体化用药 由于患者的病程长短、病变部位及病变程度不同，临床表现各不相同，加之对药物敏感程度有明显差异，因此，临床用药时必须遵循个体化用药原则，才能取得理想的治疗效果。例如神经根型颈椎病急性发作期，有的患者出现剧烈的疼痛，宜选用镇痛作用强的布桂嗪注射液肌注或口服，有的患者仅有轻微疼痛，选用解热镇痛类药物如吲哚美辛（消炎痛）、布洛芬口服即可。由于患者对止痛药的敏感程度不同，治疗时应从有效剂量开始应用，同时还须注意止痛药的成瘾性。

第二节　中医辨证用药

（一）颈型颈椎病辨证用药

1. 风寒痹阻

临床表现：颈部疼痛、板滞，肌肉痉挛、僵硬，转颈困难，症状常因寒冷及阴雨发生或加重，舌淡，苔白腻，脉弦或弦紧。

治则：疏风散寒，活络通经。

处方：葛根汤加减。

药物：葛根 15～20g，白芍 10～12g，桂枝 9～10g，当归 9～10g，丹参 15g，麻黄 6g，木瓜 10g，防己 15g，生姜 3 片，甘草 3g。

服法：水煎服，日一剂。

2. 痰瘀化火

临床表现：颈部强痛，活动不灵活，颈部局部按压痛，咽喉疼痛，胸腔痞满，恶心，舌红苔薄黄或黄腻，脉弦滑。

治则：活血化瘀，清热化痰。

处方：桃红四物汤合二陈汤加减。

药物：桃花 10g，红花 10g，当归 10g，川芎 15g，赤芍 10g，陈皮 9g，清半夏 10g，茯苓 10g，瓜蒌 12g，黄芩 10g，川贝母 6～10g，葛根 15g，丹参 15g，麦冬 10g，生甘草 13g。

服法：水煎服，日一剂。

（二）神经根型颈椎病的辨证用药

1. 气滞血瘀

临床表现：颈部、肩臂疼痛、麻木，入夜加重，活动受限，压痛明显，多有颈椎感染风寒病史，舌质紫暗，脉弦紧。

治则：祛瘀通络，化瘀止痛。

处方：身痛逐瘀汤加减。

药物：当归 10～12g，川芎 15g，赤、白芍各 12g，桃仁 12g，红花 12g，羌活 12g，制没药 9g，山药 15g，五灵脂 12g，秦艽 12g，香附 12g，川牛膝 12g，葛根 20g，炙甘草 3g。

服法：水煎服，日一剂。

2. 气虚血瘀

临床表现：颈部肩臂酸痛麻胀，以麻为主，压痛明显，伴有皮肤干燥，心烦，痞闷，面色不华，倦怠少气，舌质紫暗，脉弦细或细涩。

治则：补益气血，活血通络。

处方：补阳还五汤加减。

药物：生黄芪 30g，党参 12g，当归 9g，生、熟地黄各 12g，赤、白芍各 12g，地龙 9g，川芎 12g，红花 9g，桃仁 12g，丹参 15g，防己 15g，桂枝 9g，葛根 15g，炙甘草 3g。

服法：水煎服，日一剂。

3. 脾肾亏虚

临床表现：患侧肢体无力，上肢及手部肌肉萎缩，颈痛掣引肢臂，颈部转动不灵活，伴有头昏眼花，倦怠乏力，腰膝酸软，舌质暗，脉沉细。

治则：益气养血，滋补脾肾。

处方：八珍汤合左归饮加减。

药物：炙黄芪 30g，党参 12g，茯苓 12g，炒白术 12g，当归 9g，川芎 12g，熟地黄 12g，赤、白芍各 12g，鹿角片 10g，炙龟甲 8g（先煎），炙甘草 3g，山药 10g，山茱萸 10g，枸杞子 10g。

服法：水煎服，日一剂。

（三）椎动脉型颈椎病辨证用药

1. 痰湿中阻

临床表现：颈部疼痛，眩晕泛恶，胸脘痞闷，头重如裹，四肢乏力，纳食减少，严重者昏厥猝倒不省人事，苔白腻，脉濡滑。

治则：燥湿健脾，化痰降逆。

处方：半夏白术天麻汤加减。

药物：姜半夏 12g，炒白术 12g，天麻 12g，陈皮 9g，山药 12g，茯苓 12g，石菖蒲 12g，当归 9g，川芎 12g，制胆南星 9g，炙甘草 3g，大枣 5 枚。

服法：水煎服，日一剂。

2. 痰瘀互结

临床表现：颈部、肩臂、四肢重着麻木，甚则挛缩刺痛，眩晕，头痛，时时恶心呕吐，饮食减少，心悸，体倦乏力。舌质暗或有紫斑，苔腻，脉弦细。

治则：活血理气，逐瘀化痰。

处方：血府逐瘀汤加减。

药物：当归 9g，生地黄 12g，赤、白芍各 12g，丹参 15～20g，桃仁 9g，红花 9g，川芎 12g，柴胡 9g，炒枳壳 9g，桔梗 9g，川牛膝 12g，制胆南星 9g，砂仁 3g，炙甘草 6g。

服法：水煎服，日一剂。

3. 湿热内扰

临床表现：颈部酸楚，眩晕心悸，烦躁失眠，痰多泛恶，苔薄黄腻，脉滑数或濡数。

治则：清胆化痰，理气和胃。

处方：温胆汤加减。

药物：姜半夏 9g，炒枳壳 6g，竹茹 12g，陈皮 6g，茯苓 12g，炒黄芩 9g，赤、白芍各 12g，当归 9g，川芎 12g，防己 15g，大枣 5 枚，炙甘草 6g。

服法：水煎服，日一剂。

4. 气血亏虚

临床表现：颈部疼痛，头晕目眩，面色㿠白无华，心悸气短，倦怠神疲，食少便溏，肢体麻木，舌淡红，脉沉细。

治则：益气养血，升举清阳。

处方：十全大补汤加减。

药物：炙黄芪 30g，党参 12g，白术 10g，茯苓 10g，升麻 9g，葛根 12g，蔓荆子 12g，赤、白芍各 12g，桂枝 9g，当归 9g，川芎 12g，生、熟地黄各 12g，龙眼肉 10g，防己 12g，细辛 6g，炙甘草 6g，大枣 5 枚。

服法：水煎服，日一剂。

（四）交感神经型颈椎病辨证用药

1. 肝阳上亢

临床表现：颈部强痛，头痛眩晕，耳鸣目涩，多梦，阵发性面部发热，出汗，严重者昏厥猝倒，舌红，脉弦细。

治则：养阴通络，平肝潜阳。

处方：天麻钩藤饮加减。

药物：天麻 12g，钩藤 12g，石决明 15g，当归 9g，黄芩 12g，川牛膝 12g，杜仲 12g，益母草 12g，桑寄生 12g，首乌藤 30g，茯苓 12g，生龙牡各 20g，生甘草 6g。

服法：水煎服，日一剂。

2. 血亏阳虚

临床表现：颈部疼痛，头晕耳鸣，肢体麻木，手足不温，畏寒自汗，视物模糊，神疲乏力，少言懒动，腰腿酸软，舌红苔薄，脉细。

治则：温阳益气，养血填精。

处方：八珍汤合六味地黄汤加减。

药物：炙黄芪 30g，党参 12g，茯苓 10g，炒白术 12g，当归 9g，川芎 12g，熟地黄 12g，白芍 10g，山茱萸 10g，龟甲胶 10g，鹿角胶 10g，炙甘草 3g。

服法：水煎服，日一剂。

3. 痰湿内阻

临床表现：颈部强痛，头晕头痛，头重如裹，胃脘痞闷，恶心欲吐，身困乏力，舌苔厚腻，脉濡滑。

治则：健脾和中，祛湿化痰。

处方：香砂六君子汤加减。

药物：党参 12g，炒白术 12g，茯苓 12g，姜半夏 9g，陈皮 6g，木香 6g，砂仁 6g，葛根 12g，丹参 15～20g，防己 12g，当归 9g，炙甘草 3g。

服法：水煎服，日一剂。

4. 胸阳痹阻

临床表现：颈部强痛，牵掣胸背，胸闷气短，肢体沉重，肢寒畏冷，心跳减慢，舌质紫，苔白或白腻，脉结代或迟缓，或沉弦而紧。

治则：温阳散结，行气祛痰。

处方：瓜蒌薤白白酒汤加味。

药物：全瓜蒌 12g，薤白 12g，丹参 18g，柴胡 9g，川芎 12g，延胡索 12g，青、陈皮各 6g，姜半夏 9g，桂枝 10g，当归 9g，炙甘草 3g。

服法：水煎服，日一剂。

5. 气滞血瘀

临床表现：颈部强痛，牵掣肩胛、胸肋、季肋、上肢，疼痛如刺，固定不移或胀痛，痛无定处，或伴有麻木，舌暗红，苔干，脉涩滞。

治则：行气活血，通络止痛。

处方：桃红四物汤加减。

药物：柴胡9g，全瓜蒌12g，当归9g，川芎12g，赤芍10g，生地黄10g，桃仁9g，红花9g，穿山甲12g，干地龙9g，丹参15g，葛根12g，香附12g，柴胡9g，生甘草6g。

服法：水煎服，日一剂。

（五）脊髓型颈椎病辨证用药

1. 脾虚肾亏

临床表现：下肢筋脉拘急，乏力，或如踩海绵，行动不利，容易跌跤，上肢麻木，持物易落地，颈部僵硬，转侧不利，舌淡、体胖有齿痕，苔薄，脉细或细滑。

治则：补脾益气，滋肾填精。

处方：左归丸合归脾汤加减。

药物：炙黄芪30g，山茱萸12g，生、熟地黄各12g，山药10g，当归10g，党参12g，炒白术10g，茯苓10g，枸杞子10g，菟丝子10g，鹿角胶12g，川牛膝12g，龟甲胶12g，炙甘草6g，葛根10g，丹参10g。

服法：水煎服，日一剂。

2. 痰湿闭阻

临床表现：颈项强直，肢体水肿，脘腹胀满，泛恶不止，肢体僵硬，肌张力明显增高，大小便困难，舌质紫，脉弦滑。

治则：宣肺利水，化痰通腑。

处方：葶苈大枣泻肺汤合二陈汤加减。

药物：葶苈子12g，当归9g，猪苓12g，陈皮10g，半夏12g，茯苓12g，生大黄12g，玄明粉10g，炒枳壳9g，生黄芪15g，党参12g，赤、白芍各12g，生姜3片，甘草3g。

服法：水煎服，日一剂。

3. 肾虚痰停

临床表现：颈项强直，腰膝酸软，四肢无力，肌力、肌张力明显下降，头重欲睡，或泛恶胸闷，阳痿遗精，小便滴沥，舌淡体胖，苔薄腻，脉细滑。

治则：补肾益精，化痰通络。

处方：地黄饮子加减。

药物：炙黄芪15g，党参12g，当归9g，熟地黄12g，山茱萸12g，淫羊藿12g，肉苁蓉12g，五味子9g，石菖蒲15g，远志9g，姜半夏9g，陈皮6g，炙甘草3g。

服法：水煎服，日一剂。

4. 脾胃虚弱

临床表现：颈部痿软、疼痛，抬头困难，肌肉萎缩，神疲，纳呆，肌力、肌张力下降，大便溏薄，舌淡，脉细弱。

治则：补脾胃，益气血。

处方：人参养荣汤加减。

药物：炙黄芪 30g，党参 15g，当归 9g，生、熟地黄各 10g，白芍 10g，茯苓 12g，炒白术 12g，五味子 10g，山药 12g，肉桂 3g，远志 9g，陈皮 9g，生姜 3 片，大枣 5 枚，鹿角片 12g，炙甘草 6g。

服法：水煎服，日一剂。

第三节　外用中药

外用中药主要分为敷搽类、膏贴类、熏蒸类三类。

（一）敷搽类

敷搽类主要有外敷剂、外搽剂、湿热敷和调敷剂。

1. 外敷剂　将通经活络、活血止痛的药物，放置于布袋中制成外敷药袋，敷于患处，通过温热效应，改善局部血液循环，达到祛风散寒、温经止痛的目的。

2. 外搽剂　将药物直接涂搽或喷洒于患处，药物可直接吸收，或通过反复摩擦，促进局部血液循环，加速药物的吸收，活血化瘀，改善局部循环，起到抗炎消肿止痛的作用。

3. 湿热敷　将中药煎煮后的药渣装袋，趁热在颈部进行热敷的方法。

4. 调敷剂　将中药（如生川乌、生草乌、乳香、没药、独活、红花等）研末，用乙醇或食醋调后敷于患处，以加强止痛作用。

（二）膏贴类

膏贴药是临床治疗寒湿痹痛的常用药物剂型。将祛风散寒除湿、养血活血通络的药物提取或煎熬去渣后，加入适当的基质，涂于布或纸等材料上，贴敷于皮肤，使药物的有效成分被皮肤缓慢吸收，发挥治疗作用。

常用的膏贴药：东方活血膏、麝香壮骨膏、追风膏、伤湿止痛膏、狗皮膏等。

应用膏贴药时，要注意：①辨证用药；②观察患者有无过敏反应，一旦局部出现过敏反应现象，应暂缓使用或弃而不用。

（三）熏蒸类

1. 中药袋熏蒸法　红花、乳香、没药、木瓜、鸡血藤、防风、生川乌、生草乌、干姜、细辛各30g，马钱子10g，将药物粉碎，装入布袋，放入锅中蒸30～60min，取出放在患处热敷，温度以患者能忍受为度，药凉后取下，每日1～2次。也可将红花、乳香、没药、桃仁、川芎、当归、穿山甲、伸筋草、海桐皮、桂枝、淫羊藿、黄芪等中药和细砂均匀搅拌，装入40cm×40cm的布袋中缝好，置于蒸笼上高温蒸热后，患者平卧，将中药袋平铺于患者的颈部（温度以患者局部有热感而不会烫伤为宜），外用塑料薄膜包裹，以免热气消散。每小时更换热袋1次，每天治疗2～4h。

2. 中药熏洗、温泉浴

①中药熏洗　将生川乌、生草乌、鸡血藤、马钱子、透骨草、羌活、独活、红花、五加皮、细辛各30g，煎煮后放入浴盆加热水熏洗患处，以全身出汗为宜，每日1次，每次30min。

熏洗时注意：传染病患者禁用本法；高热、水肿、体弱者及孕妇慎用；由于熏洗出汗较多，要多补充水分和维生素。

②中药温泉浴　将中药当归、黄芪、红花、川芎、川乌、羌活各10g，透骨草、川牛膝、威灵仙、苏木、海桐皮各15g，白花蛇1条，加陈醋100mL，浸泡30min，文火煎30min，滤液取30mL。38～40℃温泉内，浸浴30～50min，每日1次，20次为一疗程。或用药物：葛根20g，丹参、威灵仙、防风、荆芥、桑枝、桂枝、五加皮、当归各30g，倒入盆中，加水3000mL，稍浸渍后煎沸15min，用毛巾蘸药水趁热洗敷颈肩部。第2天仍可用原汤加热外洗。一剂药洗3天，每日2次，每次30min。药物选择上，麻木甚者，加细辛15g，川椒30g；疼痛重者，加乳香15g，白芍12g。熏洗时注意：传染病患者禁用本法；高热、水肿、体弱者及孕妇慎用；由于熏洗出汗较多，要多补充水分和维生素。

第四节　治疗颈椎病的常用西药

治疗颈椎病常常也会服用西药，西药的主要作用在于减轻或解除疼痛，从而使紧张或痉挛的肌肉松弛，以减轻肌肉对局部病灶处的牵拉，有利于局部损伤病灶的修复。

（一）镇痛药

剧烈的疼痛不但给患者带来难以忍受的痛苦，影响睡眠和休息，甚至可造成患者某些生理机能的紊乱。临床上引起颈肩疼痛的病因较多，对各种不同的颈部、肩痛应针对病因给予药物以缓解或减轻疼痛。目前临床上常用的有非甾体消炎镇痛药，如吲哚美辛（消炎痛）、布洛芬（芬必得）等，效果良好。但这类药物常引起胃肠道反应，对肝肾功能也有一定的影响，故应加以注意。

1. 解热镇痛药

（1）水杨酸类

① 阿司匹林：本药有止痛和缓解肌肉痉挛作用，可抑制关节滑膜炎症，对受伤关节软骨有保护作用，且经济、副作用小。片剂有 0.3g、0.5g 两种规格。用作镇痛、抗炎时每次 1g，每日 4 次，饭后服；应优先选用对胃肠道刺激作用小的肠溶片。本品可导致凝血障碍之弊，可加服维生素 K。

② 水杨酸钠：作用与阿司匹林同，但对胃肠刺激较阿司匹林强，有溃疡者慎用。片剂 0.3g，每日 3 次，饭后服用。

③ 抗炎松：由乙酰水杨酸和孕烯醇酮缩合而成，有抗炎、镇痛作用，对胃肠道有刺激，片剂 25mg，每次 1～2 片，每日 3 次，饭后服用。

④ 贝诺酯（扑炎痛）：系阿司匹林与对乙酰氨基酚（扑热息痛）的酯化产物，服后在体内分解成上述两药，胃肠道反应较轻，片剂 0.5g，每次 1～3 片，每日 3 次。

（2）非甾体类

① 吲哚美辛：即消炎痛。其镇痛作用比阿司匹林强，抗炎作用是氢化可的松的 2 倍。对颈椎病亦有良效。副作用有胃肠道刺激、头晕、头痛、粒细胞减少及过敏性皮炎，精神障碍者，孕妇及高空作业者禁用。制剂为 25mg（胶囊），每次 50mg，每日 3 次，饭后服。

② 布洛芬（芬必得）：苯丙酸的衍生物，该药有效成分进入滑膜腔，维持时间久，其抗炎、镇痛作用强，胃肠道反应少。主要用于颈椎病、肩周炎、骨关节炎、风湿、类风湿及软组织疼痛手术后的治疗。偶见服药后出现皮疹、头痛等，肝功能不全者慎用。片剂 0.1g，每次 0.2～0.4g，每日 3～4 次。

③ 萘普生：作用与布洛芬相似，抗炎作用为保泰松的 11 倍，镇痛作用为阿司匹林的 7 倍，主用于颈椎病、风湿性骨关节炎的治疗，片剂为 0.1g，每次 0.3g，每日 3 次。

④ 苯丙氨酯（强筋松）：本品结构似布洛芬，作用似保泰松，作用于脑干下部，可阻断来自异常兴奋肌肉的神经传导，有放松紧张或痉挛的肌肉和安定作用。用于急性扭伤、颈椎病肌肉痉挛，副作用有嗜睡、头晕、恶心、乏力，停药即可。片剂 0.2g，每次 1～2 片，每日 3 次。

⑤ 美索巴莫（舒筋灵）：与强筋松相似，是肌肉异常紧张、痉挛的松弛剂，主要用于颈椎病肌肉劳损者，副作用与强筋松同。片剂 0.25g，每次 1～2 片，每日 3 次。

2. 抗类风湿药

上述镇痛、抗炎、抗风湿药，因其药物价廉、毒副作用小，是治疗颈椎病疼痛的首选药物。当使用了上述药物疼痛不能缓解和炎症不能控制时，才选用毒性较大的药物。

雷公藤：对炎症介质的产生和释放有抑制作用，对其介质产生效应有拮抗作用，可用于颈椎病的治疗。本品对肝、胃肠道、泌尿生殖系统有毒性，对骨髓有抑制作用，故勿过量久服。片剂 10mg，口服，每次 2 片，每日 3 次。

（二）激素类药

糖皮质激素有抗炎、抗风湿作用，能对抗各种原因所致的炎性渗出，因而可减轻炎症症状。对于颈椎病急性疼痛、急性颈脊髓损伤均可选用，可减轻炎症水肿产生继发损害。用药时应注意的是，一旦症状控制后应逐渐减量至停用（因长时间应用可产生明显的副作用）。对颈椎病的压痛点或局部炎症，可用激素制剂做封闭治疗。

常用的激素药有：

① 泼尼松：5mg/片，每次 5～15mg，每日 2～4 次。

② 泼尼松龙混悬液：每瓶 125mg（5mL），局部封闭用，一次 0.5～1mL，每 4～7 日 1 次，一般 3～4 次。

③ 地塞米松：0.75mg/片，口服 1～2 片，每日 3 次；注射剂 2mg 或 5mg，肌注或静脉滴注 5～10mg，每日 1～2 次。

④ 康宁克通-A：用于肌内注射或关节腔内局部封闭，前者每日 1～2 次，后者每周 1～2 次。

第十二章 物理疗法

物理疗法的简称是理疗，是将物理方法用于医疗、预防的科学。在物理因子的作用下，机体经过神经反射-体液途径动员自身力量，以达到医疗保健的目的。应用的物理因子包括人工和自然两大类，人工物理因子有光、电、磁、声、温热、寒冷、运动等；自然物理因子有矿泉水、空气、日光、海水、森林、泥沙等。理疗有镇痛、消炎、促进组织再生、兴奋神经肌肉和松解粘连等作用，是颈椎病非手术治疗中不可缺少的手段。临床应用实践证明，其对减轻因神经根压迫而引起的疼痛，改善患部微循环，消除神经根水肿，减轻因神经刺激而引起的痉挛，促进颈部及患肢功能的恢复有非常重要的作用。

第一节 直流电离子导入疗法

利用直流电作用于人体，将药物通过颈肩部皮肤导入病变局部用以治疗颈椎病的方法。

（一）直流电物理特性

直流电是方向不变、电流强度不随时间变化的电流，有正负极之分，具有电解作用。直流电正、负极下分别产生酸、碱性电解产物。该产物在应用时若电流强度过大易造成局部皮肤化学性烧伤，故在直流电离子导入时须于金属电极与皮肤之间放置 0.5～1cm 厚的衬垫以吸收酸碱产物，防止烧伤组织。根据直流电场内电荷同性相斥、异性相吸的原理，将能在水中电离的药物离子通过皮肤的汗腺孔导入机体，这就是直流电离子导入的原理。

（二）直流电离子导入疗法的作用

1. 促进局部血液循环 在直流电下，一方面直流电直接刺激皮肤，反射性地使毛细血管扩张；同时在直流电场中，组织中的组胺和血管活性肽释放增加，引起局部血管扩张，表现为电极局部皮肤出现充血反应，深层组织的毛细血管网亦舒张。此外，还可通过神经节段反射，使远隔部位组织或器官的血液循环加快。

2. 改善组织营养和代谢 直流电可引起血管扩张，血管壁通透性增强，因而可使组织血液供应和营养得到改善。同时，在直流电阴极下，细胞膜疏松，通透性加强，有利于提高细胞活力，增强新陈代谢。直流电的镇痛作用与其改善局部血液循环，减轻组织水肿，及时消除致痛物质及改善缺氧有关。

3. 离子导入的作用与优势

（1）作用：药物离子经直流电导入皮肤后，在皮肤内形成离子堆，其中一部分离子变成原子或分子，保持原来的药物性能，发挥其药理作用，对局部的表浅病灶有直接的治疗作用，可促进患部炎症的吸收。另一部分离子则进入组织间隙，经淋巴或微血管吸收入血。所以直流电离子药物导入疗法兼有直流电和导入药物的双重作用。

（2）优点：由于导入的是药物离子，不需加入无治疗作用的溶剂或基质，不损伤皮肤，无痛苦，疗效好，可避免口服给药对胃肠的刺激和胃液对药物的破坏，无副作用，药物离子导入的深度较浅，一般约1cm，导入药物离子量少，适用于局部治疗，是颈椎病较佳的治疗方法。

（三）常用药物与极性

1. 直流电离子导入常用中药

桃仁、红花、干姜、制川乌、制草乌、穿山龙、细辛、伸筋草、透骨草、杜仲、乳香、没药、延胡索、白芍、桑寄生、威灵仙、鸡血藤、葛根等，加水浸泡1d，煎30min，滤出液备用。取药加温40℃左右，浸湿药垫，放置病变部位。或用75%乙醇浸泡5～7d，每天振摇1～2次。直流电离子导入仪阳极接浸湿药垫上，阴极置于对应部位的另一药垫，接通电源进行治疗，调节电流强度，至患者能忍受为度。每日1次，10～12次为一个疗程。

2. 直流电离子导入其他药物

盐酸普鲁卡因、陈醋、氯化钙等。

（四）操作方法

1. 在已准备好的电极上再放一块稍大于衬垫的塑料布，外加绷带、橡皮带、或尼龙搭扣固定。

2. 用导线将电极板与仪器相应极性的输出端相连接。

3. 阳极置于治疗部位，阴极置于对应部位或并置于阴极附近。检查治疗极性无误后通电治疗。

4. 电流强度以作用极的衬垫面积计算。一般为 0.05～0.2mA/cm^2，电流缓慢增加至所需量。

5. 每次治疗 15～20min，治疗结束时，缓慢将电流调回零位，然后解除衬垫与电极。

（五）注意事项

1. 操作前检查治疗部位皮肤是否清洁完整。如皮肤破损而又必须在该处治疗时，应在破损处放一小块胶布或塑料薄膜。

2. 查对作用电极的极性与辅极的极性是否相符。阳离子用阳极，阴离子用阴极。

3. 固定电极，嘱患者不要随意变更体位。开始和结束时均应缓慢调整电流强度。

4. 为防止衬垫上寄生离子，最好每个衬垫只供一种药物导入。治疗后清洗并分开煮沸消毒，电极板要洗刷干净。离子导入后，正极皮肤常有发痒、干燥、皲裂现象，可局部涂抹 50%甘油以护肤。

5. 治疗必须选择易溶于水，并能电离成阴、阳离子的药物。一般用蒸馏水配制成 2%～5%的溶液。

（六）禁忌证

1. 有心力衰竭者。
2. 有出血性倾向者。
3. 对直流电过敏者。
4. 局部有广泛或严重皮肤损伤者。

第二节　红外线疗法

（一）物理特性

医疗红外线光谱分为长波和短波红外线两种，前者波长为 15～1.5μm，后者波长为 1.5μm～760nm，红外线透入机体的深度是 0.05～10mm，长波红外线穿透力较弱，只能到达皮肤表层；短波红外线穿透皮肤能力较强，可达皮下组织。红外线疗法的主要生物学作用是热作用。

（二）生理作用

红外线的热作用可使被照射局部的血管扩张，血流加快，细胞的吞噬功能加强，局部代谢旺盛，细胞的氧化过程加快和肌张力降低。局部热可被血流带至全身，使全身的血管扩张。

（三）治疗作用

1. 缓解肌肉痉挛 红外线照射可以减弱骨骼肌的肌张力，使皮肤温度升高，通过热传递使肌肉温度升高，降低肌梭中 γ 运动神经纤维兴奋性，使牵张反射减弱，肌张力下降，肌肉松弛。用于治疗颈椎病导致的颈肩背肌肉痉挛、劳损等。

2. 消除炎症 红外线照射可改善血液循环和组织营养，促进渗出物吸收，消除肿胀，增强免疫功能，提高吞噬细胞的吞噬能力，有利于慢性炎症的吸收、消散，故有助于各种颈椎病无菌性炎症的消除。

3. 镇痛 热能降低感觉神经的兴奋性，并通过缓解肌肉痉挛、消肿、消炎和改善血液循环而治疗颈椎病引起的疼痛。

4. 其他 红外线照射还能减少创伤之渗出，促进瘢痕软化，促进组织肿胀吸收和血肿消散，用于颈椎病之软组织劳损的康复。

（四）治疗方法

红外线辐射器分为发光（发出短波，主要是 800nm～1.6μm 的短波红外线可见光，还有少量的紫外线光源）和不发光的红外线灯（发光大部分为 2～3μm 的长波红外线）两种，其治疗方法如下。

1. 照射剂量 照射剂量以照射的距离、时间和患者的主观感觉为依据，治疗时辐射器与皮肤的距离一般为 30～60cm，每次照射 15～30min，以患者有舒适的温热感、皮肤可出现淡红色均匀的红斑、皮温不超过 45℃为宜。如患者有烧灼感或皮肤出现大理石状的红斑时则为剂量过大，应增大照射距离或停止照射。

2. 局部照射 颈椎病患者一般直接照射颈后部和颈侧部，以痛区为中心，分为功率 500W 以上、灯距为 50～60cm，功率 250～300W、灯距为 30～40cm 和功率 200W 以下、灯距为 20cm 左右三种，以患者有舒适的温热感为准，每次照射 20～30min，一般每日 1 次，10～20 次为一疗程。一般多在复位和牵引前进行红外线照射，由于红外线的热效应使肌肉的张力降低了，肌肉痉挛解除了，故有利于复位的成功。

（五）禁忌证

急性感染（睑腺炎、疖肿、淋巴结炎）、颈部急性创伤（外伤后局部出血、渗出，肿胀）、有出血倾向的疾病、活动性肺结核、恶性肿瘤、重症的心血管疾病等。

（六）注意事项

照射前检查患者颈部的皮肤温度觉是否正常，有障碍者一般不予照射，如必须照射时，要密切观察皮肤反应，严格掌握剂量，以防烫伤。长波红外线可以透入角膜，短波红外线可达视网膜。因此，红外线可引起白内障和视网膜灼伤，故应注意眼睛的保护（可用渍水的棉球或纱布盖于眼睛上面）。另外，应防止被照部位皮肤灼伤。

第三节　磁疗法

磁疗是应用磁场的物理性能作用于人体颈部或有关穴位治疗颈椎病的方法。世界上的一切物质都具有不同程度的磁性。地球是一个巨大的磁场，地球上的一切生物包括人体一直受到这一磁场的作用，地磁场成为生物体维持正常生命活动的环境因素。近年来，电磁场与动磁场的出现推动了磁疗的进展，多种类型的磁疗仪器与设备大量出现并被广泛使用于临床的诊断与治疗。

（一）磁疗对颈椎病的作用

1. 镇痛作用　临床实践证实，磁场对颈椎病引起的颈肩背及上肢痛有较好的镇痛作用。磁疗的镇痛作用快慢不一，多数患者在磁疗后数分钟即可出现镇痛效果。

2. 消肿作用　磁场可增加人体细胞膜的通透性，改善微循环，促进局部血液循环而起到消肿作用。

3. 消炎作用　磁场对其作用范围内的浅层炎症有较好的改善作用，这与磁场作用下局部血液循环改善，组织通透性提高，炎性产物及时排出，增强免疫功能和促进白细胞吞噬功能等有关。

4. 镇静作用　临床实践发现，磁场对中枢神经系统有抑制作用，能改善睡眠状态，延长睡眠时间，缓解肌肉痉挛、降低肌张力等。

（二）磁疗方法

1. 静磁场法

（1）直接敷贴法　将磁片直接敷贴在颈部表面或有关经络穴位上，以胶布固定。为防止磁片表面粗糙刺激皮肤，或汗渍使磁片生锈，可在磁片与皮肤之间垫一层薄布或薄纸。一般采用持续贴敷，特殊情况可采用断续贴敷。

穴位选取：原则上局部取穴、循经取穴相结合，并应考虑磁力线分布的特点。病变范围小、部位表浅时，可贴敷单磁片，其磁力线分布主要集中于磁片下的组织，一般不拘S极或N极。病变范围较大或部位较深时，则贴敷双磁片或多磁片，分并置贴敷与对置贴敷。前者是在相邻的两个穴位或痛点上并行贴敷两块磁片，同名极与异名极配列，可根据磁力线的分布情况，对较深在的病变采用同名极，对范围较大、部位表浅者采用异名极。后者是在患区两侧相对应的穴位或部位上贴敷磁片，用异名极使两磁片的磁力线相互联系形成贯通磁场，治疗部位在该磁场作用之中。

（2）直流恒定磁场法　应用直流电恒定磁场治疗机，磁头贴近穴位或颈部进行治疗。

2. 动磁场法

（1）旋磁法　根据旋磁机机头上磁片安装方式的不同，分为同名极旋磁法与异名极旋磁法。优点：见效快，副作用少。

（2）磁按摩法　该法具有磁场兼震动按摩双重作用，且磁场强度高，镇痛消肿效果较好。适用于颈椎病的治疗，尤其对颈椎病骨质增生明显者有效。

（3）电磁法

① 脉动磁疗法：在铁芯上绕以线圈，经过变压、整流形成直流脉动磁场的磁疗机，其特点是通过电磁体产生规律的波形，应用者常觉察不到它的振动。

② 脉冲磁疗法：该治疗机可产生均匀、疏密、渐强的脉冲磁场，磁场强度可达到100～800mT。

（三）磁疗的剂量

磁疗剂量与磁场强度、磁场梯度、场型、磁通量及治疗时间等有关，其中磁场强度是其重要内容之一，因此，磁疗剂量应当是以上几个方面的综合指标。磁场强度一般分为50mT以下的低场强、50～150mT的中场强、150mT以上的高场强三种。场强大小应视病情确定。

① 年老体弱、久病、磁敏感者及白细胞数低、血压低者宜用小场强，而年轻体壮者可用中、高场强。

② 病变性质：急性颈部软组织损伤可用小或中场强，慢性的颈椎病开始即可用中或高场强。

③ 治疗部位：肩背等部宜用小场强，肌肉丰满的部位可用高场强。

颈椎病磁疗时间一般每次20～30min，每日或隔日1次。磁片贴敷可连续进行，定期复查。

（四）操作与注意事项

1. 操作方法

① 使用磁片贴敷时，注意磁片的场强、数量、形状等。在穴位上贴敷磁片时，以针灸经络穴位主治性能结合疾病特点选穴治疗。

② 选用适当的方法对磁片消毒，以免发生感染；保管时应防氧化、防震动、防高温，以保持持久的磁性。

③ 间接贴敷前，根据磁片的多少、各穴位之间的距离，缝制固定器，以便使磁场能准确地作用到治疗部位。

④ 使用电磁时，应根据颈部外形，选用合适的磁头，使磁头开放面与颈部位密切接触，使磁力线能更多地通过患椎及其相关组织。由于磁头面积较大，原则上采取部项病变局部治疗，适当选用经穴。

2. 注意事项

不良反应发生率一般在10%以下，表现有心慌、心悸、气短、无力、头晕、失眠、嗜睡、兴奋、恶心、胃部不适等，还有的患者局部出现短时的疼痛、刺痒、灼热或水疱等，通过改变磁疗方法或停止治疗可自行消失。

（五）禁忌证

磁疗目前尚无绝对禁忌证，但对严重的心、肺、肝病及血液病，体质极度衰弱，不良反应显著和孕妇的下腹部等不用或慎用。

第四节　经皮神经电刺激疗法

应用波宽0.1ms、频率100Hz的低频脉冲电流作用于颈部体表，刺激周围神经粗纤维兴奋，达到减轻或消除颈椎病所致疼痛之目的。

1. 物理特性　脉冲电流的波宽为0.1ms，间隙9.9ms，频率100Hz，波形为单相方波、双向不对称方波及三角波或其他波形。

2. 治疗作用　主要用于止痛。其机理与电流刺激了有髓粗大的A类神经纤维，使冲动传入脊髓，引起脊髓后角的胶质细胞兴奋，使“闸门”关闭，同时电刺激后脑脊液及血清中吗啡样物质（脑啡肽、内啡肽等）含量升高有关。

3. 治疗方法　将电极放在疼痛部位或与其有关的神经区、运动点或穴位上，剂量在感觉阈上，以患者有明显的震颤、麻木感为度，治疗时间20～40min，每日1次，10次为一疗程。

第五节　超短波疗法

超短波疗法是应用波长 10～1m，频率 30～300MHz 的交变电磁场治病的方法，亦称超高频电场疗法，是颈椎病综合疗法中常用的一种物理疗法。

常用波长为 6m、7.374m、7.7m，相应频率为 50MHz、40.68MHz、39MHz；振荡电流有连续式和脉冲式两种；振荡电流主要通过电容电极输出，亦可用电缆输出。

（一）治疗效应与作用

1. 热效应　在超高频电场作用下，以偶极子取向运动所产生的电流即位移电流为主，偶极子取向运动中迅速转动，互相摩擦并与周围媒质相摩擦，产生介质损耗转变为热能。

2. 非热效应　在超高频电场作用下，生物体内产生的位移电流小到不足以产生热效应，但体内离子的移动，偶极子、胶体粒子等的转动、摆动和振动，可引起相应的物理和化学变化，从而产生非热效应。

3. 治疗作用　本疗法具有降低神经系统的兴奋性及心血管的张力，刺激造血器官和细胞的功能，促进细胞分裂、抗炎等作用。

（二）治疗方法

在颈椎病治疗中常用大功率超短波，板状电容电极（14cm×20cm），治疗间隙 2～3cm。治疗剂量于急性期常采用无热量或微热量，时间从 5～6min 开始，可增加到 10～12min，每日 1 次。慢性期剂量可改为温热量或热量，时间 15～20min，每日 1 次，10～12 次为一疗程。

第六节　微波疗法

微波疗法是应用波长 1m～1mm，频率 300～300000MHz 的电磁波治疗颈椎病的方法。按波长微波又分为分米波（波长 100～10cm）、厘米波（波长 10～1cm）和毫米波（波长 10～1mm）。目前，在治疗上最常用的微波频率为 2450MHz，波长为 12.24cm，在医用电磁波谱中，它位于超短波和长波红外线之间。

（一）治疗效应与作用

1. 热效应 微波的电磁能量在组织中能引起离子及偶极子振动、转动和摆动等物理现象，使离子与偶极子互相之间或与周围组织之间发生摩擦，产生热效应。

2. 非热效应 使用小剂量微波，作用于介质或生物体时，能产生离子与偶极子的振荡运动，以无升温而产生生物作用为特点。

（二）治疗作用

1. 微波作用深度 微波波长短近似光波，呈单向辐射，作用于机体时，部分被反射，部分被吸收。微波辐射可深达3～5cm。含水分多的组织（如肌肉、血液）较含水分少的组织（如脂肪、骨质）吸收微波的能量多。

2. 治疗作用 小剂量的微波使微血管及小动脉扩张，血运增加，使组织的营养得到加强，同时加快对渗出物的吸收，加速消除诱发炎症的有害物质和代谢产物，减轻局部刺激，故可消肿止痛。微波可使巨噬细胞的活动增强，抗体和补体增加，并使吞噬细胞的作用加强，故有利于炎症的控制。炎症的不同时期应选用不同的剂量：在颈椎病的急性期，神经根水肿、渗出，吸收微波较多，宜用小剂量，治疗时间应短；慢性期，可用中等剂量及较长的时间治疗。另外，微波产生的内生热可降低肌张力，解除颈椎病导致的肌紧张。

（三）治疗方法

对于颈椎病的治疗，常采用圆形辐射电极照射颈部，辐射距离一般在5～10cm，治疗剂量依病情不同采用无热量、微热量或温热量，每日1次，每次10～15min。

第十三章
体育疗法

体育疗法为颈椎病的辅助疗法，对一般轻型的病例、手术后的康复期及其他情况可酌情选用。

1. 体育疗法的作用

（1）增强、调节肌力。体育疗法可增强颈部局部的肌力，调节内外平衡，尤其对因颈部疼痛，长期停止活动或外伤后废用等引起颈椎局部肌力减退、肌肉萎缩者，通过体育疗法，不仅可增强局部的肌张力，使椎节内外平衡得到修复，且可增加颈椎的稳定性。

（2）改善血液供应。通过体育疗法，改善颈椎局部血液循环，增加局部血液供应，减少瘀血程度，起到活血化瘀、通经活络的作用。

（3）术前准备。体育疗法在增强肌力的同时，也增加了心脏的负荷，能够减少颈椎病手术中的并发症，故手术前进行体育疗法对颈椎病手术有一定的好处。

2. 体育疗法的方法

颈椎病体育疗法主要是颈部及肩背腰部的锻炼，病变颈椎及其周围组织锻炼尤为重要，而肩背腰部锻炼则以增强椎旁肌肌力为主（颈椎病时胸腰椎多有不同程度的退行性变）。颈部不宜做剧烈运动，以颈椎的伸、屈、左右侧屈和左右旋转活动为主，病情较重者则采用椎旁肌肉电刺激疗法或手法按摩等方法。

3. 注意事项

（1）病例选择。由于颈椎解剖的特殊性，超负荷的活动不仅加速颈椎的损伤与退变进程，且易引起意外，尤其是脊髓已受累者。手术的创伤较大，其恢复与愈合的基本条件之一是局部的制动，因此手术病例在术后 3 个月以内切忌做颈部体操，包括某些民间的功法，特别是颈椎局部切骨后植骨及金属替代物植入者。

（2）注意。体育疗法是促进全身及颈部功能恢复与重建的重要措施之一，但不能取代本病的基本疗法，更不能因此延误病情或增加颈部损伤。体育疗法实施过程中，如果症状加重而又无其他明显原因者，应暂时中止治疗。

第十四章 颈部相关常见疾病

第一节 寰枢关节半脱位

寰枢关节半脱位是依据影像学诊断而称谓的，即寰枢关节功能紊乱，其本质是寰枢关节的微小错位及其周围组织的损伤、炎症、劳损、退行性变等因素致使局部肌肉张力不平衡和/或神经、血管等组织受到刺激或压迫，临床出现头痛、头闷重、眩晕、恶心呕吐、心慌气短、出汗等一系列症状的病症。

一、病因

寰枢关节是由寰椎的前弓与寰横韧带和枢椎的齿状突组成，邻近咽后壁。外伤、运动中头部用力过猛、车祸等暴力，使寰枢椎关节囊、翼状韧带、寰横韧带损伤而使寰枢关节发生移位。因长期低头，固定寰枢椎的软组织，尤其是肌肉劳损，其拉应力（紧张度）失衡而致；或因扁桃体急、慢性咽炎，颌面部淋巴结炎感染使寰枢关节发生炎症反应，关节囊、寰横韧带充血、水肿、松弛，此时当头部屈伸、旋转活动时，易使寰枢关节发生半脱位。另外，颈部类风湿病、先天性寰枢关节畸形及寰枢韧带松弛亦可导致本病的发生。

二、临床表现

一般外伤引起的寰枢关节半脱位发病较急，炎症和慢性劳损、退行性变引起者多发病缓慢，症状也相对较轻。

1. 症状

（1）眩晕　我们在临床发现，约有 60%～75%的患者以头晕最先、较重而就诊的。其眩晕可在转头、低头、改变体位时突然发生，或加重，有的则可突然晕倒。眩晕时可伴有不能站立或站立不稳，头部闷胀、沉重不清晰，恶心、呕吐、出汗、眼花，甚至视物不清，听力障碍、耳鸣等。

（2）头痛、后颈痛　头痛可单独发生，也可与头晕同时或交替出现。头痛的部位以枕部或其两侧为多，多限于一侧，有时见两侧都痛，可向上向下放散；或见后颈痛广泛性疼痛；偏头痛也不少见，或向头顶放散，偶见前额痛，以枢椎棘突偏斜侧常见，时有枢椎棘突偏斜对侧或双侧均痛。

（3）颈部活动受限　常偏向一侧。

（4）自主神经功能紊乱　其紊乱呈多样性，较常见的是类心血管病症状，如心率异常、高血压或低血压、咽喉痛等。

（5）颈髓受压症状　四肢麻木，肌力减退，损伤平面肢体完全或不完全性瘫痪，损伤延髓时，张口、吞咽困难，发音异常等。

2. 体征

（1）斜颈　前脱位时患者头部前倾、颈僵，头向各个方位活动均受限；向一侧脱位时，头转向健侧，向患侧偏斜；儿童患者头面部可发生不对称性畸形。

（2）颈部活动受限　颈部各种活动受限，尤以棘突偏斜侧为著。

（3）压痛　笔者通过大量临床实践发现，寰枢关节半脱位时，患者颈后部常有 4 个压痛点：①枢椎棘突上缘；②斜方肌上缘与枕骨交界处；③风池穴处；④完骨穴下方（注：后 3 个压痛点多在一侧）。与张口位 X 线的诊断符合率：2 个压痛点者约为 40%～50%，3 个压痛点者约为 80%～90%，4 个压痛点约为 90%～98%。当然，部分患者在偏斜棘突的对侧或双侧有时也会出现压痛。

（4）棘突偏歪　枢椎棘突多偏斜。

3. X 线检查

寰枢椎正常 X 线上的解剖结构名称与位置关系如下（图 14-1）。

寰枢关节半脱位临床较为常见的类型有以下四种。

（1）水平旋转型半脱位：寰椎两侧的侧块与枢椎齿突之间隙（即侧齿间隙）左右基本对称，上下距离基本相等，唯有枢椎棘突偏向一侧（图 14-2）。

（2）侧偏型半脱位：左右两侧齿侧间隙一宽一窄，枢椎棘突偏向窄侧（图 14-3）。

（3）侧偏旋转型半脱位：左右两侧齿侧间隙一宽一窄，枢椎棘突偏向宽侧（图 14-4）。

（4）向前型半脱位：寰齿前间距增大，即成人＞2mm、儿童＞3mm 者（多见于寰椎横韧带断裂，或过度松弛所致）。

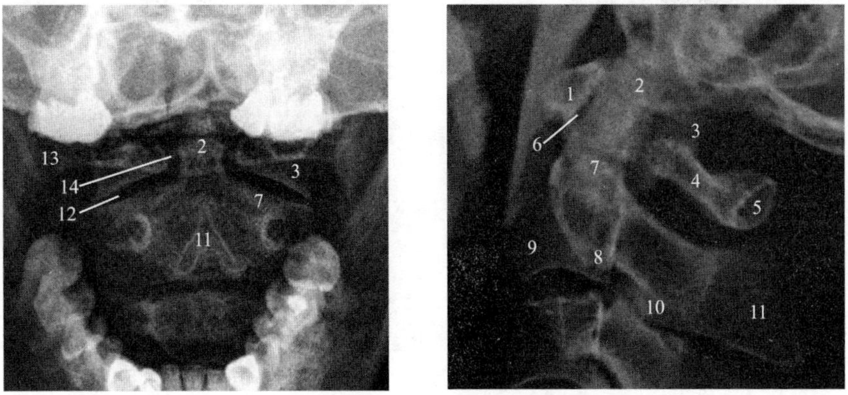

图 14-1　X 线下的寰枢椎解剖结构

1—寰椎前弓；2—枢椎齿突；3—寰椎侧块；4—寰椎后弓；5—寰椎后结节；6—寰齿前间隙；7—枢椎上关节突；8—枢椎横突；9—枢椎椎体；10—枢椎下关节突；11—枢椎棘突；12—寰枢外间隙；13—寰椎横突；14—齿侧间隙

另外，还有侧倾型、前倾型半脱位和垂直脱位者，因临床相对少见，在此不再赘述。

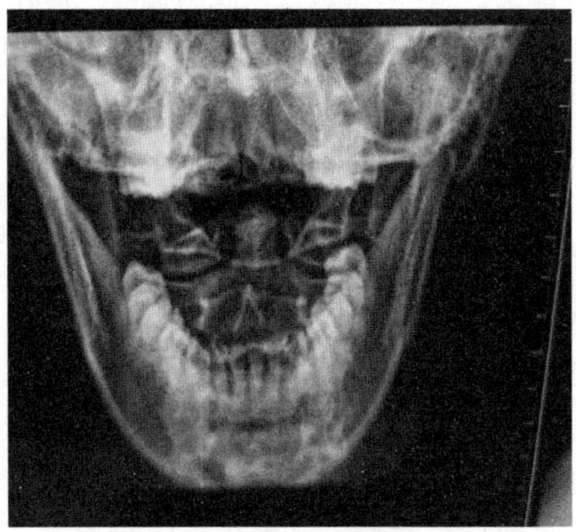

图 14-2　枢椎棘突偏向右侧

三、诊断

根据病史、症状、体征和 X 线表现一般不难诊断。必要时可做 CT 及 MRI 检查以确诊与鉴别诊断（特别是侧位片的寰齿间距即枢椎的齿状突前缘与寰椎前弓后缘之间的距离和张口位片的齿侧间隙、寰齿前间隙以及枢椎棘突情况）。

四、治疗

寰枢关节半脱位多以非手术治疗为主，常用的非手术治疗方法有以下几种。

1. 牵引疗法　通常采用卧位颌枕吊带牵引法，使颈椎处于中立位牵引状态，减轻对椎管内容物的压迫，恢复或部分恢复椎管形态。牵引重量：成人一般为 2～3kg，儿童一般为 1.5～2kg。在牵引过程中可摄片复查，以观察脱位复位情况，并可根据复位情况适当调整牵引重量。大多在 3～5d 即可复位。为巩固疗效，应持续牵引两周，颈托固定不少于 1 个月。

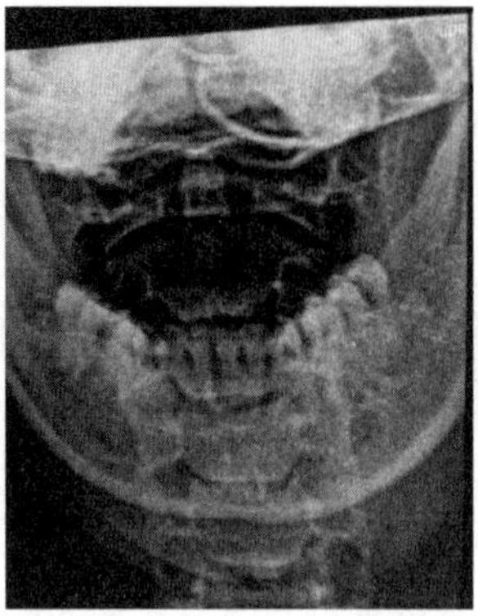

(a) 枢椎棘突偏向窄的右侧

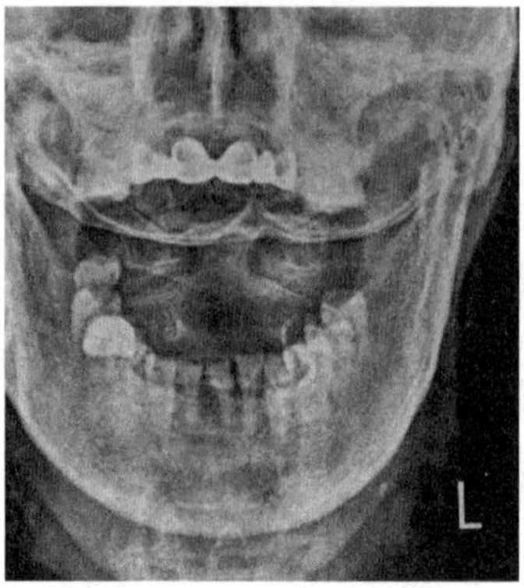

(b) 枢椎棘突偏向窄的左侧

图 14-3 齿侧间隙一宽一窄，枢椎棘突偏向窄侧

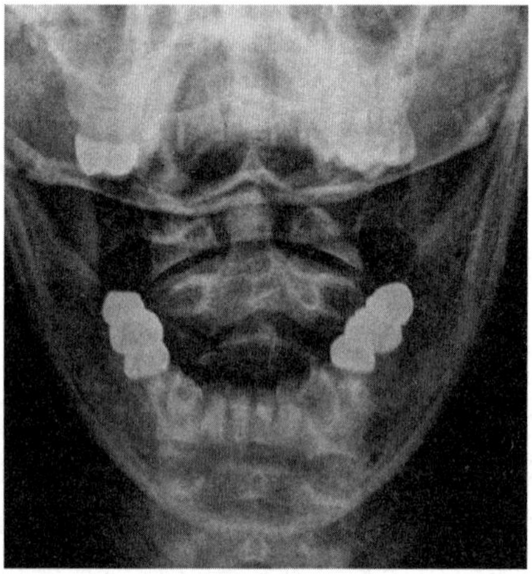

图 14-4 齿侧间隙一宽一窄，枢椎棘突偏向宽（左）侧

2. 针刺疗法 即尺胫针疗法。尺胫针疗法是本书第一主编发明的一种新的针刺疗法。它是以经络学说中的皮部理论和标本理论为指导，以“皮部-络脉-经脉-脏腑-相关组织系统论”和“人体尺胫部与头面躯干部上下对应相关论”为依据，以人体前后正中线和横膈线（剑突下水平绕腹背一周）为界，将人体划分为左上、左下、右上、右下四个区域，十二经脉在这四个区域均有所分布。当人体产生疾病，尤其是疼痛类疾病时，首先要定病位，即确定主因、主要症状所在的部位；接着要定病经，即确定病变累及的经脉；再者要定尺胫，即病变发生的位置在横膈线以上或以下。病变在横膈线以上/下者治疗的刺激点取尺部（腕关节—肘关节）/胫部（踝关节—膝关节）的皮部。最后要定区带，即取与病变经脉完全相同的尺/胫部之皮部。依据病在左者取左侧，病在右者取右侧的原则针刺。这里针刺的皮部不是一个点，而是呈区带状的一个区域，即刺激的部位是位于尺胫部且与病变经脉完全相同的呈带状的皮部区域。

刺激部位：双侧尺部太阳经皮部（呈区域的带状）；寰枢关节半脱位主因的位置在横膈线以上的颈后部，其颈后正中线为督脉，督脉外旁为太阳经脉所过，而督脉又属于太阳经，故仅取太阳经尺部皮部区带即可。

操作：1 寸毫针，针尖向上（病所方向），浅刺，针身仅卧皮下，刺入长度 20～25mm，针刺数量以针刺后取得的疗效而定，少则一针，多则数针（可在不同水平面施针，但须在同一区带内），一般每侧针刺 3～5 针（视频 14-1）。再行上抬下压法（医生右于拇示二指捏持针柄，向上抬 25°～30°，再下压恢复，一上一下为 1 次，共 6～9 次；视频 14-2）、左右摆动法（拇示二指捏持针柄，向左右两侧摆动各 25°～30°，一左一右为 1 次，共 6～9 次；视频 14-3）、左右捻转法（拇示二指捏持针柄两侧，分别向左、向右捻转 180°～270°，一左一右为 1 次，共 6～9 次；视频 14-4）、上下贯通法（拇示二指捏持针柄，将针内插外提约 0.1～0.3 寸，一插一提为一次，共 6～9 次；视频 14-5）、环转法（拇示二指夹持针尾，上抬后分别按顺、逆时针方向各环转约 360°为 1 次，共 6～9 次；视频 14-6）五种行针手法，以加强刺激。

视频 14-1　尺胫针进针法　　视频 14-2　上抬下压法　　视频 14-3　左右摆动法

视频 14-4　左右捻转法　　视频 14-5　上下贯通法　　视频 14-6　环转法

3. 推拿手技　即临床应用的“点面对应手技法”。该手技方法系张卫华教授自创，即一点两面法、上下对应侧压法和上提抖动法的简称，其目的是纠正错位的寰枢关节。具体方法如下。

① 先应用揉、按、弹拨等手法松解颈部，尤其是颈后、颈侧部之筋肉。

② 一点两面法。以枢椎水平右偏为例说明：患者取坐位，头上仰 5°～10°，医生站（或坐）于患者侧后方，左手拇指指腹抵于患者第二颈椎棘突的外侧，即疼痛侧（一点）作为固定着力点，余四指伸直微屈略分开，掌侧面置于患者头侧面（与拇指同侧，一面），另一手从头的前面穿过，手掌贴于患者对侧的颞部（一面），双手协调相对和缓用力，右手将头向右旋至较大幅度，同时左手拇指向对侧顶推患椎，其余四指随头的旋转协调轻微用力，常可听到“咯嗒”声，表示手法成功（视频 14-7）。枢椎左偏手法一致，方向相反。

③ 上下对应侧压法。以枢椎左偏为例说明：医患位置同一点两面法；医生左手拇指置于第二颈椎棘突的左侧，右手示指、中指、环指和小指并拢伸直，指尖向上，置于患者头右侧偏上方，左手拇指从左向右顶推第二颈椎棘突，同时右手从头的右上方向左下方稍用力按压，两手和缓协调用力，此时常可听到“咯嗒”一声，表示

视频 14-7
一点两面法

手法成功（视频 14-8）。枢椎右偏手法一致，方向相反。

④ 上提抖动法。患者坐于低凳上，医生同方向坐或站在患者身后，患者头微向前屈，头后、背部紧贴医生前胸。医生屈曲肘关节，将患者头部置于屈曲的肘关节内并托起，高频率、小幅度抖动 10 余次，使失稳的寰枢关节复位（本手法不区分枢椎左偏、右偏均可使用；视频 14-9）。

视频 14-8 上下对应侧压法

这里需要强调的是：复位前应根据患者临床症状、体征、影像学检查判断寰枢关节失稳的程度、方向等，以便选择与之相适宜的推拿手技；复位时嘱患者尽可能放松颈肩部；医生动作用力适轻、幅度宜小，手法务必熟练、灵巧、沉稳，不拖泥带水，严禁粗暴用力，左右手要协调配合；手法操作一定按序进行；前一手法操作结束后患者症状、体征显著改善或消失即可停止治疗；复位后嘱患者尽量减少颈部活动，并注意局部保暖。

视频 14-9 上提抖动法

4. 中药治疗

主方：桃仁 10～15g、红花 10～15g、丹参 15～20g、鸡血藤 15～24g、当归 12～18g、川芎 12～15g、熟地黄 15～24g、白芍 12～15g、姜半夏 10～12g、陈皮 10～15g、天麻 12～20g。

临床加减：眩晕加旋覆花 12～15g（包煎）、赭石 15～24g（先煎）；头痛加延胡索 10～15g、细辛 5～9g、蔓荆子 10～15g；头后痛再加羌活 12～15g；头侧痛再加柴胡 10～12g；巅顶痛再加藁本 10～15g；前额痛再加白芷 10～15g；头闷重不清、舌苔厚腻加苍术 12～15g；恶心、呕吐加竹茹 12～18g、姜半夏 10～12g、生姜 3～5 片；放射痛者再加白芍 20～24g。

5. 神经阻滞疗法

（1）第 2 颈神经阻滞疗法

进针点：乳突尖后下 1.5cm。

方法：皮肤常规消毒后，于进针点垂直进针，针尖触及横突或触及横突旁的椎板，进针方向略偏向后，回吸无血无脑脊液，注入地塞米松 2mg 加 1%利多卡因 2～4mL 的混悬液。

注意事项：注射时应观察患者呼吸及神志变化，切忌误入蛛网膜下腔及椎动脉。本法一般在注射数分钟后疼痛即可缓解。

（2）枕大神经阻滞疗法

进针点：位于上项线距枕后结节外侧 2.5cm 处。

方法：皮肤常规消毒后，于进针点处紧靠枕动脉内侧垂直进针，达骨质（患者可出现枕后部放射），回吸无血注入地塞米松 2mg 加 1%利多卡因 2～4mL 的混悬液。

注意事项：固定体位，操作时动作轻柔、缓慢，脊髓损伤者最好勿用。

需要指出的是，以上五种方法，临床最为多用的是尺胫针疗法结合点面对应手技法以及中医辨证论治之法，其治疗顺序为先针刺，再推拿，最后据证（症）开中药煎汤内服，每日 1 剂，2 次分服或少量多次频服。必要时应用牵引和神经阻滞疗法。

第二节　项韧带钙化

项韧带钙化是老年人颈后部疼痛的常见疾病。

一、病因

1. 外伤　青壮年时期颈部曾有急性外伤，项韧带受伤、断裂，局部出血、渗出、肿胀，以后逐渐吸收，形成粘连、纤维结节等改变，随着时间的延长，钙盐逐渐沉积，发生钙化或骨化。

2. 慢性损伤　长时间重复、单调、机械的动作或长期低头工作，使项韧带受到牵拉，造成慢性韧带劳损，日久钙盐沉积而形成。

二、发病机制

项韧带是后颈部诸多肌肉的附着点，有维持各肌肉之间相互协调平衡的作用。一旦发生钙化，就会使各肌肉之间的协调功能紊乱，进而引发颈部的长期酸痛、不适。另外项韧带部疼痛、损伤、钙化往往与其邻近椎体节段的损伤或退变相关。颈椎增生、颈椎椎间盘突出的影像学检查，可见到病变椎体棘突后方呈现项韧带钙化阴影。

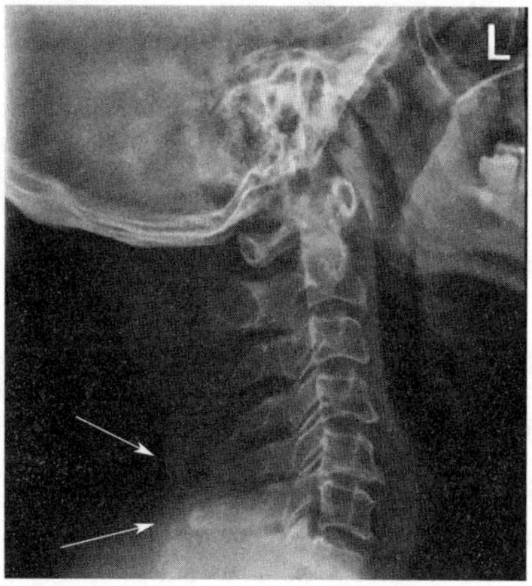

图 14-5　X 线下的项韧带钙化

三、临床表现

颈部长期酸痛不适、板紧，头部左右转动时有“咯咯”声响，触诊可有骨化结节、压痛。X 线片见颈后、棘突外有团块状或条状钙化阴影（图 14-5）。

四、治疗

1. 神经阻滞 本法适用于项韧带钙化的早期，效果良好。

体位：治疗时取俯卧或坐位，头稍前屈（项韧带位于颈后正中线，自枕外隆凸至第 7 颈椎之间的各颈椎棘突）。

注射部位：选择钙化部颈 5～6 水平或至棘突上缘处。

注射药液：2%利多卡因 2～5mL，加维生素 B_{12} 500～1000μg，注射用水加至 5～12mL，症状较重者加地塞米松 2～5mg（仅可短期使用）。

注射方法：进针到达应刺深度后，注射药液，同时分次向棘突两侧筋膜层及椎板后浅层浸润。

注意：①每次注药前针管回吸，无血液时方可注药；②缓慢注射；③注意进针不宜过深。

2. 小针刀疗法 小针刀治疗项韧带钙化有较好的疗效。

体位：患者取坐位，颈前屈位或伏卧颈前屈位。

方法：找准并标记项韧带钙化之压痛点或钙化结节最显著处，局部消毒后，覆盖无菌小洞巾，医生洗手，戴无菌手套，将已消毒的小针刀刀口线与颈椎棘突顶线平行，与颈部平面呈 90°垂直刺入至颈椎棘突顶上或项韧带上，切开剥离数刀，再横行铲剥两次，出针，压迫止血，外敷创可贴。休息 3～5 天即可。

3. 超激光照射 本法适用于项韧带钙化而见慢性顽固性疼痛者。

方法：选用 70%～100%功率，C 型镜头，与照射部位保持一定距离，照射 5s，停 2～5s，共照射 8min，10 次为 1 个疗程。该方法简便、安全、有效。本方法如果配合神经阻滞疗法，治疗效果更佳。

4. 推拿手技 本法适用于项韧带钙化的早期、慢性期。

方法：患者取坐位或卧位，先用揉捏等放松舒筋手法，继之用拇指及其他四指在颈后项韧带处反复推揉滚动，尤其是压痛明显的部位。再以拿法提拿颈部两侧，用拇指点压风池、风府、风门、大椎等穴，最后施以擦、拍、打之法。每日 1 次，10 次为 1 个疗程。

5. 其他

（1）枕头 要选用合适的枕头，一般枕高约为肩宽（两肩峰距离）的 1/3。熟睡后颈肩部肌肉放松，枕头过高仅支托后头部，则颈部悬空而呈屈曲状，会加重颈部肌肉的痉挛、劳损，不利于项韧带损伤的恢复。

（2）颈托 可短期佩戴合适的颈托对颈部加以保护。

第三节　前斜角肌综合征

前斜角肌综合征是前斜角肌压迫胸廓上口处臂丛神经和锁骨下动脉而引起的综合征。该综合征多发生于中年人，女性多于男性，右侧多于左侧，垂肩或肩胛肌不发达及工作、生活习惯中头部常偏向患侧的人易于发生。

一、病因

1. 先天因素　斜角肌先天性畸形，或前、中斜角肌先天性融合，或原发的前斜角肌肥厚，或有颈肋的刺激、压迫，致前斜角肌痉挛或炎症，致使前斜角肌压迫臂丛神经和锁骨下动脉血管而发病。

2. 神经根受压或刺激　前斜角肌受 C5～7 颈神经前支的支配，下位颈椎病变，致使 C5～7 神经根受压或被刺激而累及该肌而影响臂丛神经及锁骨下动脉。

3. 生理因素　部分中年人由于体重的增加，胸廓向下牵垂，致使前斜角肌紧张。此外，长期学习或工作过度使用前斜角肌，也会使前斜角肌劳损而肥厚。

二、发病机制

前斜角肌位于颈椎外侧深部，起自颈 3～6 横突，肌纤维向前向下偏外侧走行，止于第 1 肋骨内缘的前斜角肌结节，此结节前沟有锁骨下静脉，后沟有锁骨下动脉及臂丛下干通过；该肌由 C5～7 颈神经前支支配。中斜角肌起自 C2～7 横突，向下、外走行，止于第 1 肋骨的外侧端。在前、中斜角肌与第 1 肋骨之间构成一个三角形的间隙（斜角肌间隙），其底部为第 1 肋骨，在三角形间隙内有锁骨下动脉、臂丛神经通过。在吸气时，前、中斜角肌可摸清楚（图 14-6）。

本病或由于前斜角肌痉挛或肥大，或因颈椎病使支配营养斜角肌的神经根受损而使该肌肉纤维化；或因中斜角肌下端先天性的肥厚扩张，使三角肌变形，肋骨上移，斜角肌间隙变窄，臂丛和锁骨下动脉受压。反之，当臂丛受压时，其支配斜角肌的分支被刺激而使斜角肌收缩，最终导致前斜角肌痉挛而症状逐渐加重。

三、临床表现

1. 血管受压

（1）缺血性疼痛：下颈前侧面疼痛或麻木，并向颈肩、上肢尺侧、前臂及手

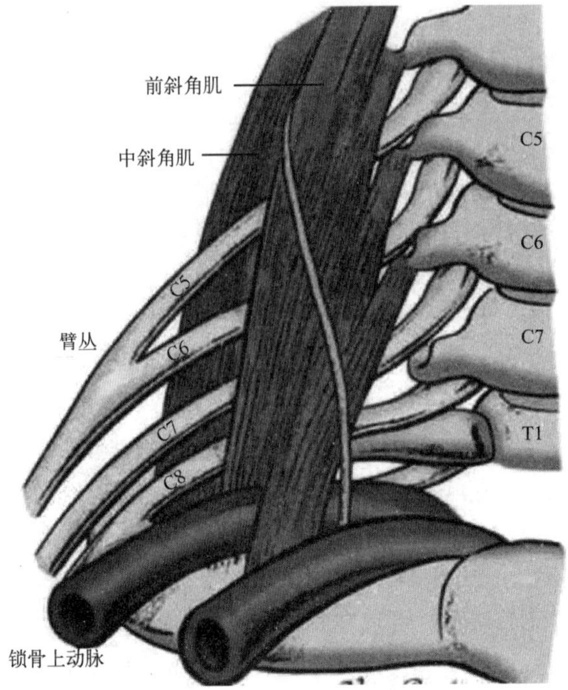

图 14-6 前斜角肌位置

部尺侧放射。疼痛常呈钝痛或烧灼样，颈部活动、深吸气、上肢外展或上举时疼痛加重，夜间疼痛加重，并可累及枕部和胸部。

（2）循环障碍：患者手部发凉，皮肤发绀、苍白，头向健侧转、深吸气、打喷嚏时桡动脉搏动减弱或消失，且疼痛加剧。

（3）椎动脉受压：前斜角肌的痉挛抬高了第 1 肋骨，使椎动脉扭曲狭窄，可见偏头痛，一侧面部麻木，眩晕，严重者恶心、呕吐等。

2. 臂丛神经受压 患侧肩部、前臂及手部尺侧刺痛或放射痛，或有烧灼感，上肢持续活动后加重，夜间尤甚。精细协调动作欠佳，握力减弱。有的则手部用力时颜色变红、变紫，肢端苍白或出汗、水肿及 Horner 综合征等血管舒缩功能障碍现象（因臂丛含有交感神经所致）。

前斜角肌紧张试验阳性：将患者头部转向健侧，颈部过伸，向下牵拉患侧手臂则患侧麻感加重，并向下放射。

3. 检查

视诊：患侧锁骨上窝饱满，深吸气时更加明显。

触诊：于胸锁乳突肌锁骨头后可清楚地触及紧张的条索状前斜角肌。向内压迫胸锁乳突肌时出现上肢放射痛；压迫锁骨下动脉，同侧桡动脉搏动减弱。

听诊：锁骨上窝可听到血管杂音。

后仰头试验阳性：患者端坐，两手置于膝上，头转向患侧，下颏抬起，深吸气后屏气，患侧桡动脉搏动减弱或消失。

肩关节外展外旋试验阳性：患者坐位，将患侧的上肢分别外展、外旋 90°，此时患侧桡动脉搏动减弱或消失。

直肘后伸试验阳性：患者坐位，双上肢肘关节伸直，并向后方伸展，患侧桡动脉搏动减弱或消失。

锁骨上叩击试验（Morley 试验）阳性：用手指压迫锁骨中段之前斜角肌附着点处，患者有压痛并向肩臂部放射。

4. 血管造影 常见肋锁交界部动静脉管腔狭窄或闭锁，病变远端有扩张影像。

5. 诊断性治疗 于前斜角肌肌腹局部注入 1%的利多卡因 10mL 以浸润阻滞，如 5min 内疼痛等症状完全消失，说明属前斜角肌本身的痉挛、肥厚或外伤引起的前斜角肌炎；如症状有所减轻，说明属下颈段脊神经受到刺激后反射性地引起该肌的痉挛或挛缩；如症状无变化，疑为颈肋或肋锁综合征等原因。

四、治疗

1. 前斜角肌神经浸润阻滞疗法 患者头偏向健侧，使患侧颈肌紧张，消毒，深吸气，在胸锁乳突肌后缘摸清条索状的前斜角肌后，用中、示指固定该肌肉，用 7 号针头将药液注入前斜角肌肌腹内。

2. 推拿手技 患者取坐位，点按风池、完骨、天鼎、肩井、缺盆、曲池、合谷等穴；擦患侧颈、肩、背部 5～10min；一手扶住健肩，一手轻拿痉挛的前、中斜角肌，推拿前、中斜角肌，掌揉颈部，中、示指按压锁骨上窝，拇指按压颈后约 10 次。每日 1 次。

3. 注意事项 矫正不良体位；悬吊上肢制动，上肢尽可能不持重物，调整枕头至适宜的高度。

第四节 颈肌筋膜炎

颈肌筋膜炎是颈部肌筋膜的一种无菌性炎症，以颈部肌肉慢性痉挛、疼痛、僵硬为特征。

一、病因

1. 颈部慢性劳损 头颈部长期固定一种姿势工作或学习者，致使颈部慢性劳损而发病。

2. 局部感受寒湿 寒冷、潮湿的环境可使颈部筋膜肌肉内的血管收缩，微循环障碍而形成颈部纤维组织炎症。

二、临床表现

1. 疼痛 颈后和两侧深在酸胀疼痛，晨起明显，活动后减轻，阴雨天时加重。严重时伴有头痛、肩背痛。

2. 压痛 急性者局部压痛明显，其位置与神经分布一致。时可触及大小不等的结节。慢性者酸痛样广泛压痛。

3. 颈部活动受限 自觉项部僵硬、紧束或沉重，活动不灵活，早晨起床时明显，活动后减轻，过度活动后加重。重者可见颈肌萎缩和斜颈。

4. 颈椎 X 线 无明显异常或轻度退变。

三、诊断

一般起病缓慢，病程可持续数周、数月，也可因局部感受潮湿或头颈受外力作用而急性发病。颈部不舒适，或伴一侧肩背疼痛，颈部肌肉僵硬，天柱穴、肩胛骨内角上方等处压痛，局部皮下可见硬结。

四、治疗

1. 压痛点阻滞 压痛点（有几个注射几个）消毒后，缓慢进针，一旦患者出现麻胀感或局部肌肉抽搐、痉挛时，固定针头不动，回吸无血后即可注射 0.25%～0.5%利多卡因 1～2mL 或再加入维生素 B_{12} 500μg，每个压痛点注射 1～2mL，急性者可再加入地塞米松 5mg，每日或隔日 1 次，其疗程随病情变化而定。有的病例 1～2 次即可治愈。

2. 推拿手技 患者坐位，医生在痉挛的胸锁乳突肌、斜方肌、肩胛提肌及冈上肌等处揉、按、推、滚及提、拿，拇指点揉风池、天柱、风府、哑门、大椎、肩井、天宗、秉风等穴位，每日 1 次，一般治疗 1～2 周。

3. 西药治疗 口服镇痛药、镇静药、非甾体抗炎药。

4. 物理疗法

（1）局部冷敷：急性者，可将毛巾浸入 4℃冷水中，取出后贴敷颈部，反复进行。

（2）红外线照射：用红外线灯照射颈部及压痛点处，照射距离为 30～60cm，每次照射 15～30min，以皮肤出现红斑而感觉舒适为宜。每日 1 次，10 次为 1 个疗程。

第五节　颈棘间韧带损伤

颈棘间韧带损伤为临床常见疾病，尤其是长期低头工作者发病率较高。

一、病因

颈棘间韧带位于上下两个椎体的棘突中间，其前方为黄韧带，后方为项韧带，其作用主要为保持颈椎椎体的稳定和头部的直立位置，防止颈椎过度前屈。颈棘间韧带损伤的主要原因如下。

1. 颈部慢性劳损　主因是长时间屈颈低头伏案工作致使颈部颈棘间韧带慢性劳损；其次为劳动、运动、用力过猛，或乘车途中突然停车的惯性冲力，造成颈棘间韧带部分撕裂、出血、水肿等急性损伤，而这种急性损伤未治疗或治疗方法不当，迁延不愈最终形成慢性劳损。

2. 颈棘间韧带的自身退变　颈棘间韧带发育薄弱，纤维较短，在频繁的颈部活动中易于疲劳、损伤而退变，特别是中老年人易发生萎缩或断裂。

3. 颈椎间盘退变　颈椎间盘是颈部椎体和棘突之间维持相互平衡的因素。如颈椎间盘髓核水分减少，弹性降低，纤维环破裂以及椎间隙变窄，均可降低颈棘间韧带的稳定性而导致损伤。

二、临床表现

颈部酸胀、疼痛，且向颈部两侧及枕部放射，头颈部前屈位时症状加重，长期低头工作、学习时症状出现或加重。病变棘突间隙或棘突压痛。

三、诊断

临床上可根据症状和体征诊断，并结合 X 线检查常无明显阳性发现，可作为排除性诊断依据之一。对于外伤引起的发病者以及症状较重者，应与骨折、肿瘤等病进行鉴别。

四、治疗

1. 棘间韧带压痛点阻滞疗法　患者取坐位，头稍向前屈。常规消毒，用 5mL 一次性注射器垂直进针 2～3cm 左右，回抽无血和无脑脊液后，注入 0.5%利多卡因

1～2mL，或适当加 2mg 地塞米松，边注药边退针至皮下。注射后休息片刻，并禁止颈部做前屈活动。

2. 推拿手技 早期采用手法较轻的揉、按、推、擦等法，以透热为度；后期病位处可用弹拨法，再于督脉和膀胱经处施以擦、揉、按压等法，以透热为度。每日 1 次，10 次为 1 个疗程。

第六节 颈椎间盘突出症

颈椎间盘突出症是指颈椎间盘发生退变，在外力作用下纤维环破裂，髓核向外，特别是向后方突出，压迫和刺激神经根、脊髓等组织，引起颈部强痛等一系列相应的临床症状与体征者。颈椎间盘位于相邻两个颈椎之间，富有弹性，起着帮助颈部、头部活动与缓冲外力震荡的作用。它由靠近两个椎体的上下软骨板、位于外侧一周的纤维环和髓核组成。成人软骨板内有许多小孔（此孔是髓核水分与代谢产物的通道），但无血管和神经组织；纤维环呈同心环状结构，后侧较为薄弱；髓核位于椎间盘中央偏后方，为脊索的残留物，髓核中水分含量丰富，约占髓核总量的 75%～90%。

一、病因病理

（一）颈椎间盘突出症病因病理

1. 颈椎间盘退变 颈椎间盘的退变是颈椎间盘突出症发生的基础。因椎间盘血液供应较少，又在日常生活、工作、学习、劳动中受到头部的重压力和自下肢传递而来的反冲力以及颈部的屈伸、旋转活动形成的挤压、摩擦力，髓核内的蛋白糖胺聚糖逐渐减少，黏稠度变小，髓核趋向胶原化，弹性与膨胀性降低。同时，纤维环因长期摩擦，发生网状变性，玻璃样变而显薄弱，其受力大的部位，髓核被挤入变性的纤维网格中，导致纤维环破裂。50 岁以后，髓核水分明显减少而纤维增多，不易流动和变形，即便纤维环破裂，髓核也不易脱出。故 20 岁以前和 50 岁以后的人发病率较低。

2. 损伤 损伤是本病发生的直接原因。颈椎支撑着头部，当颈椎向各方向活动时，颈椎间盘通过相应变形承受压力，维持其力学平衡，如果自主活动和外力作用过大，超出了纤维环的弹性强度，则可导致其破裂，故负重扭挫、急性头颈旋转常常成为本病急性发生的诱因。当不良姿势，或长期低头伏案学习、工作，或一种姿势、体位持续工作时间过长等致颈部软组织慢性劳损时，在椎间盘慢性退变的基础上，若颈部软组织过度劳累、局部受凉等，就易导致颈椎间盘纤维环的破裂而发病。颈椎间盘突出症基本的病理变化是纤维环的破裂、髓核的突出。

3. 颈椎间盘突出症基本的病理变化 一是突出物对神经根的机械压迫，阻碍了局部血液循环而发生水肿、渗出等炎性反应（无菌性），使神经功能障碍而出现相应的临床症状与体征；二是突出的髓核内的糖蛋白与β-蛋白质对神经根有强烈的化学刺激，释放的组胺分解物与疼痛密切相关，激惹神经而产生炎症；三是突出物引起细胞免疫反应致神经根周围发炎。病程长者，突出物可与神经根粘连，使神经根移动受限。

（二）颈椎间盘突出的病理分型

1. 按髓核突出的形态 分为膨出、突出、脱出和游离。

① 椎间盘膨出 椎体周边或某一部分有环状纤维环突出，一般不引起严重的神经根压迫症状（图 14-7）。

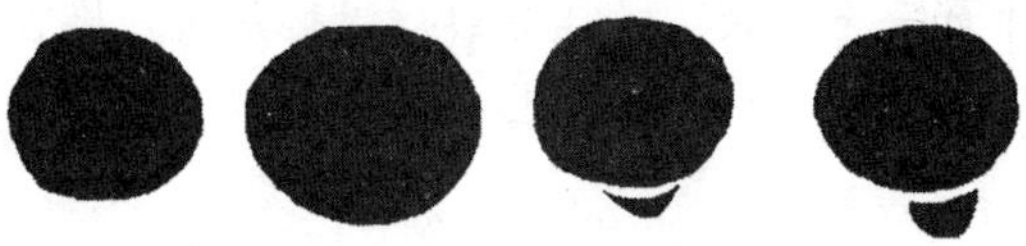

图 14-7 椎间盘病变

② 椎间盘突出 移位的髓核限于较小的纤维环内（图 14-8）。

③ 椎间盘脱出 移位的髓核穿过纤维环而位于后纵韧带之下（图 14-9）。

④ 椎间盘游离 突出的椎间盘髓核游离于椎管内，或硬膜内、椎间孔等处，压迫神经根（图 14-10）。

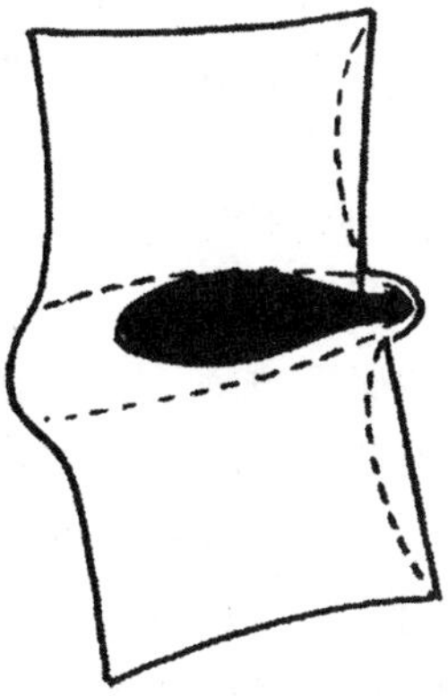

图 14-8 椎间盘突出

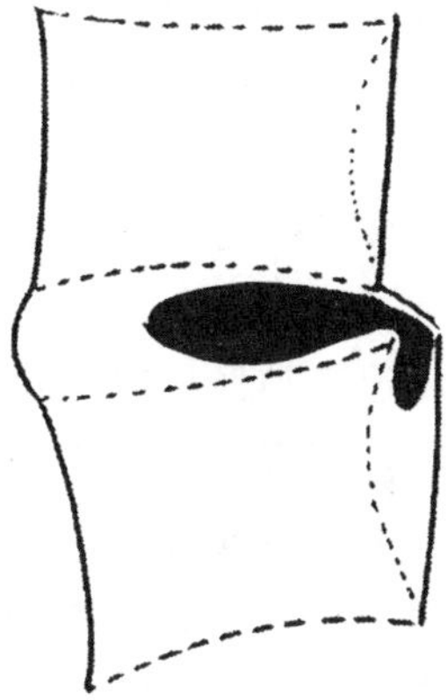

图 14-9 椎间盘脱出

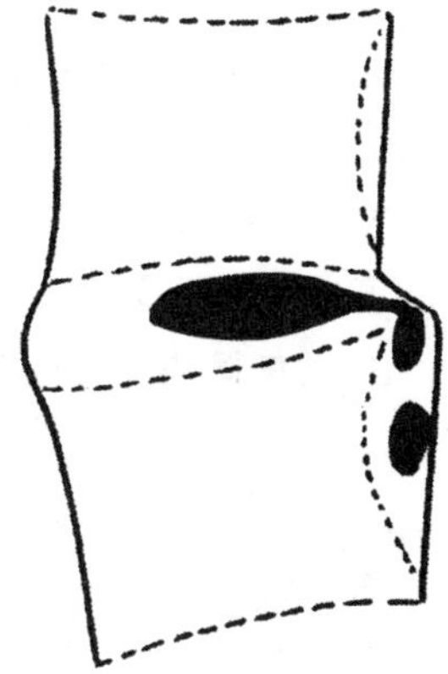

图 14-10 椎间盘游离

2. 按髓核突出的方向

① 后突型　髓核向椎体后方或后侧方突出，压迫刺激神经根（较为常见）。

② 前突型　髓核向椎体前方突出（无临床意义）。

③ 上下型　髓核向上方或下方的软骨板和椎体内突出（青年多见）。

3. 按髓核向后突出的部位

① 单侧型　髓核突出的一侧神经根受压（多见）。

② 双侧型　髓核从后纵韧带两侧突出，双侧神经根受压。

③ 中央型　髓核向后方正中突出，突出较大时压迫双侧神经根。

④ 中央旁型　突出的髓核位于单侧型和中央型之间，压迫脊髓或侧隐窝的神经根。

4. 按髓核突出的程度

① 幼稚型　纤维环部分破裂，突出物被外层纤维包绕。

② 成熟型　纤维环完全或不完全破裂，髓核突出较大，但后纵韧带较为完整。

③ 破裂型　纤维环完全破裂，髓核穿过后纵韧带进入椎管。

二、临床表现

由于颈部椎间盘突出部位及在椎管内压迫的神经和/或脊髓的部位不同，其临床表现也不一，但均以疼痛和功能障碍为主。

1. 疼痛　典型者为根性疼痛，即受压的颈脊神经引起相应节段或支配区的疼痛或麻木，严重者为剧痛。如颈 7～胸 1 椎间盘的突出引起上肢尺侧的感觉过敏、疼痛、麻木。当咳嗽、喷嚏、用力发声致腹压增高和变换体位以及颈部活动时疼痛加重。开始疼痛仅局限于颈、肩部，后渐出现向上肢放射。疼痛多在休息后可缓解，夜重昼轻。

体征：可头部偏向健侧，颈椎活动受限，特别是患侧活动受限明显，颈肌呈痉挛状。

2. 压痛、放射痛　压痛点多位于病变间隙棘突旁 1～2cm 处或棘突间，按压时上肢可出现放射痛。

3. 功能障碍　椎间盘单纯压迫脊神经根时出现该神经支配区的感觉、运动功能障碍，如 C5～6 椎间盘突出时，表现为肱二头肌无力，肌腱反射减弱。中央旁型压迫脊神经根和一侧脊髓时，还可出现对侧由下而上的温、痛、触觉减弱或消失，感觉异常；同侧下肢肌肉张力增强，肌力减弱，腱反射亢进、Babinski 征阳性，严重者可有髌、踝阵挛；对侧运动功能正常。中央型压迫脊髓双侧腹面时出现锥体束受压的症状：胸或腰部束带感，痛觉、温觉、触觉、本体感觉障碍，鞍区麻木、病变区域与脊髓受损节段可以不相符；双侧下肢肌肉紧张，腱反射亢进，浅反射减弱或消失，双侧 Babinski 征阳性，髌阵挛、踝阵挛阳性等不同程度的上运动神经元或神经束的损害；严重者出现双下肢瘫痪，二便失禁。

4. 颈椎专病检查

① 压顶试验阳性。

② 屈颈试验阳性。

③ 臂丛牵拉试验阳性。

5. 影像学

(1) X线检查　侧位片：病变椎间盘变扁变宽，椎间隙前后相等或前窄后宽，生理前凸变小或消失。久病者可见椎间隙狭窄，椎体边缘唇样增生。椎体终板下方有许莫氏结节。

斜位片：椎间盘突出的一侧椎间孔大于对侧。

(2) CT检查

① 椎间盘变性：椎间盘内密度减低，或见气体影像。

② 颈椎间盘膨出：椎体后缘可见均匀对称的弧形膨出的软组织影，密度高于脑脊液，并与脊神经之间有一脂肪分界，硬膜囊前缘略受压而平直。

③ 椎间盘突出

a. 中央型突出　于椎体后缘中央呈丘状隆起，硬膜囊受压变扁，脊髓受压移位，椎管变窄。

b. 单侧型突出　多见。于椎间孔附近可见突出的椎间盘，脊神经根受压移位。

c. 中央旁型突出　突出的椎间盘位于前两型之间，压迫脊髓或侧隐窝的神经根。

d. 许莫（Schmorl）结节　髓核经破裂的椎体软骨板穿过皮骨质而进入椎体的松质骨内，并在其周围形成骨性硬化带。

④ 椎间盘脱出：椎间盘后缘显影模糊，形状不规则。

⑤ 椎间盘游离：在相应突出的椎间盘向上（或向下）邻近层面的椎管内，有点状、尖状或破碎样不规则的高密度影。

(3) MRI检查

椎间盘膨出：椎间盘后缘呈弧形膨出，超过椎体后缘。

椎间盘突出：矢状面上，椎间盘后缘呈舌形向后方或侧方突出；横断面上，椎体后缘突出的椎间盘呈三角形或圆弧形突向椎管腔。

椎间盘脱出：后纵韧带失去其连续性影像，椎间盘突出至椎管内。

椎间盘游离：矢状面显示病变的椎间盘向上（或向下）的层面椎管内有游离的椎间盘碎片。

三、治疗

颈椎间盘突出的治疗以非手术疗法为主，对于反复发作、经非手术治疗无效、直接影响生活以及急性颈椎间盘突出病情较重者，可考虑手术治疗。

1. 制动与牵引 属于一般治疗，其目的在于减轻颈椎间盘突出症引起的急性水肿。

① 头部制动 尽量减少颈部的活动。

② 牵引 至少牵引 2 周，每日 2 次，每次 30min。

③ 戴颈托 待疼痛等症状缓解后改用颈托固定。开始固定时持续固定，休息时取下，1 周或 10 天后，实行固定—放松交替进行，即上午固定、下午不固定，如此持续 1～2 周。

2. 物理治疗 红外线照射、超声波等，通过治疗可以缓解疼痛，加速水肿的吸收，改善血液循环，促进炎症消退。

3. 西药治疗 疼痛不重或炎症初期可服用强力镇痛药、消炎药、肌肉松弛药等西药治疗。

4. 针刺治疗 穴位有颈部华佗夹脊穴、病变接力经脉远端取穴。

5. 推拿手技 参考本书第八章推拿手技疗法中介绍的方法，只是在牵引下施行旋转扳法不同。

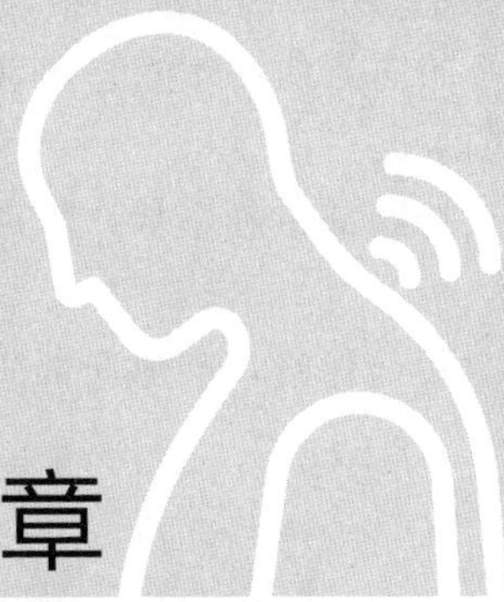

第十五章 颈椎病的康复与自我疗法

颈椎病属于一种退行性病变，随着人们平均寿命的延长，其发病率呈明显的持续上升趋势，且不易根治，因而重视颈椎病的康复与自我疗法，对于颈椎病的预防和治疗具有极为积极的意义。

第一节 颈椎病的康复

人们大约有 1/2～2/3 的时间是在家庭中度过的，因此颈椎病的康复，首先应从家庭生活开始。尽管家庭生活较为轻松，没有工作时间那样紧张，但持续时间长，随意性大，常常在不知不觉中由于头颈部的不良体位和姿势而造成颈椎病的复发或症状加重。此外，头颈部姿势与体位与颈椎病的发生、发展关系密切，尤其是在紧张状态下的工作，头颈部肌群易于在被迫下产生疲劳而受损。因此，颈椎病的家庭与工作中的康复是不可忽略的重要方面。

一、家庭康复

1. 睡眠体位 保持良好的睡眠体位对颈椎病的预防和康复具有较好的作用。正确的睡姿是仰卧于床上，使双膝、髋略屈曲，头颈保持自然仰伸位最为理想，这样可使颈部的肌肉、韧带及关节获得最大限度的放松与休息。对于不习惯仰卧睡眠者，可采取仰卧位和侧卧位交替睡眠法，经一段时间的睡眠后即可适应。

2. 枕头 枕头除了质软、透气优良等要求外，枕高以10～12cm为宜，睡眠时枕头放在颈后为佳，以仰卧后脑勺不触及床面为佳，才能起到垂吊自然牵引的作用，高枕、低枕及不枕枕头都是应当避免的。

3. 日常生活姿势 在日常生活中应保持颈部正确姿势，尽可能地避免各种不良的体位，减少颈椎病的发生和复发。

4. 慎防寒湿刺激 家庭康复中应注意颈部保暖，避免局部肌肉感受寒湿，避免居住潮湿的环境。

二、工作中的颈部保健

1. 定时改变头颈部体位 工作中尽量避免在某一种体位持续时间过长，随时可做全身及颈部活动锻炼操。

2. 自我牵引 若已患或患过颈椎病，根据自己的情况可随时进行自我徒手牵引（见本书有关章节内容）。

3. 自我颈部按摩与活动 工作一段时间后可对颈部肌群进行自我按摩捏拿，做头前屈、后伸、左右侧屈、旋转活动。

三、预防颈部外伤

颈部外伤可促使颈椎病的发生、发展，因此，在各种情况下应注意避免颈部意外伤（包括生活、交通事故、运动等对颈部造成的损伤）的发生。

如果出现颈部的外伤，应根据损伤的程度、部位与范围等情况，及早选择正确的治疗方法，如局部制动、应用脱水药及激素等进行治疗，将病情控制在现有阶段，并尽快向痊愈的方向转化，防止其进一步加重。

第二节　颈椎病的自我疗法

颈椎病自我疗法系指患者可以自行掌握的治疗颈椎病的技术措施，主要用于轻型颈椎病患者或颈椎病手术后的康复期患者。

1. 目的

自我疗法一方面可以让患者对自身的病情有一个全面的了解和认识，使患者由被动治疗变为主动治疗，从而增强患者康复的信心，为正规的非手术治疗打下基础；另一方面，可使患者家属与亲友在与患者的接触中获悉有关知识，无形中起到了防治宣传的作用和早期发现、早期正确采取措施的作用。常反复发作的颈椎病，运用有效的自我疗法，可在复发前预防多发、复发后可中断病情进一步恶化。另外，还可大大减轻患者的经济负担。

2. 实施

自我疗法的方法应根据患者病情特点和具体条件采取相应的方法，并在实施过程中依据病情变化及时给予调整。由于颈椎病类型较多，病情变化复杂，个体特征明显，所以，自我疗法的方法不尽相同，但基本要求是：纠正睡眠和工作中的不良体位，在较长时间持续一个姿势的工作时，应在工作期间活动颈肩部，实施自我徒手或牵引带牵引，及时使用颈围、颈托等有效的自我疗法。需要指出的是，自我疗法的实施，须在医生的指导下进行，以了解自己的病情为前提，其方法与病情必须相适宜。应明白是用同法继续治疗，还是交换他法，或修改原法，或是进一步检查，征求医生的意见后再进行自我治疗。

对于症状完全消失或大部分消失，或仅残留轻微疼痛或不适感，但不影响正常工作和生活者，或经 2 个月观察，病情没有加重者均可暂时停止自我疗法治疗。

对于病情恶化，突然步态失稳，或突然跌倒，或出现新的压痛点，神经根刺激症状，体重近期内明显减轻，自我疗法实施过程中出现无法解释的症状或反应，以及经一个月的治疗病情无好转者，均需做进一步检查，以明确诊断，尽早正确治疗。

第三节　颈椎病科普教育

开展颈椎病科普教育，使广大人群，特别是中老年人群对颈椎病有一个较为全面的了解，以便及早预防。对于颈椎病患者应做到四早：早就医、早诊断、早治疗、早康复。科普教育的目标是让患者明确：颈椎病是临床常见、多发性疾病，中老年人好发，且随着年龄的递增而增多；颈椎病对患者的危害，其主要症状及体征，有哪些分型（以便自我诊断）；颈椎病是可以防治的。

实行颈椎病科普教育的方式有：医院内门诊、住院病房的科普宣传教育，社区科普宣传，农村下乡科普教育等。可采用口述、举办讲座、知识竞赛、板报、漫画、印发小册子、观看电视录像、广播网络等多种多样的形式进行。

第十六章
颈椎病的预防与保健

第一节 颈椎病的预防

随着我国人民生活水平的不断提高，人们寿命的延长，以及人们生活节奏的加快，工作强度和专一性的不断增加，颈椎病的发病率呈明显上升趋势，加之颈椎病致病因素较多，部分病例短期内难以治愈。因此，其预防工作显得十分必要。其预防的方法有以下几个方面。

一、纠正颈部不良姿势

颈、肩、背部软组织急性损伤和慢性劳损，是颈椎病多发的病理基础，因此，预防颈、肩、背部急性擦伤，以及慢性劳损是预防颈椎病的重要环节。生活、学习上的不良姿势，工作、劳动中长时间的、单一的固定姿势是形成颈、肩、背部慢性劳损的主要原因，颈部这些不良姿势或长期单一固定的姿势致使颈椎椎间盘压力增加，小关节功能紊乱，韧带紧张，肌肉疲劳或松弛，颈椎错位、失稳等。所以，纠正日常生活中的不良姿势，注意改变工作、劳动中长期单一的固定姿势对预防颈椎病具有重要的现实意义。

1. 睡眠姿势 人类约 1/3 时间处于睡眠状态，成人每日睡眠约 6～8 小时，儿童则更多，不正确的睡眠姿势会引起多种头颈部疾病，或使原有的颈椎病加重。

（1）常见的错误睡姿

① 俯卧睡眠 因俯卧睡眠，鼻子向下，呼吸不够通畅，只好扭着颈部俯卧而睡，这样极易发生 C1～4 扭伤、错位，颈椎侧弯现象。

② 固定一侧卧位睡眠　有的人喜欢固定一侧卧位睡眠，带孩子的女同志总爱面朝孩子而睡。若一直左侧卧位睡眠，可增加心脏负荷，使心脏舒缩受限，不利于心脏功能的正常进行。久而久之，可致脊柱侧弯而发生颈椎病。

③ 身体扭曲睡眠　即人体上、下两段呈麻花状扭曲睡眠，脊柱失去垂直向下的平衡，导致颈肌、韧带慢性损伤而发生颈椎病。

④ 侧卧屈颈屈腰睡眠　此姿势加大了颈腰椎的曲度而易于发生颈椎病。

⑤ 仰卧扭头睡眠　此姿势易导致颈肌及颈部项韧带损伤而发生急性颈椎错位或慢性劳损。

⑥ 头靠床头看书报　部分人喜欢半卧位躺在床上，头靠在床头上看书、看报，长期维持这一体位增加了颈背的屈曲度，损害了颈椎乃至整个脊柱的正常力学平衡，而致颈椎病的发生，或直接使颈椎发生错位。

对以上不正确的睡眠姿势，应予以训练纠正，使之养成良好的睡眠姿势。

正确的睡眠姿势可避免或减少颈椎病的发生，对颈椎病患者而言，正确的睡姿对颈椎可起到保护作用而使其免受进一步的损害，同时，也有利于其他治疗措施的实施。

（2）正确的睡姿：仰卧位和（或）左、右侧卧位交替睡眠。此几种睡姿各需要多长时间，无严格规律和要求，应据实际情况确定。其原则是：两种（左、右侧卧位）或三种（仰卧位，左、右侧卧位）睡姿交替睡眠。仰卧位睡眠时头部应摆正，颈部不可扭曲，双下肢自然伸直、放松。侧卧位睡眠时双下肢自然屈曲，即自然屈膝屈胯，左右侧交替进行。

2. 枕头　睡眠中不可缺少枕头，其对维持头颈段脊椎生理曲线，保证颈椎外在肌群平衡、维持椎管内生理解剖状态尤为重要。枕头的高低，充填物的硬度及填充量，枕头的形状、使用方法等均可影响颈椎外在肌群的平衡，又可直接影响椎管内容积的大小和颈段解剖状态。以前虽然也有强调，但真正重视枕头的人多是在自己已患了颈椎病以后，或颈椎病较为严重时。所以要重视枕头的选用，形成人人重视枕头，科学使用枕头的良好习惯。

(1) 枕头的高低：颈椎的生理前凸是维持正常状态下椎管内外平衡的基础。如果不枕枕头或枕头过低，则颈部过度后仰，可使颈椎前凸加大，椎体前方的肌肉、前纵韧带因张力过大而疲劳，形成慢性损伤；而椎管后方的黄韧带屈曲向前突入椎管；这时椎管虽被拉长但容积却变小，脊髓及神经根易因髓核突出、骨刺等各种因素刺激或直接压迫而出现临床症状。如果枕头过高，则颈部过度前屈，易致颈椎后方的肌群与项韧带、棘上韧带、棘间韧带、黄韧带劳损，颈椎管内的硬膜囊后壁被拉紧，并向前方移位，挤压脊髓，特别是挤压脊髓前动脉（图 16-1）。突出、脱出的髓核及骨刺，尤其遇到椎管发育性狭窄的患者，

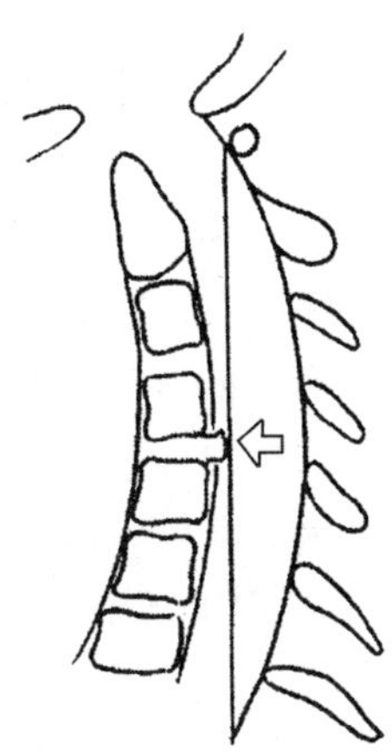

图 16-1　颈部过屈

就会出现相应的症状与体征。

颈椎病患者枕头的高低一定要合适，不能过高、过低，应以睡在枕头上枕部悬空且不使颈部扭曲为原则，使颈椎保持正常的生理状态，防止引起或加速颈椎的退变。

一般治疗枕头的高低，在10～12cm为宜，枕于颈后部为宜。对于颈椎病的不同情况适当调整枕头的高度。对于颈椎间盘髓核脱出或突出，或椎体后缘骨刺等直接压迫脊髓而有运动功能障碍者，枕头可低一些，以减少椎管前方致压物的压迫。对黄韧带肥厚、内陷，脊髓后方受压者，枕头可适当高一些，以减轻对脊髓的压迫。对先、后天性颈椎椎管狭窄伴有椎体后缘骨质增生、颈椎结核、颈椎肿瘤、强直性脊柱炎早期的患者，其枕头仍以正常高度为宜。

（2）枕芯：常用的有荞麦皮、蒲绒、木棉、稻壳、鸭绒、鸡毛、鹅毛、蚕沙、白砂等。前七种充填物均质轻，透气性能好，但蒲绒易结块；木棉、鸭绒，价格高；稻壳主要产于南方，蚕沙、白砂硬度大，产地广，可随意调整枕头的高低。具体用什么样的枕芯充填物应根据个人习惯、经济条件以及在医生的指导下选用。理想的枕芯应是：充填物柔软，透气好，做成后符合生理曲度要求。对于颈椎病而生理曲度变小、变直或反曲者，应选择蚕砂、白砂等质硬的填充物，且在填充时数量宜多一些，装得饱满一些，以枕外隆凸不能触床为好，这样睡后可起到垂吊牵引的作用，使治疗在不知不觉的生活中进行，虽然起效缓慢，但效果良好，如颈椎没有增生或增生不是很严重（Ⅰ°或Ⅱ°者），大部分患者的曲度可以得到改善。本法是一种简便易行、较佳的方法。

（3）枕头的形状：以中间低、两头高的元宝形最好。其优点是：用中间低的部分维持颈椎的生理曲度，两头高的部分可固定、制动头颈部（图16-2）。

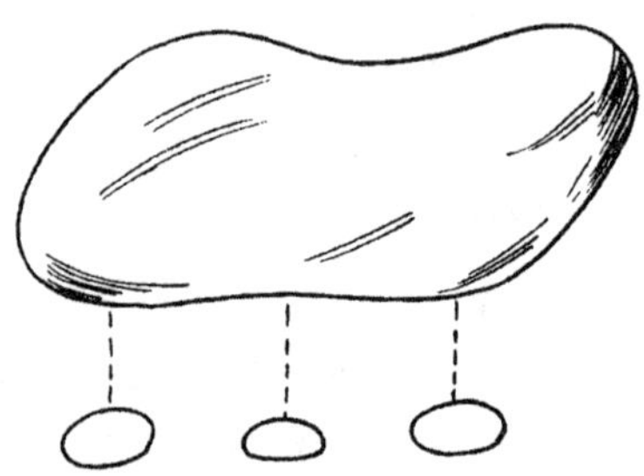

图16-2　元宝形枕

（4）药枕：药枕是枕头的内芯充填物为中草药。由于枕芯内装有中草药，除有一般枕头的作用外，又发挥着中草药的药效作用，从而达到预防和治疗颈椎病的目的。药枕是在患者睡眠时发挥药物的治疗作用，不花费额外时间，无损伤、无痛苦，因而受到颈椎病患者和广大群众的喜爱。

药枕枕芯的充填物一般由芳香开窍、理气活血的中草药组成，以起到芳香开窍、清头疏风、活血理气、通痹止痛的治疗作用。

常用的中药有：通草300g，藁本100g，白芷100g，红花100g，菊花200g，佩兰100g，当归100g，川芎100g，桂枝60g，厚朴100 g，石菖蒲80g，苍术100g。将以上中草药混合并加工成粗粉，使其软硬适度，并制成中间低、两边高的元宝形枕头。对颈椎病患者，可根据不同的病症，加用相应的药物，如颈部酸困不适可加豨莶草 100g，葛根 300g，鸡血藤 60 g；头晕、鼻塞者可加葛根 60g，苍耳子 100g，辛夷花 60g；肢体麻木者可加麻黄 50g，桑枝 100g，桂枝 100g，防风 100g，羌活 100g；恶心呕吐者加半夏 160g，旋覆花 60g，竹茹 60g；骨质增生者加狗脊 100g，透骨草 300g，木瓜 100g，威灵仙 300g 等。

对于颈椎生理曲度变小、变直或反曲的颈椎病患者，或Ⅰ～Ⅲ°颈椎骨质增生者，可将药枕制成长 40cm、宽 18cm、高 10～12cm 的元宝形状，垫于颈部，仰卧，保持头颈部轻度仰伸位，枕后可用轻力按压前额部，以加强疗效。按压时，用力勿过大，每次向下按压的次数约为 20～30 次。

3. 工作姿势 健康成年人的工作时间约为 8h，在工作过程中其体位与姿势往往按工作的需要而定，这不仅影响患者的治疗与康复，且是颈椎疾患发生、发展与复发的主要原因。在屈颈时，颈椎间盘内所承受的压应力增高，此状态下加上扭转、侧屈以及不平衡的作用，使局部的压应力更大，加速了颈椎的退变而致颈椎病的发生，加之平时对颈椎病缺乏足够的认识，不重视其预防，颈部极易发生慢性劳损而发病。需要强调的是伏案工作人员、流水作业线上的装配工等斜颈、低头和耸肩工作者，以及以抛、掷、拉、推等重体力劳动者，一旦用力不当，极易损伤颈、肩、背部的软组织。现已证明，有些职业及工种与颈椎病的发生关系密切。改变这类职业与工种虽然是一种好的方法，但实施时确实存在着许多困难，因而纠正与改变工作中的不良姿势与体位显得更为重要。为此笔者根据多年的临床实践经验，提出颈椎病防治措施如下。

（1）及时活动头颈部：头颈相对固定或仅需要向一个方向不断转动，且持续长时间工作的人，易引起椎间隙内压改变，使张力较大一侧的肌肉疲劳，从而引起颈椎内外平衡的失调而发生颈椎病或使其加重。为此，当这类人员或患者在其头部向某一个方向需要长时间固定或不断向一个方向转动时，在其固定或转动的间隙增加其相反方向的转动，如伏案工作者，在伏案工作 30min 时，可将头向后多仰数次，或将头左右旋转，再向另一相反方向转动、后仰数次，工作、学习和颈部活动的时间间隔长短可酌情而定，但不宜超过 30min，如此锻炼有利于颈部保健，可消除颈部肌肉疲劳，维持颈肌的平衡。

（2）间断远视：当长时间近距离看物，尤其是低头状态者，既影响颈椎，又易引起视力疲劳。为此，每当伏案过久后，应抬头远视半分钟左右，待眼睛疲劳消退后再继续学习或工作。

（3）配置高低适度的工作、学习台：学习桌面或工作台面高低一定要适度，过高则使头颈部呈仰伸状，过低则颈部呈屈曲状，均不利于颈椎的内外平衡，尤其是后者在日常工作、学习中最为多见，必须加以调整。其原则是，以头、颈、胸部保持正常生理曲线为标准，这一点对已患颈椎病者尤为重要。学习、工作台椅的高低要根据个人身材高低加以调整。目前市场上出售的椅子均属标准件，其高度并不适合高低不等身材人群，因此凡身高在1.8m以上或1.6m以下者，均应通过椅子的高低来调整学习、工作台面。对需长期伏案工作的人员或颈椎病患者，可配备斜面台板、工作板或斜位阅读板，以减少屈颈程度。

(4) 增加间断活动：任何工种都不应当长时间固定于某一种姿势，工作时间较长者，应做颈椎活动工间操，以保护颈椎。至少1～2h应全身活动及颈部活动5～8min。每人可根据自己的实际情况采取相应的活动方式，这样不仅对颈部，对整个脊柱乃至全身的骨关节系统均有裨益。

① 室内、室外活动均可。

② 活动形式多种多样。颈部活动以前屈、后伸、左右侧屈和左右旋转为宜。全身活动可做各种工间操、太极拳、哑铃操、散步等。

③ 量力而行，循序渐进。做颈部和全身活动，因其形式不同，其速度、强度及活动范围各不相同，个人均应根据自己的实际情况、年龄、体质、全身状态、职业特点、爱好等量力而行，循序渐进，切勿操之过急，以防发生意外。

④ 头颈活动适度为佳。由于颈椎病属退行性变，过频、过大、用力过猛的活动必然加剧其病理改变，并诱发各种症状，用力、活动时间以适量为度。

(5) 预防慢性劳损。

4. 保持良好的生活体位与姿势 前已述及，生活的不良体位与姿势是形成颈部慢性劳损和颈椎病的主要原因之一，故生活中保持良好的体位与姿势，对颈椎病预防显得尤为重要。因此应避免长时间低头看书、打牌、打麻将和长时间坐位，或卧位侧头看电视。从早晨起床、穿衣、刷牙、洗脸、整理家务、打扫卫生、摆放东西、取物、接打电话，到炒菜、吃饭以及睡眠和其他各项活动均应保持正确的姿势和体位，才能预防和减少颈椎病的发生。

二、避免颈部外伤

外伤与颈椎病的发生、发展关系十分密切。外伤可直接导致颈部软组织损伤、颈椎错位、颈椎间盘的突出等，同时外伤可再损伤，如从高处坠落可致颈椎脱位而未损伤脊髓，但若救护方式欠妥，在救护时强力拉动头颈可使脊髓出现继发性损伤而致截瘫。颈部外来暴力（来自各个方向）的挤、推、拉、压，头、颈、肩、背部的碰撞、跌扑、坐汽车时急刹车等，均可损伤颈部的肌肉、韧带和关节囊，导致椎间失稳而发病。因此，应尽可能避免各种外部暴力意外等外伤，尽可能地防治和减少颈椎病的发生。

三、锻炼与营养

加强颈部和全身的锻炼，增强体质，注意营养，保温防湿，劳逸结合，是减少颈椎病发生的主要措施。颈部锻炼主要指坚持做颈部体操。详见本书有关章节。

第二节　颈椎病的保健

掌握颈椎病的防治知识，增强保健意识，采取积极的保健方法是防止、延迟颈椎病发生，减轻患者病变程度，减少患者痛苦不可忽略的方面。其主要方法有：

1. 平常积极参加各种体育活动，使全身包括颈部的肌肉、骨骼得到充分的锻炼，以提高软组织的耐受力、抗损伤力和免疫功能。

2. 脑力劳动者应多参加室外活动。体力劳动者应劳逸结合。

3. 伏案工作者，一般于工作 1h 后，应休息 10～20min，并到室外做适当活动为佳。

4. 全身特别是颈肩部应防止受凉、受潮。

5. 颈部保健操、医疗体操、保健气功等，对预防颈椎病的发生、阻止颈椎病的发展具有积极的意义。每天应坚持不懈地做下去。

第十七章 颈椎病典型病例特效治疗

为了便于广大读者临床应用非手术疗法有针对性地治疗各型颈椎病，笔者就近年来临床治疗的20个典型病例做一介绍，旨在对不同年龄、不同性别、不同部位、不同症状、不同病情程度的患者提供诊疗思路；临床遇到同类患者可量体裁衣，模仿诊疗；通过此典型病例的介绍，提供给大家更多的思考和探索，起到抛砖引玉之效，哪怕仅仅起到微小一点的实实在在有价值的帮助也是值得的，这也是笔者再次修改、出版本书的初衷。

例1 睡枕治疗颈椎病——生理曲度变直案

患者，女，4岁，陕西富平县儿童。其祖母代诉。

主诉：颈部软弱，举头无力半年，加重1月。

病史：患者半年来常呼颈部乏困，举头无力，头在一部位固定不超过10min就须更换头颈位置，没有任何规律，常常喜欢双手扶头。近一月来这些症状明显加重。无头晕、恶心呕吐、臂肢麻痛，纳食、睡眠可，二便调。头颈有被反复拔伸史。

查体：神清，体瘦，自动体位，颈部活动无异常，C2～7各棘突旁压痛（+）。舌淡红，苔薄白，脉细。

X线检查：正位片示各椎间隙等宽，棘突居中，各椎体序列整齐，未见骨质异常改变。侧位片示颈椎曲度变直，呈一直线状，余无异常所见（图17-1）。

诊断：颈椎病（单纯颈椎生理曲度变直）。

治疗：睡枕疗法。制作直径10cm、内装干净的细明砂宝圆枕头，以仰卧为主枕之，每晚必枕，白天至少2次，一次枕10min以上。

应用3个月后随访，叙说：自做“圆形”枕头枕了半个月后，头不停地转动、摆动（情况）就有好转，2个月后颈部乏困、举头无力明显好转，已不需手扶头

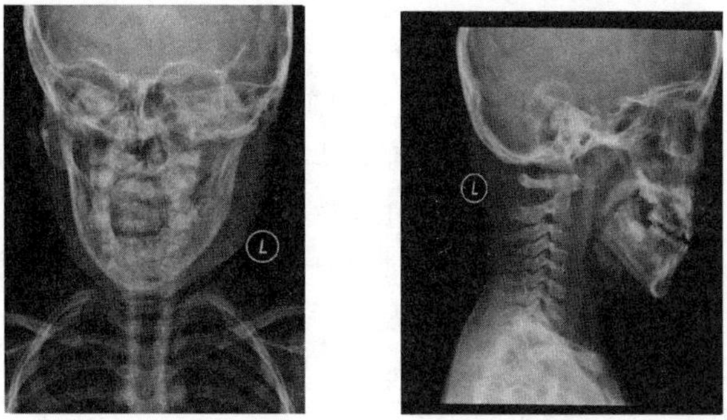

(a) 正位片　　　　(b) 侧位片

图 17-1　X线片

部。治疗 4 个月后一切症状消失。颈椎 X 线侧位摄片，生理曲度恢复而病愈。嘱其继续使用上述枕头枕之，以巩固疗效。

按：本病的病因经追问得知，该小孩性格外向，活泼可爱，成人均喜欢与之玩耍，常让小孩双手搭于成人的双前臂上，成人双手置于小孩的颈部两侧，然后双手上提，使小孩身体全部升高离地，再放下，再升高，如此反复，即当地人称之为“拔萝卜”（大多小孩都喜欢这种游戏）。由于将头上提时，小孩上肢、躯干和下肢重力向下，上提之力与向下之重力的作用，使本来正常曲度的颈椎被牵拉而变直，同时本来薄弱的固定颈椎的各肌肉、韧带也随之损伤，故而颈部强痛，举头无力，颈部压痛。

经睡枕治疗，将治疗直接置于生活之中，利用生物力学原理，把枕头置于后颈部，通过枕头对后颈部的支撑和头部向后下方力的作用对颈椎形成自然垂吊牵引而恢复正常生理曲度。本疗法简便，是纠正单纯颈椎生理曲度变小、变直甚至反曲的有效方法。值得提示的是，该治法长期使用，既能治疗，又可预防，尤其程度较轻、病程较短者效果更好。

例 2　推拿、红外线、牵引治疗神经根型颈椎病——上肢麻木、无力案

患者，女，36 岁，咸阳市渭城区干部。

主诉：右上肢麻木、持物无力半月余。

病史：半月前不明原因突发右手无力，持物时而落地，随之右上肢及拇指麻木，右上臂至肘部疼痛。

查体：右肩、肘、腕及拇指活动正常，C5 右侧肌肉饱满隆起，压痛（＋＋）。头左侧屈 30°，余无异常所见。实验室血常规及头颅 CT 检查无异常。

X 线检查：颈椎生理轻度反曲，C5、C6 椎体缘见唇状骨质增生，C5～6 椎间隙变窄，项韧带钙化（图 17-2）。

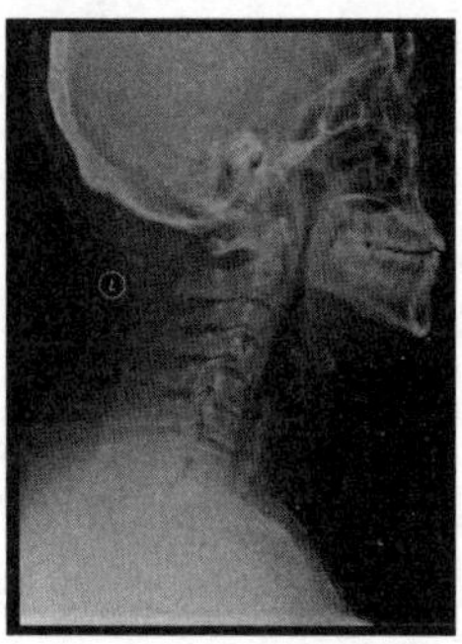

图 17-2　X线侧位片

诊断：神经根型颈椎病。

治疗：

① 推拿：放松颈部肌肉、推揉颈部，一指禅推痛点；按揉痛点及风池、风府、哑门等穴；屈、伸、旋转头颈；左手拇指向前顶C5棘突，右手肘部呈钩状，从胸前置于患者下颌部，并上抬、后仰头部，上抬、后仰之力与向前顶推之力同步，每次反复10～15遍；最后施以镇痛、舒缓结束手法。每日1次。

② 红外线照射：推拿手技治疗后进行，每日照射1次，一次30～40min，以右侧C5为中心，以局部发热、潮红为度。

③ 牵引：患者牵引带自行牵引，每日1次，一次20～30min。嘱患者每次向上牵引之力不宜过大，以有牵拉紧感为宜。

经治疗10次，右上肢麻木、持物无力明显好转，右上臂、肘痛消失。C5右侧压痛（＋），头颈左右侧屈45°。继用上法治疗10余次，诸症状、体征消失。

按：治疗神经根型颈椎病，牵引是必选项，其具体方法有三种，第一种是在医院采用坐位或仰卧位式牵引，每日1次，一次20～25min，牵引力由小到大，以有紧拉感为宜；第二种是患者居家应用颈颌式坐位牵引，每日2次，一次15～20min，力量适宜为度；第三种适宜于症状减轻或经治疗而处于恢复期的患者，即患者用双手将自己颈部向上均匀用力持续推抬2～3min，再放松，如此反复进行3～6次，每日做数次。应用红外线照射颈部，在局部加热以血管扩张，促进血液运行、代谢，有利于局部炎症的消退。

例3 推拿手技治疗颈椎病——颈部强痛案

患者，女，42岁，办公室打字员，陕西省咸阳市职员。

主诉：颈部强痛1月，加重7d。

病史：患者1月前因年终结账，每天在计算机上工作6h以上，随后后颈部不舒，未在意。1周来自感后颈部强痛，头颈部伸屈活动后症状减轻，伏案工作20min后症状加重。

查体：颈部皮色正常，斜方肌、胸锁乳突肌未见异常，C3棘突左侧局部饱满、压痛（＋＋）。臂丛神经牵拉试验、椎间隙挤压试验、头颈旋转试验均示（－）。舌淡红，苔薄，脉弦紧。

X线检查：正位片示C3棘突轻度左偏，侧位片示C3～4双突征（＋），生理曲度变直，C5～6骨质增生前纵韧带钙化（图17-3）。

诊断：颈型颈椎病。

治疗：推拿手技。采用本书前述之放松、坐位旋转定位法复位，强壮和舒缓结束手法。每3日1次。共治3次，诸症消失。随访半年未复发。

按：该患者C3棘突左侧局部饱满、压痛（＋＋），系颈椎小关节错位所致，先应用推拿放松手法舒缓局部紧张之肌肉，再用特异、对症手法纠正错位的小关节。由于病变相对单纯，病程时间不长，病情较轻，故3次治疗症状消失而治愈。

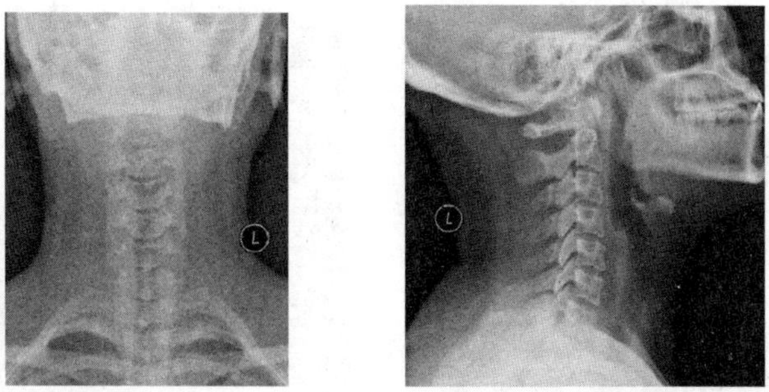

(a) 正位片　　(b) 侧位片

图 17-3　X线片

例 4　推拿、牵引治疗神经根型颈椎病——右肩臂放射案

患者，女，50 岁，陕西省咸阳市教师。

主诉：颈部强痛向右肩臂放射 1 周。

病史：因乘车受凉，次日即感颈部疼痛，活动欠灵活，1 周来头向右侧屈曲时疼痛放射至右肩及右前臂部。自服“吡罗昔康片”、“去痛片”症状稍减，停服后疼痛如故。

查体：颈左侧屈 30°，右侧屈 40°，前屈后伸可，C5 棘突右侧压痛（＋＋），并放射至右肩及至右大拇指，右臂丛神经牵拉试验（＋），叩顶试验（＋），右肱二头肌腱反射稍降低。苔薄白，脉弦紧。

X 线检查：正位 C3～7 椎体骨质增生，C5 棘突右偏；侧位生理曲度变直，C4～6 双突征（＋），C5～7 椎间隙变窄；右斜位 C5 椎间孔变小，前纵韧带、项韧带钙化（图 17-4）。

诊断：神经根型颈椎病。

治疗：推拿手法放松颈肩、上臂；点压压痛点；揉按风池、天柱、肩井、天宗、秉风、肩髃；推颈部；患者取坐位，医生坐其身后，左前臂屈曲呈钩状，置于患者下颌部，上提头部，右手拇指抵于 C5 棘突右侧，并向左推顶，上提与推顶同时用力，即听到“咯噔”一声。再行镇痛、强壮与舒缓结束手法。并嘱患者用颈椎牵引带自引牵引，每日早晚各 1 次，每次 20～30min，其牵引量以可耐受为度。

4 次治疗后，患者诉其颈部强痛减轻，头右侧屈时仍有轻微放射痛，C5 棘突右侧压痛显著减轻。考虑为错位尚未完全恢复，继续用上法施治。

再经 3 次治疗，症状、体征消失。嘱患者改睡直径 10cm 的宝圆枕头，屈伸、左右侧屈及左右旋转头颈，以加强和协调颈部肌肉；注意颈部避受外力、受凉等。

按：本例患者诊断为神经根型颈椎病。为颈神经根受到刺激、压迫所致，治疗上一方面用牵引增加其椎间隙，减轻头颅和上位颈椎对患椎向下之压力；同时

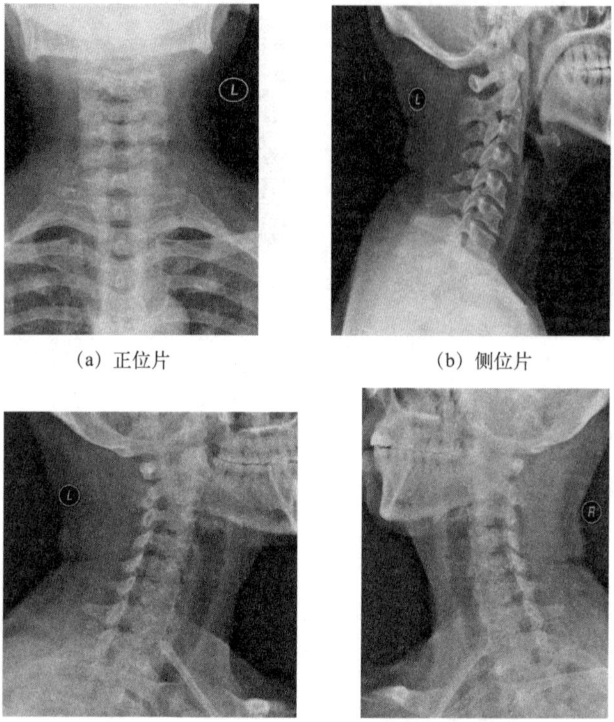

(a) 正位片　(b) 侧位片

(c) 左斜位片　(d) 右斜位片

图 17-4　X 线片

应用推拿手技，使病患关节产生微动，使偏移动之棘突和紊乱之小关节复位，从而解除对神经的压迫。对于变直的颈椎曲度和钙化的前纵韧带、项韧带以及已经形成的骨刺，则需要按照所嘱坚持颈枕、颈部活动等方法，必收良效。

例 5　推拿手技、小针刀、牵引治疗神经根型颈椎病——肩臂放射痛案

患者，女，52 岁，陕西兴平市教师。

主诉： 颈部强痛半年，左肩臂放射痛 2 个月。

病史： 半年来经常颈部发僵，乏力，喜伸屈，曾拍 X 线片诊断为“颈椎病”，经针灸、按摩治疗时好时坏，近 2 月来颈痛向左肩、左上肢放射至示指，颈左屈时明显。

查体： 颈左侧屈 30°，右屈 25°，前屈后伸正常，左右旋转受限，叩顶、左臂丛神经牵拉试验均（+）。斜方肌中、下部变硬，C5 棘突左侧 0.5cm 处有一梭形结节，上下稍尖，长约 0.8cm，宽 0.3cm，压痛明显。

X 线检查： 正位 C5 棘突左偏，C4～6 双突征（+）；侧位颈椎生理曲度变直（图 17-5）。

诊断： 神经根型颈椎病。

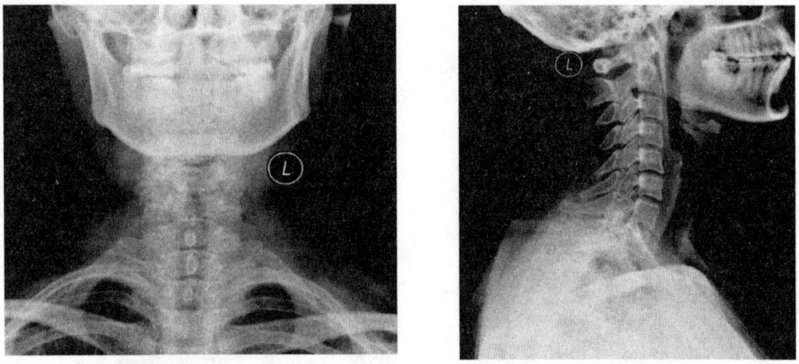

(a) 正位片　　　　(b) 侧位片

图 17-5　颈椎 X 线片

治疗：

① 推拿手技：行放松、坐位定位旋转板法，镇痛、舒缓手法。首次治疗后，C5 棘旁压痛性结节变小。每日 1 次。

② 小针刀：患者骑坐于有靠背的椅子上，椅背垫一枕头，头伏椅背上，医生左手拇指压于梭状结节上，用龙胆紫标记，常规消毒，覆上无菌手术洞巾，右手持已消过毒的针刀之针柄，刀口线与人体纵轴线相平行，先将其快速刺入皮下，左右手配合，对准梭状纤维结节，连续切割 5 下，切时有阻力感，且有一定的韧性，当手下针刀有空落感时，起针，外敷创可贴。

③ 牵引：嘱患者用牵引带牵引，牵引重量以可耐受为度。每日早晚各 1 次，每次 30min。

小针刀仅做 1 次，推拿及牵引共 10 次，症状消失而愈。

按：首次手技操作后 C5 棘突旁之结节变小是由于原有的小关节错位得到一定的纠正，但因患病时间稍长，颈部肌肉痉挛变硬之结节未能恢复张正，故应用小针刀在结节中央采用纵向切割、横向分离以及牵拉，对组织粘连可起到松解作用，针刀切开后可有效地降低腔隙内的压力，同时刺激了局部神经末梢感受器起到镇痛的效果。本例在 C5 棘旁 0.5cm 的结节处行小针刀松解粘连，消除结节，再结合推拿手法和牵引的应用，故临床效果极为显著。

例 6　电针、推拿、刮痧、放血治疗神经根型颈椎病——肩背抽痛案

患者，女，37 岁，陕西省蒲城县农民。

主诉：颈部僵痛，右肩背抽痛 7 个月。

病史：7 个月前不慎“落枕”，颈部僵痛较重，经休息 1 周后症状明显好转，后未在意，随之经常自感颈部微痛，活动不灵活，右肩背至上臂抽痛，喜欢双手上托头部，按捏敲打右侧肩背。

查体：右斜方肌、胸锁乳突肌变硬，C4 压痛（＋＋），叩顶试验（－），右臂

丛神经牵拉试验（＋）。

X线检查：颈椎生理曲度变直，C4 棘突左偏，C4～5 双突征（＋）（图 17-6）。

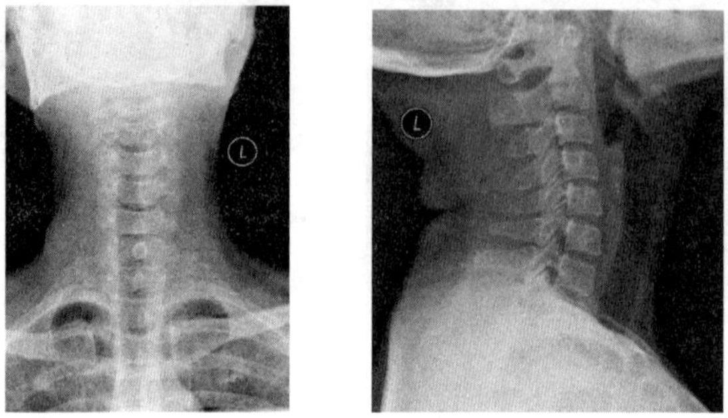

(a) 正位片　　(b) 侧位片

图 17-6　颈椎 X 片

诊断：神经根型颈椎病。

治疗：

① 电针：风池（双）、右侧 C3～4、C4～5、C5～6 夹脊穴（即患椎及其上＋1 和下＋1 夹脊穴），针刺方法同前；再常规加刺双侧曲池、外关。平补平泻手法，针刺得气后加脉冲电，电量以患者可耐受为度。每日 1 次。

② 推拿：放松颈部，屈伸、旋转头颈，㨰颈后，拿揉斜方肌和乳锁乳头肌；左臂放于患者下颌部，肘部呈钩状上提头部，右手拇指从 C4 棘突右侧向左顶推，上提与顶推同时用力，使合力集中于 C4～5 处，听得“咯噔”一声，再行舒缓结束手法。

③ 刮痧：于颈肩背部、上臂涂搽红花油，用水牛角刮痧板中等力量刮动，以督脉及其两侧 3cm 内为重点。每 3 日 1 次。

④ 点刺放血：每次刮痧后，于痧出之血络最明显处，用一次性注射针头点刺 4～5 处，使每点出血 2～3 滴。

二诊：患者自感诸症基本消失。检查：右斜方肌和胸锁乳突肌变软，C4 椎旁压痛（±）。

按：本例诊断为神经根型颈椎病，临床主要症状为颈僵、肩背抽痛，应用除常规的电针、推拿手技治疗外，又加用了刮痧和点刺放血治疗。头后正中为督脉所布，其旁 3cm 为膀胱经所过，此两条经脉深部为颈神经和颈髓所在之处。通过刮痧，刺激肌肉组织的收缩，加快血流速度、促进新陈代谢，进而可以加快局部无菌性炎症消散和吸收，即起到活血化瘀、疏通经络、解痉止痛的作用。在刮痧过程中，所刮皮肤血络为经络瘀阻之象，应用点刺之法，放其出血，局部压力降低，经络通畅，颈肩背部症状自然解除。

例 7　针刺、推拿、口服中药治疗颈椎病——偏头痛型案

患者，女，52 岁，陕西省咸阳市干部。

主诉： 颈部强痛 8 个月，左侧偏头痛 11h。

病史： 自 4 月起，常在伏案持续工作时间较久后即感颈部酸困，强痛不舒，X 线拍片后诊断为“颈椎病”，经推拿、牵引治疗有效，劳累后复发。昨天晚上 10 时许从高处取东西时头部姿势不当，约 30min 后，左头后至头侧、耳上持续性胀刺痛，转头时加剧，几乎彻夜未眠，口服“索米痛片”等药疼痛稍减轻，约 1h 后疼痛如故。

查体： 患者痛苦面容，右手扶贴右面部。颈部强迫体位。左斜方肌紧张，C3 左侧饱满，压痛（+++），并向左侧头部放射。叩顶试验头痛加重。舌苔薄白，脉数，脉搏 86 次/min。血压 124/80mmHg。

X 线检查： 颈椎序列整齐，椎间隙无狭窄，颈椎曲度变直，C4 棘突左偏，C4～5 双突征（+）（图 17-7）。

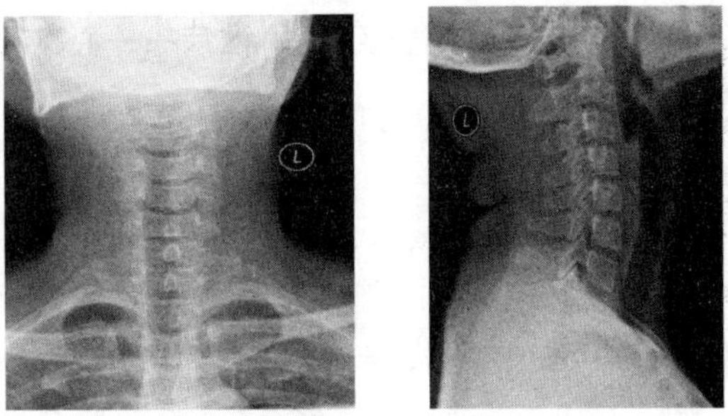

(a) 正位片　　(b) 侧位片

图 17-7　颈椎 X 片

诊断： 颈型颈椎病（C4、C5 旋转性错位致偏头痛）。

治疗：

① 针刺：取尺胫针之左上少阳、太阳皮部区，用 1.5 寸毫针，向上刺入 1.4 寸许，行上抬下压、左右摆动、左右捻转、上下贯通和环转手法，留针 30min。留针期间患者头痛基本消失，但按压 C5 左侧时疼痛及放射痛仍然存在。

② 推拿：先行放松手法，再行本书介绍的坐位定位旋转法，使旋转错位之 C4、C5 得以纠正；再施以镇痛、强壮及舒缓结束手法。此时 C4、C5 左侧压痛明显改善，已无放射性偏头痛。

③ 中药：以活血化瘀，通络止痛为治法，方用通窍活血汤加减。

川芎 15g、当归 10g、没药 10g、土鳖虫 5g、赤芍 10g、桃仁 10g、红花 10g、葛根 15g、丹参 15g、延胡索 15g、老葱一根、大枣 3 枚。3 剂，每日 1 剂，水煎饭后分服。

3天后复诊：颈部、头痛已除，按压C4、C5左侧仍感酸困。继用上述中药治疗6d，体征消失。

按：引起偏头痛的原因较多，有的因生气、悲伤、着急、焦虑等情绪而作，有的因学习、工作紧张、过度劳累、睡眠欠佳而出现，有的则因头部感受风寒湿邪、暴晒受热引起，有的因受到强光、噪声、异味等的刺激导致，有的还与遗传和月经周期有关。本病例是由颈椎病而引起的，其理由是：患者从高处取东西时头部姿势不当后约半小时左头后至头侧、耳上持续性胀刺痛，有明显的颈部损伤史，检查侧左斜方肌紧张，C3左处压痛明显，并向左侧头部放射，说明损伤的颈部组织刺激了支配左侧头部区域的神经，使其功能紊乱出现疼痛。从中医讲，颈部少阳经脉受损，经气被阻，经脉不通，“不通则痛”。本病累及颈部少阳、太阳之经脉，取与病损经脉完全相同的左侧尺胫部皮部治疗，在于通过皮部而疏通本经经脉，故下针、留针期间疼痛基本消失，因同时伴有C4、C5左侧错位，再施加推拿手法以复位。还给予活血化瘀（川芎、没药、土鳖虫、赤芍、桃仁、红花、丹参）、养血（当归）止痛（延胡索）、升提（葛根），服用3剂即愈。

例8　推拿、口服中药治疗交感神经型颈椎病——心前区疼痛案

患者，女，56岁，陕西省咸阳市干部。

主诉：胸闷、心前区疼痛1月。

病史：1个月来自感胸部满闷，阵发心前区疼痛，昼夜均发，以白天转头时发作较多，其痛呈抽痛样，一次持续时间20min～6h不等，曾连续10d做动态心电图（holter检查），除发作时心率80～90次/min外，余未见异常。化验室检查血脂正常；眼底检查无异常。服用“消心痛”、“丹参滴丸”、“小剂量阿司匹林肠溶片”症状不减。

检查：血压130/76mmHg，心率74次/min，心脏负荷试验心电图无异常。颈前屈30°，左侧屈25°，右侧屈45°，后伸30°。C4棘突右侧隆起紧张，压痛（＋＋）。左右转头时胸闷疼痛发作。舌质暗红有瘀斑，苔薄白，脉涩。

X线检查：颈椎曲度变小，C2～3棘突融合，C3～6椎体骨质增生，C4、C5双突征（＋），C5～7椎间隙变窄，项韧带钙化（图17-8）。

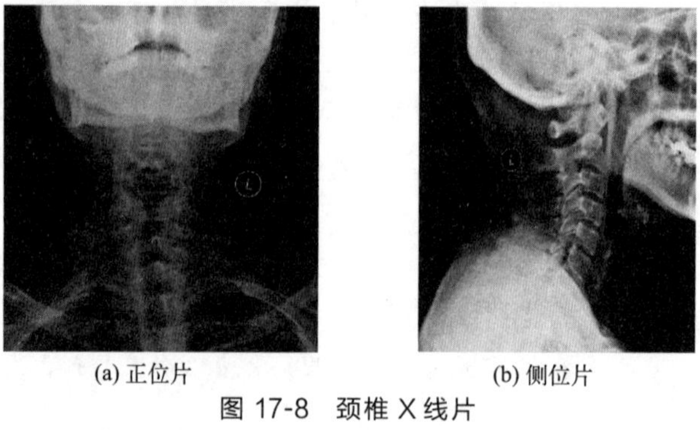

(a) 正位片　　(b) 侧位片

图17-8　颈椎X线片

诊断：交感神经型颈椎病。

治疗：

① 推拿：行放松手法后，用坐位旋转定位法，即左手拇指按于C4棘突右侧压痛点处，其余四指放于患者头后，右手掌从胸前放于患者左下颌部，左手拇指向左按压，右手掌向右拉动患者下颌，双手同时用力，利手闪力，即听到复位的“咯噔”声。每3日1次。

② 中药：以活血化瘀，行气止痛为治法，方用血府逐瘀汤加味。

当归10g、生地黄10g、白芍10g、赤芍12g、丹参20g、葛根15g、桃仁10g、红花10g、川芎15g、柴胡10g、枳壳10g、牛膝10g。每日1剂。

3d后二诊：患者心前区疼痛、胸闷再未发作，C4棘突右侧肌肉松软，压痛轻微，左右反复转头已无不舒。舌仍暗红，脉涩。继用前法治疗1次。

6d后三诊：症状、体征消失。

X线检查：除颈椎曲度变直和骨质硬化外，其余征象消失。

按：上位颈椎病（第1、2颈椎错位）或颈椎间盘突出者，前者直接刺激交感神经，后者则压迫或/和刺激交感神经，使患者出现胸闷，心前区不适、疼痛，心悸等症状。本例即属于此。经推拿以增大其椎间隙，改变其错位之双突征，以减轻乃至消除刺激和压迫交感神经（因患者未做MRI，从症状看，本例存在颈椎间盘突出征的可能性较大）。

例9　推拿、针刺治疗神经根型颈椎病——上肢麻痛案

患者，男，36岁，自由职业者。西安市人。

主诉：左上肢疼痛、麻木2个月，加重1周。

病史：患者喜欢低头玩手机，每天超过3个小时。2个月前有一天玩手机超过4个半小时，后自感颈部僵硬、疼痛，并伴左上肢麻木、酸痛，近1周来症状加重。经牵引、推拿等治疗8d未见好转来诊。

查体：颈前屈、后伸、左右侧屈，左右旋转均无明显异常。左臂丛牵拉试验、叩顶试验（+）。

X线检查：颈椎侧弯，生理曲度变直（图17-9）。

CT检查：C5～7椎间盘突出（轻度；图17-10）。

诊断：颈椎间盘突出症。

治疗：

① 针刺：风池（双）、颈夹脊5、6上+1，下+1。具体操作方法同前。每日1次，连续治疗。

② 推拿手技：每2日1次，每次20min。

方法：基本手法同前。只是在镇痛手法前加推拿上牵法，最后再用舒缓结束手法。所用推拿上牵法有2种。

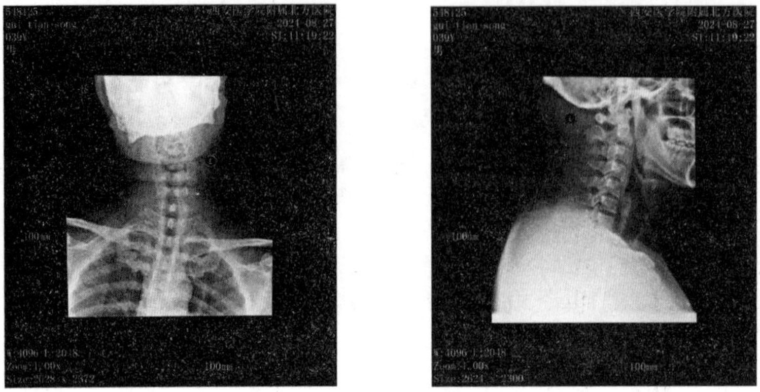

(a) 正位片　　(b) 侧位片

图 17-9　X线片

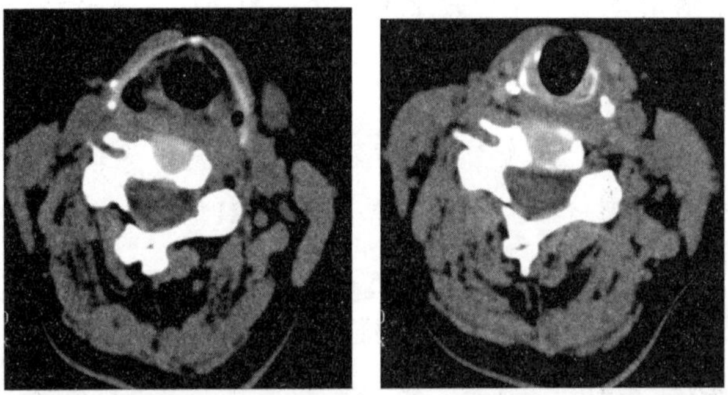

(a) C3～4　　(b) C4～5

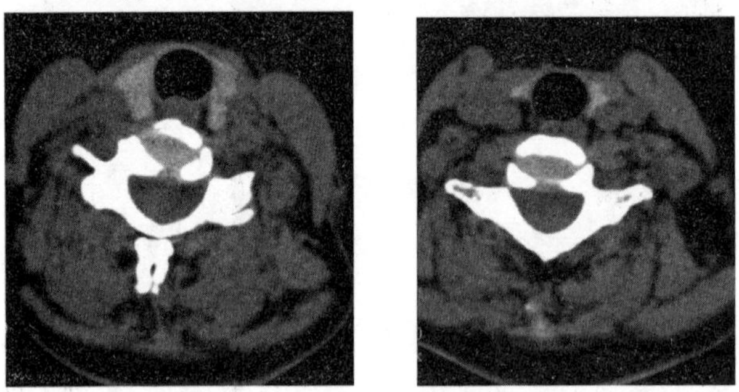

(c) C5～6　　(d) C6～7

图 17-10　颈椎 CT 片

a. 托头法：见第八章视频 8-9。上提—放松—上提—放松，如此做 9～12 次，这样，使患者头颈向上之力与躯干、下肢向下之力形成反作用，从而起到牵引、扩大椎体间隙，减轻甚至于解除神经根受压的作用。

b. 双人前推法：参照第八章视频 8-20，只是另一手拇指指腹不向前顶推颈椎，放于患者肩部即可。两人同时用力，其用力方向相反，如此操作 6～9 次即可。要求整个过程中患者身体完全放松。

推拿手法每日1次。连续治疗。

经针刺、推拿治疗8次，症状、体征消失，临床治愈。

按： 对于颈椎间盘突出症的治疗，常用坐位或仰卧位牵引、针刺、推拿和外敷中药综合治疗，必要时加用中药内服。其中针刺和推拿是必选治疗项目，其余则根据具体情况选用。这里需要强调，引起肩部和上肢麻木、发胀、疼痛等症状以及臂丛牵拉、叩顶试验等体征阳性的神经根受压者，治疗的重点在于解除神经根的受压，故推拿手技中的向上牵引法和小关节微动推拿手法的操作是其关键环节。需要指出的是，临床遇到单纯的颈椎间盘突出、临床症状较重，尤其疼痛较剧者，则不能使用以上两种推拿上牵法，可应用内服中药（辨证选药）或西药（脱水药和止痛药），待症状减轻后再酌情决定是否应用为妥。

例10 推拿手技加中药治疗椎动脉型颈椎病——头晕、头痛案

患者，女，38岁，农民。

主诉： 阵发性头晕、头痛半年，加重3d。

病史： 半年前患者颈部不适，时有头晕、头痛，常于头向左侧旋转时发作，故头多不敢向左侧旋转，发作时出汗，恶心欲吐，伴有头两侧疼痛，头闷头重，头脑不清。近3d来症状加重，视物天旋地转。曾于当地医院行针刺、牵引、推拿、外敷中药治疗，症状有所减轻。

查体： 颈前屈30°，后伸35°，左、右侧屈各30°，左右旋转分别为70°、60°。

X线检查： 颈椎生理曲度变直，第3～7颈椎前后缘增生（图17-11）。

CT检查： C3～4、C4～5、C5～6椎间盘突出（均轻度）（图17-12）。

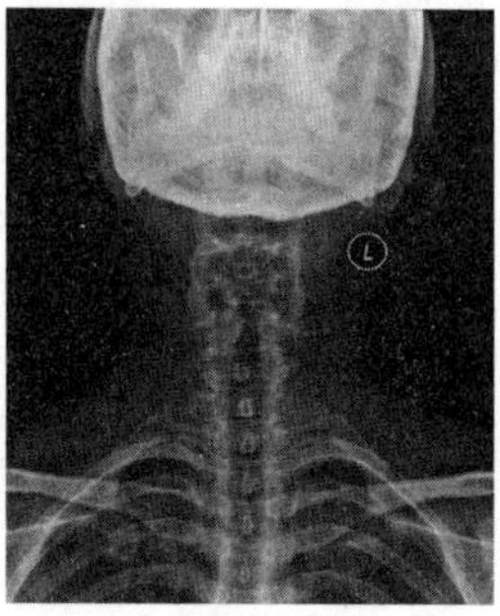

(a) 正位片

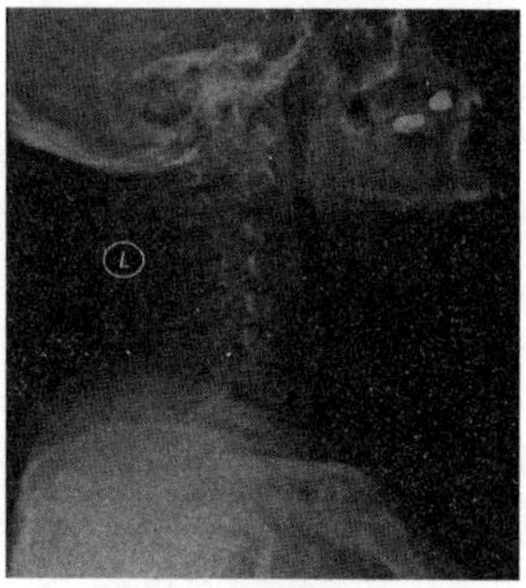

(b) 侧位片

图17-11 X线片

诊断： 椎动脉型颈椎病。

治疗：

① 推拿手技：每日1次，10次1个疗程，每次20～30min。

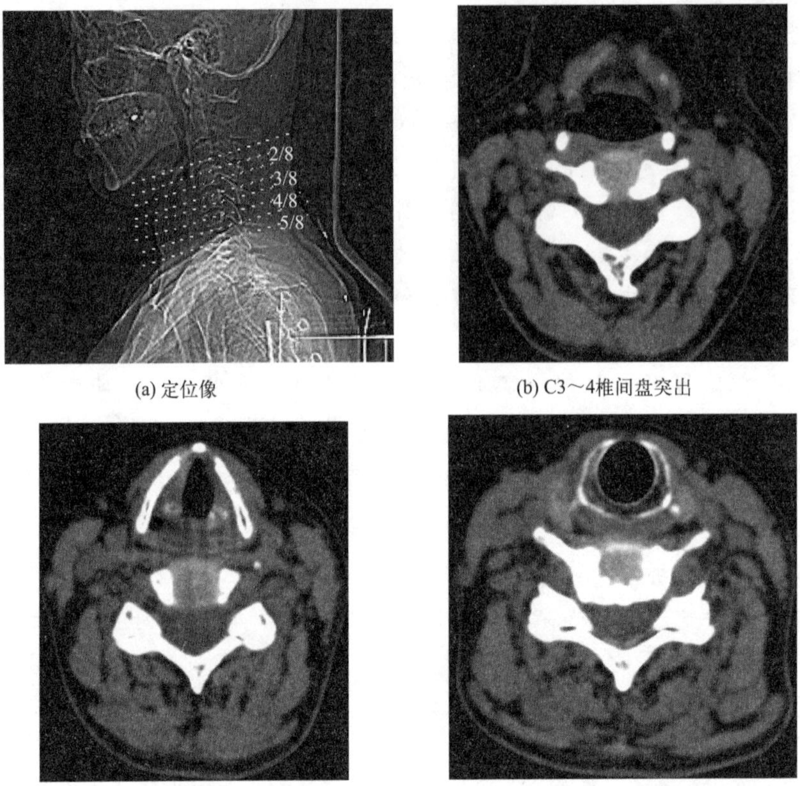

(a) 定位像　(b) C3～4椎间盘突出

(c) C4～5椎间盘突出　(d) C5～6椎间盘突出

图 17-12　颈椎 CT 片

② 中药：白芍 20g，白术 10g，鸡血藤 15g，熟地黄 10g，制何首乌 10g，透骨草 20g，穿山龙 15g，桔梗 9g，丹参 20g，葛根 20g，天麻 15g，川芎 15g。3 剂，每日 1 剂，水煎 2 次，合液，饭后分 2 次口服。第 1 剂应煎第 3 次，其煎汁加食醋一茶杯（100～150mL），热敷颈部，每日早、中、晚各 1 次，每次 20～30min。一剂洗 3d。

次日复诊：经首次治疗后，头晕、头痛明显减轻，头脑不清晰消失。

第 4 次治疗前诉说：经 3 次治疗后头晕、头痛除，颈部仍有不适感。查体：颈椎前屈、后伸各 45°，左侧屈 45°，右侧屈 35°，左、右旋转均已达 80°。

方药：前方去天麻、制何首乌，加木瓜 12g，威灵仙 30g，共 10 剂，每日 1 剂，水煎 2 次，合液，饭后分服。其中第 1、4、7 剂还需水煎第 3 次加食醋热敷、颈椎推拿手技治疗方法均同前，每 2 日 1 次。

再经 7d 治疗，患者诸症消失。病告痊愈。

按：颈椎病应用推拿手技治疗，其作用，一方面在于舒缓、松解颈部的软组织，同时，通过特殊扳法等方法的实施，产生微动作用，从而改变颈部骨骼之间、骨骼与软组织之间的病理状态，使之恢复或接近正常的位置关系或建立新的平衡状态。本例正是通过推拿手法的上下牵拉，减轻头部和上位椎体等组织对椎间盘的压力，并使椎间隙增大，让轻度突出的椎间盘适当回缩，且加快局部的血液循环，解除突出的椎间盘对颈神经的压迫或无菌性炎症化学物质的刺激；同时，应用颈后部前推手法，可逐渐改变颈椎曲度，其改变的效果与年龄、病程、病情轻重等因素有关，一般发病年龄小（35 岁以下）、病程短（一年以下）和病情轻者相对易于改变，反之则较难，部分严重者则不能改变，加之本例还应用活血通络、养血透骨、补肾软坚之中药，故取效满意。

例 11　推拿手技加中药治疗交感神经型颈椎病——颈部僵痛伴耳鸣案

患者，男，46 岁，陕西泾阳人。

主诉：颈部僵痛 1 年，左侧耳鸣 3 月余。

病史：1 年前患者颈部活动不灵活、疼痛，未引起重视，后渐出现肩背酸痛，3 个月来左侧耳鸣，呈阵发性，曾在县人民医院耳科检查未发现异常，先后给予“氟桂利嗪胶囊”及中药（具体不详）等疗效不明显。

X 线检查：颈椎序列整齐，生理曲度变直，C5～6 椎体前缘变尖，C5～6 椎间隙变窄，左、右 C4 椎间孔变小（图 17-13）。

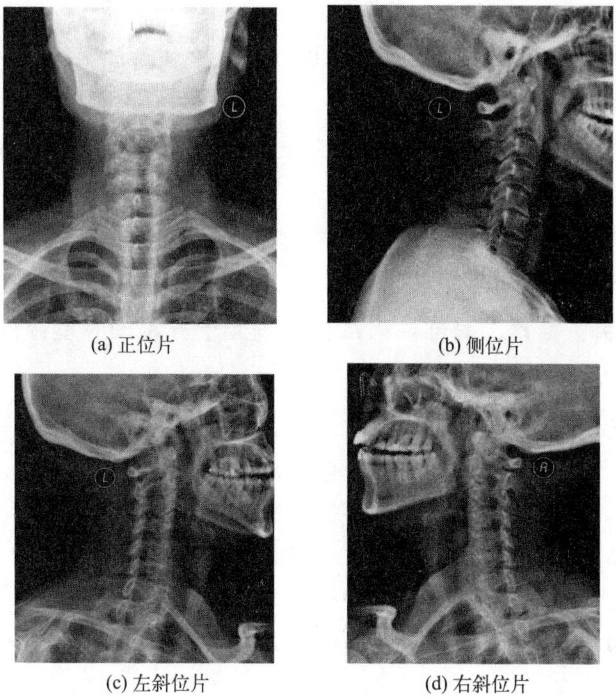

(a) 正位片　(b) 侧位片

(c) 左斜位片　(d) 右斜位片

图 17-13　颈椎 X 线片

诊断：交感神经型颈椎病。

治疗：

① 推拿手技：每2日1次，每次20～30min。

② 中药：葛根30g，丹参20g，桃仁10g，红花10g，陈皮10g，半夏10g，茯苓10g，郁金10g，柴胡12g，白菊花10g，威灵仙20g，生甘草3g。10剂，每日1剂，水煎2次，合液，饭后口服。

经5次推拿、口服10剂中药后耳鸣、颈部疼痛明显好转，颈部活动可，肩背部疼痛消失。

继用两法治疗10d，患者耳鸣、颈部疼痛消失，颈部活动自如，病愈。嘱患者每日坚持早、晚做前屈、后伸、左右侧屈、左右旋转颈部活动。

按：颈椎病与耳鸣，临床有两种不同的存在形式，一种为两种疾病得病的时间早晚不一，诊治时两种疾病同时存在；另一种为两种疾病有因果关系，即耳鸣是由颈椎病引起的。在临床诊疗中，对于两者同时兼有者，可先请五官科会诊，能确诊为并病者，则按此两种不同的思路和方法同时进行治疗，如难以区分，则行治疗性诊断，即先不治疗耳鸣，先仅按颈椎病治疗。如果耳鸣随着颈椎病的好转而减轻（声音由大变小、由持续变间断等）或逐渐消失，则修改诊断，即属于颈源性耳鸣，尽管这种耳鸣不很多见，但确可遇到，不可忽视。本例应为两病并存，因为颈椎病引起耳鸣者，多为上位颈椎病变而引起，而本例属颈椎中下段之病变。治疗方法上，以推拿手技治疗颈椎病，以中药两病同治。方中葛根药性善走于上，舒缓颈部经筋、升阳畅窍，为治疗颈椎病和耳鸣之要药，其用量较大，能更快更好地发挥作用；丹参、桃仁、红花意在活血化瘀，促进颈耳部血液供应与循环；威灵仙舒筋通络、软化骨质，为治疗骨质增生之要药；陈皮、半夏、茯苓、甘草为二陈汤，以化痰开宣耳窍；郁金、柴胡、白菊花在于畅通、清利耳部气机。故取得较好效果。

例12　牵引、推拿、局部注射加口服药物治疗椎动脉型颈椎病——眩晕案

患者，男，60岁，干部。

主诉：阵发性头晕2年余。

病史：2年来不明原因头晕阵作，开始发作次数较少，随后逐渐增多，多因不慎转头为发作，发作时天旋地转，房屋、窗户、身体均在转动，伴恶心，呕吐，出汗，耳鸣，记忆力减退，饮食不佳，患者常常惊恐不安，故常常不敢转头。

查体：患者缓慢仰头或头向左旋转时眩晕即发作，双上肢活动无异常，听力正常。颈部活动：前屈30°，后伸45°，左侧屈45°，右侧屈30°。颈部肌肉略僵硬。血压、脑电图无异常。

X线检查：C4～7椎体增生，以C5～6隙椎间隙略变窄，项韧带钙化（图17-14）。

诊断：椎动脉型颈椎病。

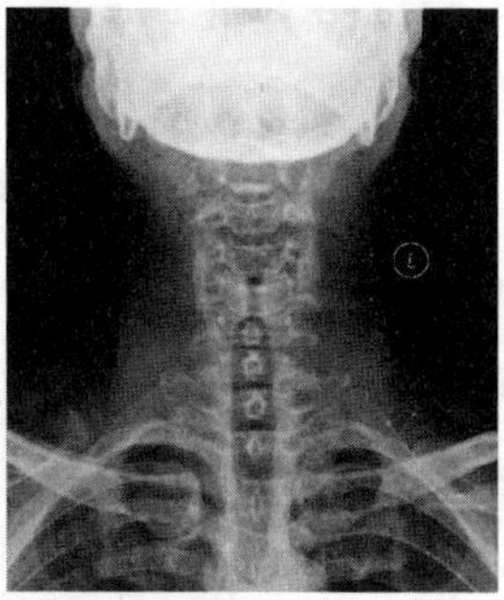

(a) 正位片

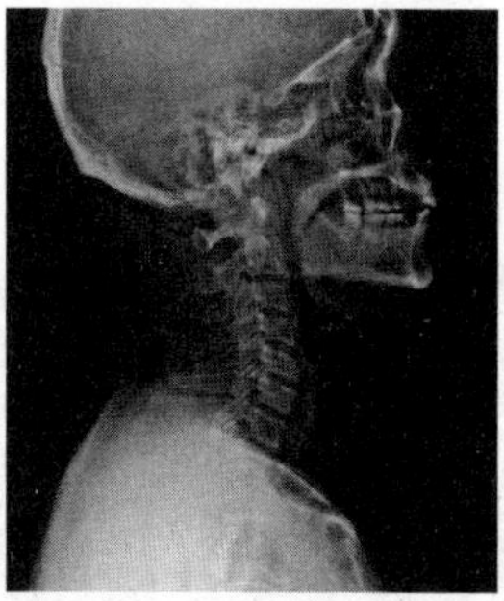

(b) 正位片

图 17-14　颈椎 X 线片

治疗：

① 牵引：每 2 日 1 次，每次 20min。

② 推拿手技：每 2 日 1 次，每次 20～25min。

经第一次牵引和推拿后，患者头晕显著减轻，低头、右旋转已无明显眩晕感。

③ 局部注射：丹参注射液 2mL×2 支，2%利多卡因注射液 1.5mL，泼尼松龙混悬液 25mg（1mL）。部位：风池、C5 夹脊穴。操作：以 5mL 一次性无菌注射器抽吸药液，混匀，向同侧鼻孔方向刺入风池 1.5 寸左右，捻转得气，回抽无血液，缓慢注入，每侧 1.5mL；C5 夹脊穴内斜刺 1 寸左右，局部有酸胀感等得气时，回抽无血液，各注射点注射药液 1mL。每 2 日 1 次，共 3 次。

经 3 次综合治疗，患者眩晕等症状与体征皆消失，颈软，颈部各方位活动均可。

按：本例患者采用牵引、推拿手技二种治疗方法，其作用是增大 C5～6 的椎间隙，使变窄者得以恢复。病变椎体夹脊穴应用穴位注射，以发挥穴位和注射药物的双重作用。现代研究证明，丹参有较好的扩张血管、增强血液循环和抗凝作用；利多卡因注射液和泼尼松龙混悬液有消除局部炎症、止痛、松解粘连的作用。诸法合用，见效快，效果好。

例 13　内服中药加局部注射治疗脊髓型颈椎病——双手麻木、无力案

患者，男，62 岁。西安市退休干部。

主诉：双手麻木、握力减弱 3 个月，加重 1 周。

病史：3 个月前双手出现麻木、无力，握力稍减。1 周前症状加重。睡眠、二便正常。

查体：头颈后伸明显受限（30°），双前臂尺侧、左手中指、环指和小指、右手尺侧 1 个半手指感觉减弱，双手握力减弱，肱二头肌腱反射亢进。肌电图报告，双手内在肌（尺神经支配）和右尺侧腕伸肌失神经改变。舌苔薄白，脉沉细。

MRI 检查：C3～6 椎间盘突出，C6～7 椎间盘膨出；颈椎间盘变性，颈椎骨质增生（图 17-15）。

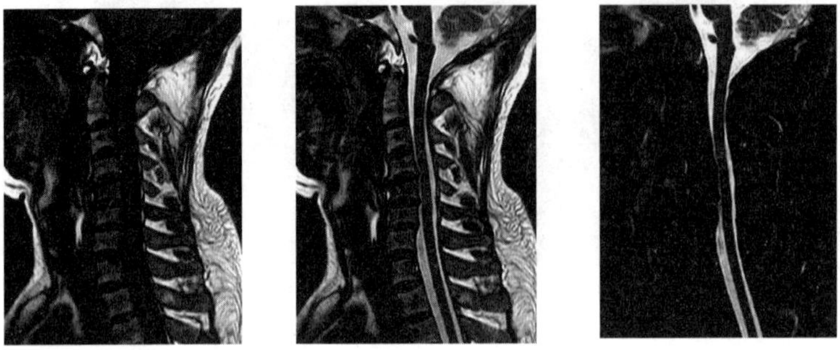

(a) T1　　(b) T2　　(c) T2压脂

图 17-15　颈椎 MRI

诊断：脊髓型颈椎病。

治疗：

① 基础方：黄芪 30g，桂枝 9g，红花 15g，泽兰 30g，桔梗 10g，白芍 12g，赤芍 15g，白术 9g，防己 9g，薏米 20g，制半夏 9g，巴戟天 20g，补骨脂 20g，生甘草 5g。共 60 剂，每日 1 剂，水煎 2 次，合液，饭后分 2 次口服。

② 局部注射：

药物：维生素 B_{12} 注射液 0.5mg，维生素 B_1 注射液 100mg，丹参注射液 2mL，泼尼松龙混悬液 25mg，2%利多卡因注射液 1～1.5mL，混匀。注射部位：C4～5、C5～6、C6～7 夹脊穴，双侧共 6 个点。操作：常规消毒后，用 5mL 一次性无菌注射器抽吸药液，斜向脊柱方向刺入 1 寸左右，捻转得气，回抽无血液，每点缓慢注入药液 1～1.2mL。每周 2 次，连续注射 2 个月。

患者经 8 周治疗后，双手麻木、无力，双前臂尺侧、手指感觉减弱均消失，头颈后伸恢复正常，双手握力略显无力。肌电图报告：双手内在肌（尺神经支配）、右尺侧腕伸肌有所改变。继续上法治疗：中药在前方中加用乌蛇 30g，制成水丸，每次 15g，每日 2 次，饭后服用。局部注射改为每周 1 次，连续治疗 3 个月后，患者双手握力正常，症状、体征全部消失。临床治愈。

按：脊髓型颈椎属颈椎病中最为严重的一种。本例主要因颈椎间盘突出压迫了颈脊髓而引起双手麻木、无力、握力减弱，肱二头肌腱反射亢进和双手内在肌和右尺侧腕伸肌失神经改变。在病变椎体 C4～5、C5～6、C6～7 夹脊穴注射药物，其中注射维生素 B_{12} 和维生素 B_1 在于营养局部神经，丹参有活血化瘀、疏通局部经络作用，泼尼松龙混悬液和利多卡因起到消炎止痛的作用。患者双手麻木、握力减弱属中医之血痹，其治疗的经典方为黄芪桂枝五物汤，黄芪、桂枝、白芍为其主要药物，红花、泽兰、赤芍活血通络，薏米、制半夏、白术意在健脾益气；巴戟天、补骨脂益肾补阳；防己、桔梗在于通达局部经脉。后期制成的丸药加入性喜走串的乌蛇以搜风通络。中西药物合用，发挥其各自优势作用。颈部夹脊穴注射时应注意：① 不能向内针刺过深，以防针头直接刺伤神经；② 刺到应刺深度后，一定要回抽注射器，防止刺及血管和脊髓；③ 注射速度一定要缓慢，禁忌过快。

例 14 推拿、穴位注射、口服中西药物治疗脊髓型颈椎病——双下肢瘫痪案

患者，女，64 岁，陕西省蒲城县农民。

主诉：四肢麻木 2 年，双下肢瘫痪 2 个月。

病史：2 年前下地劳动，不慎淋雨“感冒”，经治疗感冒愈，随后相继出现下肢和上肢麻木，手持物无力，左重右轻，约 3 个月后双脚行走如踩海绵状，需拄拐杖，步态不稳，逐渐加重，似要摔倒，双手动作迟钝。经多方治疗效果不明显。近 2 个月来双下肢瘫痪，坐卧吃饭，大小便均在床上进行，大便每日 1～2 次，顺畅，小便每日数次，感觉无异常，但均需家人帮助完成。西安某三甲医院检查确诊为“脊髓型颈椎病”需手术治疗，因患者担心手术效果而未实施，要求非手术治疗。诉其乏力，纳差，腰酸腿软，时耳鸣等。

查体：神清，对答流利，颈部变平宽大，前屈、后伸、左右侧屈及其旋转角度均变小，欠灵活，上肢肌力稍减，手部活动迟缓，精细动作差，骨间肌、大小鱼际萎缩不明显，肱二、三头肌腱反射减低，下肢肌张力增高，膝反射亢进，两侧痛、温觉减低，右侧明显，霍夫曼征、巴宾斯基征（+）。血压 128/74mmHg。舌质暗，苔薄白，脉沉涩。

CT 检查：颈椎生理曲度变直，C3～7 椎间盘突出，颈椎小关节骨刺形成（图 17-16）。

MRI 检查：C4～6 椎体缘骨质增生，C3～7 椎间盘突出，C3～7 双侧黄韧带稍厚，硬膜囊受压，C5～6 椎管前后径 12.37mm（图 17-17）。

诊断：脊髓型颈椎病（颈椎椎管狭窄、颈椎间盘突出症、颈椎退行性变）。

治疗：

① 推拿（培训患者家属，掌握基本操作要领）：按、捏、拿、揉患者颈部肌肉；点按风池、天柱、哑门、肩井、天宗、秉风等穴；推擦颈部；最后再微微屈、伸，左右旋转头颈（注：屈、伸、左右旋转动作开始做的具体时间和幅度应以患者病情恢复的实际情况决定，最初是不能做的）。每日早、中、晚各 1 次，每次 20～30min 左右。

② 穴位注射：

药物：第一组为维生素 B_1 100mg（1mL）、维生素 B_{12} 500μg（1mL）、骨肽注射液 4mL、2％利多卡因注射液 1mL；第二组为维生素 B_{12} 500μg（1mL）、骨肽注射液 4mL、丹参注射液 2mL。每次一组，两组药物交替使用。穴位：双侧风池、C4～6 棘突下左右旁开 1cm 处（任选 6 点中的 4 点），每次共注射 6 个点。

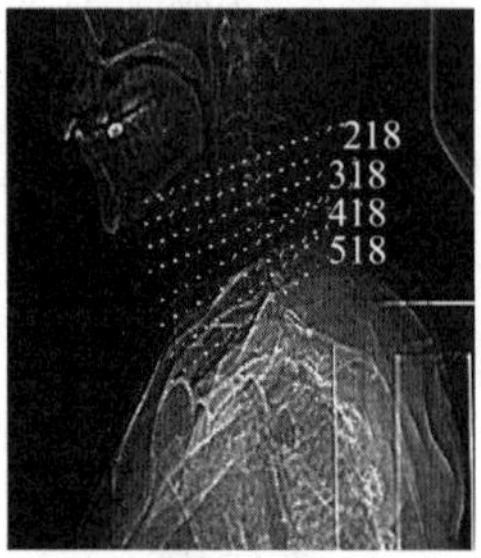

(a) 定位像

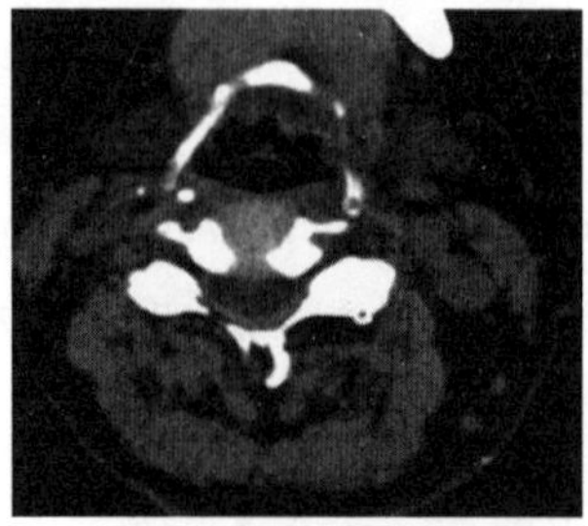

(b) C3～4

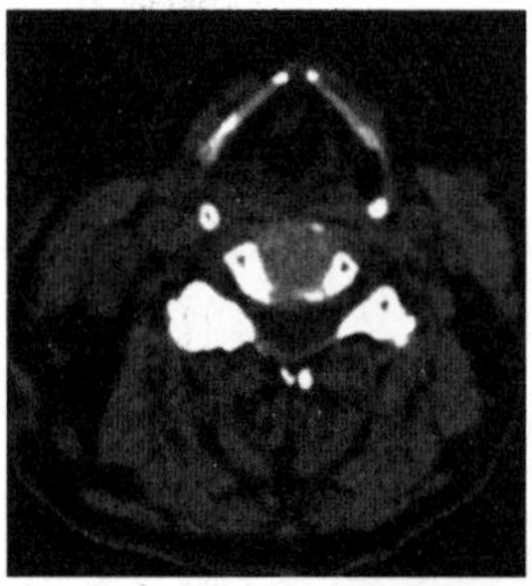

(c) C4～5

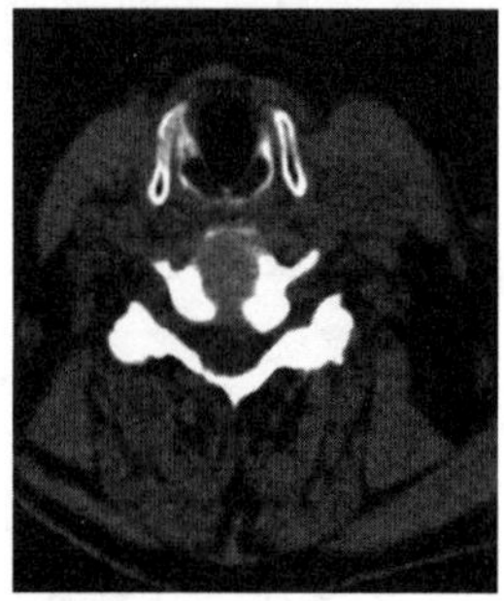

(d) C5～6

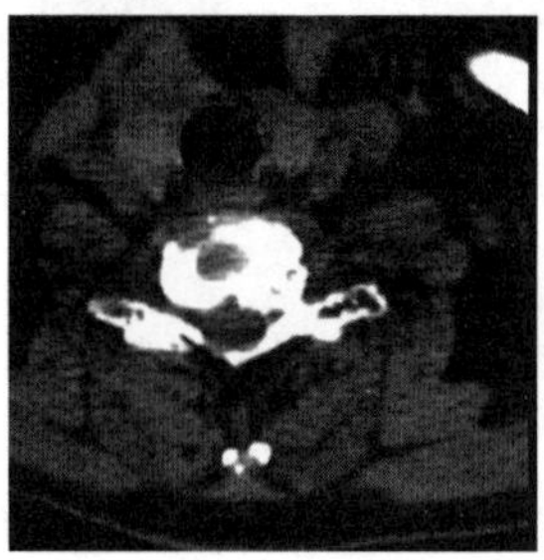

(e) C6～7

图 17-16　颈椎 CT

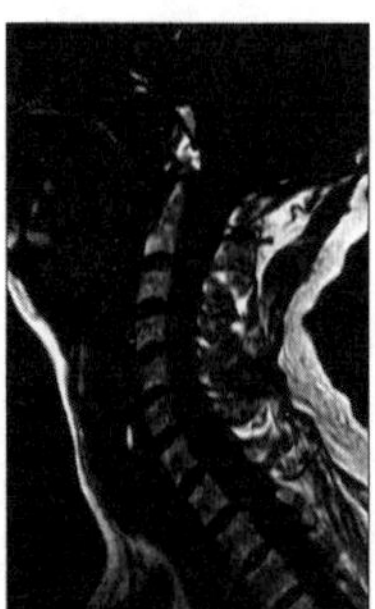

(a) T1

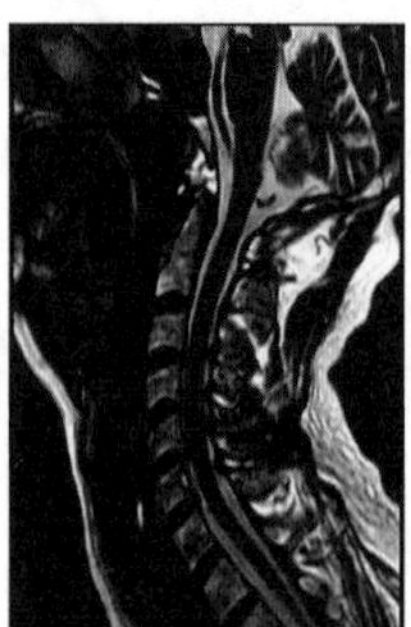

(b) T2

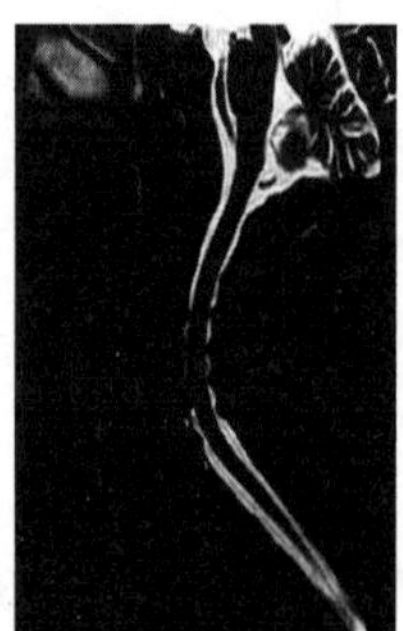

(c) T2 压脂

图 17-17　颈椎 MRI

操作：用 5mL 一次性注射器吸取药液，常规消毒，均垂直刺约 1.5cm，回抽无血时，缓慢注入，每点各注射 1/6 药量，每 3 日 1 次，连续注射。

③ 中药：以滋阴补肾，益气养血，活血化瘀为治法，方用左归丸与白芍木瓜汤加减。主要药物：熟地黄 10～30g、山茱萸 10～20g、山药 10～18g、菟丝子 10～15g、鹿角胶 3～6g、葛根 20～30g、丹参 20～30g、生黄芪 12～30g、当归 10～20g、川芎 10～15g、白芍 20～30g、白术 10～20g、木瓜 10～15g、威灵仙 15～20g、鸡血藤 15～24g、透骨草 20～30g、生甘草 3～6g。

同时，依据每次症状变化加减中药 3～6 味。每日 1 剂，煎汤分 2～3 次饭后口服。

④ 西药：维生素 E 胶丸、21 金维他，均按说明坚持每日服用。

3 个月后其丈夫来诉：患者诸症减轻，扶床头可站立，持拐杖可走数步。颈部较前变软。继用前述治法，中药中去菟丝子、山药，加桃仁、红花各 10g，以增强活血化瘀之力。

6 个月后患者乘车前来就诊。诉其微感手麻，活动较前大有好转，可端碗，勉强可拿筷子、勺子吃饭，做精细动作仍有困难。持拐杖一次可自行行走 400～500m，可自行下蹲排大小便，下蹲后站立时仍须他人搀扶。双脚踩海绵感明显减轻，但仍觉下肢无力。

查体：肱二、三头肌腱反射明显好转，下肢肌张力略增高，膝反射亢进降低，两侧痛、温觉恢复，霍夫曼征、巴宾斯基征（±）。继用前述之推拿手法、中西药物治疗，穴位注射改为 7～10d 1 次。

1 年后复诊：患者拄拐杖一次可自行行走 1.5～2km，中间须休息 10～20min，可干家务及轻农活（摘拾棉花、扫地、择菜等），做精细动作仍显缓慢，大、小便完全自理，纳呆、耳鸣消失，路走多时感双腿乏力，肱二、三头肌腱反射（—），下肢肌张力基本正常，膝反射弱阳性。

随后将中药制成水泛丸，1 次 10g，每日 3 次，饭后口服，停止穴位注射，推拿手技和西药继续应用，以巩固疗效。

按：本例患者有三个特点：① 诊断明确：脊髓型颈椎病，即椎管前方的颈椎间盘后突压迫，椎管后方的黄韧带肥厚前压，侧方的小关节和椎体后缘骨质的退变增生肥大，导致椎管的狭窄，脊髓受压而出现相应的症状与体征；② 病情重（生活不能自理），病损范围广，症状、体征多，为颈椎病中最为严重的一种；③ 其病应为手术的适应证，但患者担心手术过程或术后可能出现的风险（加重病情或与治疗前情况基本相同）而拒绝手术，从而有了本次非手术试治的机会。

经 2 年多的综合治疗，笔者有几点体会：

① 制定合理的综合治疗方案是关键。本例患者由于病情严重、复杂，所以应采用与之相适应的中西医方法。口服西药维生素 E 胶丸、21 金维他以及穴位注射维生素 B_1、维生素 B_{12}，其目的在于补充营养物质以营养颈神经；骨肽注射液中含

有钙、磷等无机盐、微量元素、氨基酸等，具有调节骨代谢，刺激成骨细胞增殖，促进新骨形成以及调节钙、磷代谢，增加骨钙沉积，防治骨质疏松作用；利多卡因起局部麻醉作用，以减少局部疼痛与不舒；中药液体制剂丹参注射液，可起到较好的活血通络、促进血液运行等作用。穴位注射用药既发挥药物的药理治疗作用，又发挥经络穴位的疏通、调整作用。且两组药物交替使用，轮换加力；加之辨证应用中药和配合推拿多法、多途径施治而收效。

② 坚持持续治疗是取得佳效的唯一途径。本例患者之所以能够坚持治疗 2 年余，其一是对笔者长期从事临床工作取得的疗效（医术）的高度认可与信任；其二是笔者详细了解病情后，将所采用的诸多治疗方法、所需治疗时间和治疗结果的判断告知患者及患者家属，其对病情恢复的期望值不高，只要可减轻其身体不适或维持现状，或延缓其进展即可，但当治疗 3～6 个月后看到了病情明显恢复的效果后，更增强了其坚持治疗的信心。

③ 坚持不懈的颈部锻炼对其康复有益。笔者示范并教会家属为患者坚持每天做 3 次颈肩部推拿，既可起到促进颈肩部血液运行、舒缓筋脉，减轻患者不舒的作用，还可起到安慰患者、与患者交流感情的作用。

④ 心理疏导在治疗过程中有着不可忽视的作用。这一点在这个患者身上体现得更为明显。患者丈夫因车祸而亡，育有一女儿；一位在粮站工作、大她 6 岁的男子，妻子因病去世，留有一儿子。后经人介绍，男子带着儿子上门与中年女子成婚，12 年后两个孩子相爱结婚。患者患病后期，大小便失禁，生活不能自理（患者年轻时是个女强人），心理压力较大，当地医生较长时间治疗效果不明显，患者便产生了一定的抑郁、焦虑情绪，一度拒绝治疗。老伴每天想方设法鼓励，解除其思想顾虑，子女设法照料生活，多次咨询心理医生，多处求医诊治（笔者是最后一个被邀为她诊治的医生）。亲上加亲的一家人无微不至的心理安慰、疏导、引导、关心、照顾等，一方面使患者内心感到有所依靠，更为重要的是彻底消除了心理障碍，理解了治疗的意义，并积极配合使各种治疗方法能够按时、按要求实施，最终获得了较为理想的效果。

例 15　电针、推拿加中药治疗颈椎病——头面部麻痛案

患者，女，44 岁，住咸阳市泾阳县。

主诉：头面部麻痛、颈僵不舒 4 个月，加重半个月。

病史：4 个月前颈部出现僵硬不适，左侧头部、眉棱骨处疼痛，左眼眶及眶下缘外侧麻木、抽痛，呈持续性，时轻时重，经口服西药（维生素 B_1、甲钴胺、谷维素）、中药治疗近 1 个月未能好转。细问得知其低头时这些症状加重，喜伸展脖子，伸后稍舒。

查体：双侧斜方肌中部、偏下处紧张、压痛；双侧臂丛神经牵拉试验（—），压顶试验（+），颈椎各方位活动正常。苔薄白，边有齿痕，脉细。

血化验： 血脂各项均未见异常。由于工作原因长期低头。

MRI 检查： 颈椎退变，C4～5、C5～6 椎间盘突出（图 17-18）。

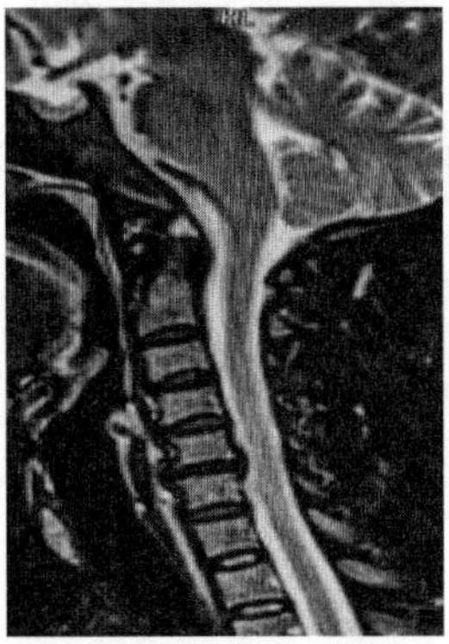

图 17-18 颈椎 MRI

诊断： 颈椎间盘突出症。

治疗：

① 电针。穴位与刺法：风池（双侧穴，3 层 6 向刺），C3～7 夹脊穴（双侧，均 2 层5 向刺），后溪、合谷，均双侧穴（常规刺法，得气）。双侧夹脊穴上下两穴点带电脉冲各一组，疏密波，电量以患者可耐受为度。留针 30min。每 2 日 1 次，连续治疗。

② 推拿手技：按四步法进行，其中整复手法先行坐位定位旋转法，再行双人坐位上提法（患者坐位，医生坐其身后，用一侧上肢的肘关节勾托患者颈前部并上提，另一手放于患者肩上部下压，助手双手向下按压患者股部上端近髋关节处，同时用力上提与下压 6～9 次。注意：力量适中，不宜过大或过小）。每 2 日 1 次，连续治疗。

③ 中药：桃红四物汤合葛根汤加减。葛根 30g，丹参 15g，桂枝 12g，生姜 18g，当归 15g，川芎 12g，桃红 9g，红花 9g，熟地黄 20g，鸡血藤 15g，生姜 16g，白芍 12g，大枣 4 枚，地龙 10g。7 剂，水煎服，每日 1 剂，饭后服。

二诊：经一次治疗后，自觉前额、左眉棱骨、左眼外侧麻木基本消失，左头偶有轻微抽痛，持续几秒则自行消失。苔薄白，脉数。如法继续治疗。

三诊：经 7 剂中药，8 次治疗后，症状、体征消失，病愈。

按： 临床上引起头面部麻木、僵硬的病因较多，较为常见的有周围血管病、高脂血症、高血压、周围性面瘫的早期、颈椎病等。即使是颈椎病引起的，也多是第 1、2、3 颈神经受累，因为这些颈神经的分支分布于颈部、面部和头部的皮肤、黏膜和肌肉中。本例患者为中段颈椎（C4～5、C5～6）的椎间盘突出，受累的应为 C5、C6 神经，其在头面是没有直接分支分布，即患者头面部麻木、僵硬等异常感觉可能由神经间接传导引起。临床时常会遇到此类情况，通过应用针刺、推拿和中药等方法，患者的原有症状随着治疗次数的增加而好转甚至治愈。其因在于通过治疗，突出的颈椎间盘的炎性肿胀逐渐减少、消退，其对神经的压迫、刺激减轻乃至消除，故症状自然消失，患者治愈。

例 16 电针、推拿手技加中药治疗寰枢关节半脱位——耳鸣、头晕案

患者，60 岁，住咸阳市秦都区。

主诉： 头晕、耳鸣 2 月，加重 9d。

病史： 2 个月前不明原因头晕，双耳内作响，近 9 天发作 3 次，伴有头汗，呕吐、反酸，耳鸣呈蜜蜂飞过的嗡嗡声，时轻时重，听力有所下降。

查体： 颈椎右侧斜方肌上缘、右风池和完骨下压痛均（+），枢椎棘突偏左。舌质黯，苔白，脉弦。

X 线检查： 齿侧间隙右窄左宽，枢椎棘突略伴左偏（图 17-19）。

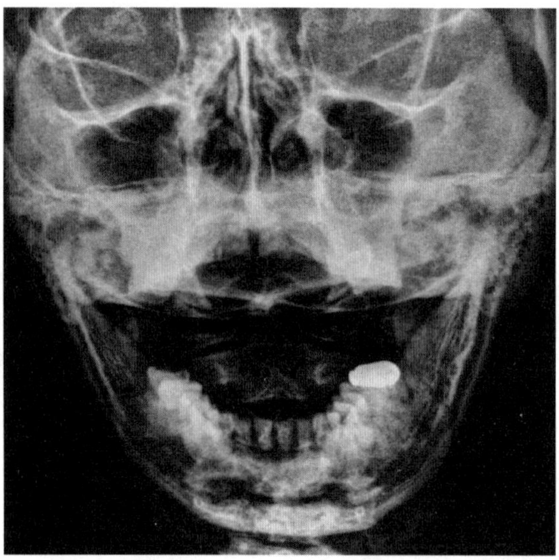

图 17-19 X 线张口位片

初步诊断： 寰枢关节半脱位。

治疗：

① 针刺：风池（双侧），3 层 6 向刺，双侧 C1～3 夹脊穴，均行 2 层 5 向刺。留针 30min，中间行针一次。每日 1 次。

② 推拿手技：推拿每 2 日 1 次，连续治疗。按四步法进行，其中整复手法应用一点两面手法（视频 14-7）和托头法（视频 8-9）操作，如此反复 5～6 次即可。每日 1 次。

二诊：经 3 次针刺、推拿治疗，头晕仅复发一次，但眩晕较轻，无出汗、无呕

吐、反酸及耳鸣。

20d后电话随访：患者头晕再未发作。

按：该患者寰枢关节半脱位是导致眩晕发生的直接原因，而寰枢关节半脱位引起耳鸣临床时有发生，尽管我们应用针刺加推拿手技没有治疗耳鸣，但随着寰枢关节半脱位的纠正，眩晕的减轻乃至消失，耳鸣症状也在声音变小、发作次数减少，最后消失，说明此眩晕与耳鸣均是由于寰枢关节半脱位后，椎动脉受压而致脑供血不足产生的。本例就是最好的说明。

例 17　电针、推拿治疗颈椎病——左上肢沉重案

患者，男，41岁，住咸阳三原县。

主诉：颈后发僵微痛3个月，左上肢沉重微胀20d。

病史：3个月以来由于工作繁多，常常晚上加班，低头伏案整理、撰写材料时间多，颈后多有发僵不舒感，时时微痛，自己不时将头部后仰和左右来回转动以减轻不适，近20天来要迎接上级检查，几乎每天晚上加班到午夜，左上肢有沉重、微胀感，尤其左手在提拿重物时更为明显，因而就诊。

查体：左侧斜方肌平C4～6处发紧变硬、压痛（＋）；左臂丛神经牵拉试验（＋），压顶试验（±），颈椎各方位活动正常。苔薄白，脉弦。

MRI检查：颈椎退变、椎体增生，C3～4、C5～6椎间盘突出（轻）（图17-20）。

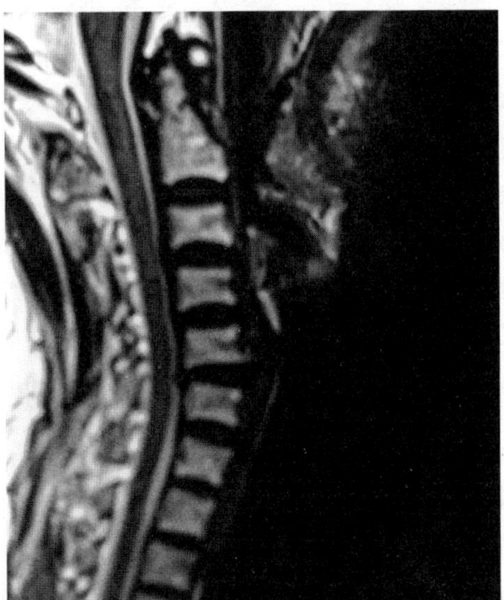

图 17-20　颈椎 MRI

诊断：神经根型颈椎病（颈椎间盘突出症）。

治疗：

① 电针。穴位与刺法：风池（双侧穴，3层6向刺），颈夹脊C2～7（双侧，均2层5向刺）、左肩髃、左曲池，左外关（常规刺法，得气）。双侧夹脊穴上下两穴点带电脉冲各一组，疏密波，电量以患者可耐受为度。留针30min。每2日1次，连续治疗。

② 推拿手技：a. 指揉法、掌揉法、滚法放松颈后、双肩部8～10min。b. 点按左侧斜方肌发紧变硬、压痛处1～2min。c. 颈部侧扳法：先以右手拇指指腹按压在C4椎体左侧压痛点处，左手从患者胸前伸向患者右侧面部，其掌紧贴患者右下颌部，右手拇指向右稍用力内推，左手向左拉动，双手同时用力，这时常听到啪的一声，表示手法成功；再以同法扳右侧，只是左手拇指没有固定的位置，余法同前，方向相反；最后再扳一次左侧，这次右手拇指放在C6椎体左侧压痛点处，余法同前。d. 双人座位上提法：患者取坐位，医生站于患者背后，用一侧肘关节勾住患者颈前部上提，一助手面对患者双腿伸直站立、弯腰，双手按在患者两个大腿根部前面向下用力（注意：医生和助手同时用力，协调一致，用力不宜过大），重复上提、下压9～10次。每2日1次，连续治疗。

二诊：2d后来诊述左上肢沉重微胀、颈后微痛感消失。

三诊：经3次治疗，症状、体征均消失，为了巩固疗效，再如法治疗2次。3个月后随访再未有任何不适而病愈。

按：该患者左上肢沉重微胀及颈部僵硬微痛，主系C3～4、C5～6椎间盘突出所致，治疗上采用针刺患椎颈夹脊穴及其上、下夹脊穴，即为局部取穴，其作用在于疏通局部经气，并给予电脉冲刺激，以加强其疏通之力；取病侧肩髃、曲池，因二穴均属手阳明经穴，该经为多气多血之经，取之可养血活血；外关为手少阳经络穴，能通疏手三阳经经气。推拿手法中的指柔、掌揉和滚法，意在松解颈肩部痉挛之经筋肌肉；痛点点按在于畅通局部经气；颈部侧扳法的作用有两个，一是纠正患病颈椎紊乱的小关节，二是通过扳法来活动突出的椎间盘及其周围各关节组织，促进血液循环和局部代谢；双人坐位上提法的作用在于通过方向相反的作用力增大椎间隙，利于突出之椎间盘在一定范围内的回缩，从而减轻和消除对脊神经的刺激与压迫，故获得了3次治疗症状、体征消失，5次治疗痊愈的良好效果。

例18　电针推拿手技治疗颈椎病——肩痛、活动受限案

患者，男，兴平市人。

主诉：左肩部疼痛，活动受限7个月。

病史：今年2月开始左肩出现疼痛、发凉，以天气变凉、阴雨天和夜间加重为特点。曾于当地医院按“肩痹”（肩周炎）行针灸治疗2个月，效果不明显。经人介绍来就诊。有糖尿病史6年，口服药物血糖控制良好。

查体：颈椎前屈、后伸、左右侧屈和左右旋转均在正常范围内。C4～6左侧肌肉发紧、压痛（+），左肩前屈120°，外展130°，大圆肌压痛轻微。舌淡红，苔薄白。

诊断： 颈源性肩周炎。

治疗：

① 电针。穴位与刺法：风池（双侧穴，3层6向刺）、C3～7夹脊穴（双侧，2层5向刺）、双侧后溪（常规刺法，得气）。双侧夹脊穴上下两穴点各带电脉冲一组，疏密波，电量以患者可耐受为度。留针30min。每2日1次，连续治疗。

② 推拿手技：按四步法进行，其中整复手法选用坐位定位旋转法，每2日1次，连续治疗。

③ 颈部局部离子导入：离子导入液为活血化瘀、软化骨刺、通经活络的中药的乙醇浸液。每2日1次，连续治疗。

当日治疗后的即时效应情况：肩关节活动范围较前明显扩大，左肩痛减轻。

结果：经电针、推拿和离子导入6次治疗，左肩部疼痛消失、活动正常。C3～6左侧肌肉紧张、压痛均消失；左肩前屈、外展均达180°。病愈。

按： 本例患者从临床以肩部凉痛，阴雨天、夜间、遇凉加重为特点，检查颈部活动无障碍，仅有肩部活动受限体征，依据这样的临床表现，一般多诊断为“肩周炎”。常常忽视颈侧部的详细检查（如本例C4～6左侧肌肉发紧）。笔者在临床上，凡遇到肩部病痛者，要求患者必须做颈部相关体格检查，同时行徒手颈椎牵引，如为颈椎病引起者，多有颈部体征和/或颈椎徒手牵引后，肩部症状减轻或消失，肩部功能活动受限好转或正常。当然，临床也有颈椎病与肩周炎同时存在的，故必要时应做X线、颈椎磁共振成像等影像学检查，予以明确诊断，这样，才能有的放矢的治疗，方能取得较佳的临床疗效。

例19 电针、推拿手技加中药治疗颈椎病——上肢无力案

患者，女，51岁，住咸阳市，教师。

主诉： 颈肩强痛1年，右上肢无力半年。

病史： 因长期备课、修改学生作业，加之家务活较多，低头时间较多，一年来颈肩酸楚、强痛，近半年来又督促和辅导高三的小儿子学习，自觉右上肢无力，前额头两侧发紧，每晚需1～2h才能入睡。

查体： 颈椎活动度无明显异常。C3～7右侧隆起，发紧，压痛（+），右臂丛牵拉试验（+），叩顶试验（-）。

MRI检查： ① 颈椎生理曲度变直。② C3～4、C5～7椎间盘突出，伴C5～7层面黄韧带肥厚，椎管狭窄。③ 颈椎退行性变。

MRI示颈椎生理曲度变直，各椎体骨质增生，C6～7椎体缘见片状短T1信号，T2WI示部分椎间盘信号降低，C3/4、C4/5、C5/6、C6/7椎间盘突出，相应平面硬脊膜囊受压，C5～7椎间层面黄韧带肥厚，椎管狭窄。颈髓未见明显异常。附件区及软组织未见明显异常改变。诊断意见：① C3/4、C4/5、C5/6、C6/7椎

间盘突出（中央型），伴 C5～7 椎间层面黄韧带肥厚，椎管狭窄。② 颈椎退行性变。③ C6～7 椎体终板炎。

诊断：神经根型颈椎病（颈椎间盘突出为主）。

治疗：

① 电针。穴位与刺法：风池（双侧穴，3 层 6 向刺），C2～7、T1 夹脊穴（双侧，均 2 层 5 向刺），神门、后溪，均双侧穴（常规刺法，得气）。

病侧夹脊穴上下两穴点带电脉冲（一组），疏密波，调节电量以患者可耐受为度。留针 30min。每 2 日 1 次，连续治疗。

② 推拿手技：按四步法进行，其中整复手法先行坐位定位旋转法，再行双人坐位前推法。

③ 中药：桃红四物汤合白芍木瓜汤。桃仁 12g、红花 12g、当归 15g、熟地黄 20g、白芍 15g、川芎 15g、首乌藤 40g、珍珠母 30g、木瓜 15g、威灵仙 20g、川牛膝 20g、甘草 3g。6 剂，每日 1 剂，水煎饭后服。

结果：经电针、推拿治疗 6 次，服用 6 剂中药，症状、体征均消失，病愈。

按：单侧上肢无力，多见于神经根型颈椎病，其因主要为颈椎间盘突出所致，需要强调的是，首先要明确诊断，明确诊断的方法。笔者的临床体会是：① 详细询问病史，单侧上肢无力发生的时间、断续还是持续存在以及加重的因素。② 仔细检查：臂丛牵拉试验、叩顶试验以及患肢肌力、肌张力和上肢神经系统的检查均是很有必要的。③ 颈椎 CT 或 MRI 是明确诊断的主要手段，以颈椎间盘突出症压迫所致者为多。治疗效果的快慢和好坏往往与病程的长短、病情的轻重、椎间盘髓核突出的位置和大小、治疗方法选择及操作的正确与否等有关系。

例 20　电针、推拿手技、中药治疗颈椎病——上肢麻痛并眩晕案

患者，女，66 岁，咸阳市泾阳县。

主诉：颈肩痛伴上肢麻痛 10 年，加重并伴眩晕 10 余天。

病史：患者 10 年来颈部时有僵硬酸痛，有时突然双上肢及手指麻痛，于县医院诊断为“颈椎间盘突出症”，经西药（具体不详）、针刺、理疗治疗症状减轻，但反复发作，只是症状不严重，自己按揉、甩甩上肢多有减轻。近 10d 来上述症状加重，左手五指剧痛难忍，伴头晕头胀、恶心、入睡困难、多梦。

查体：右侧斜方肌萎缩，并张力下降，右斜方肌上下三处、右风池、右完骨下压痛（+）。苔薄白，脉弦。

X 线检查：齿侧间隙左窄右宽，左侧关节面硬化，边缘有骨刺形成，齿状突居中（图 17-21）。

MRI 检查：C3～4、C4～5 椎间盘突出（中央型），C4～7 椎间盘膨出（图 17-22）。

诊断：1. 神经根型颈椎病（颈椎间盘突出症）。

2. 寰枢关节半脱位。

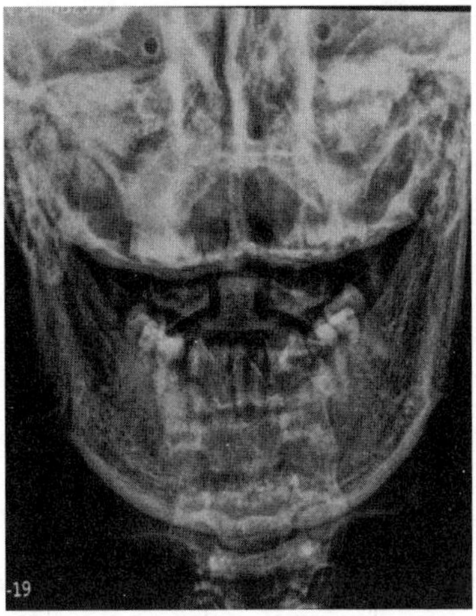

图 17-21　颈椎 X 线张口位片

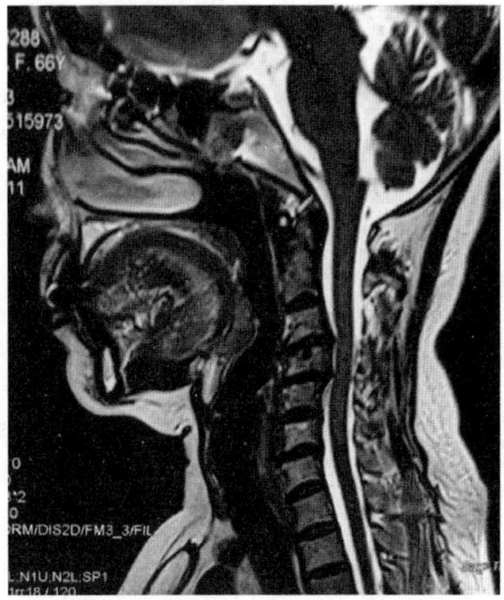

图 17-22　颈椎 MRI

治疗：

① 电针。穴位与刺法：风池（双侧穴，3 层 6 向刺）、C2～7、T1 夹脊穴（双侧，均 2 层 5 向刺）、内关、后溪（均双侧，常规刺法，得气）。C2 和 T1 夹脊穴上下两穴点带一组电脉冲，另一侧带一组电脉冲，疏密波，电量以患者可耐受为度。留针 30min。每日 1 次，连续治疗。

② 推拿：按颈椎推拿四步法进行，其中整复手法采用三种手法，先行坐位定位旋转法（第八章视频 8-12）；再行双人坐位前推法（第八章视频 8-20）；最后行一点两面整复手法矫正寰枢关节半脱位（第十四章视频 14-7）。每日 1 次，连续治疗。

③ 中药：桃红四物汤加味。桃仁 10g，红花 10g，葛根 30g，丹参 30g，当归 15g，生黄芪 15g，桂枝 12g，白芍 18g，川芎 15g，地龙 12g，熟地 20g，首乌藤 50g，茯神 30g，珍珠母 30g，甘草 5g，大枣 4 枚。6 剂，水煎服，每日 1 剂，饭后服。

治疗经过：经首次电针、推拿治疗后，患者即刻感到头晕、头闷胀明显减轻，恶心消失，头脑清晰，眼前发亮，左手麻减轻，疼痛消失，头颈转动较前明显灵活。左手指疼痛已可忍受，右上肢几乎感觉不到麻痛。

二诊：经 2 次治疗，头晕、恶心、头闷胀、左上肢麻痛明显减轻，右上肢麻痛再未出现，入睡难、多梦有所好转。舌淡，苔白微厚，脉细。

结果：按上法共治疗 2 个疗程 14 次，诸症消失，临床治愈。

按：颈椎病合并其他一种或几种疾病临床极为常见。本例为颈椎间盘突出引起的神经根型颈椎病合并寰枢关节半脱位，可兼顾治疗，也可分主次先后治之，还可先治易治之病，亦可先治急症或症状较重之病。笔者应用电针、推拿手技、中药三法合一同时治疗本例两种病，效果良好。

参考文献

[1] 丁自海，范真．人体解剖学［M］．4 版．北京：人民卫生出版社，2024.

[2] 丁文龙，刘学政．解剖学［M］．10 版．北京：人民卫生出版社，2023.

[3] 刘海鹰．颈肩腰腿痛和脊柱侧弯的防与治［M］．北京：科学技术文献出版社，2024.

[4] 王炜，毛远丽，胡冬梅．实用颈椎疾病患者指导［M］．北京：科学出版社，2024.

[5] 张红星．实用颈椎病防治指南［M］．修订版．武汉：湖北科学技术出版社，2024.

[6] 冯素芳，王强虎．颈椎病中医治疗与调养［M］．北京：中国科学技术出版社，2021.

[7] 沈雪勇．经络腧穴学［M］．北京：中国中医药出版社，2014.

[8] 陈选宁，程维．颈椎病康复指南［M］．武汉：湖北科学技术出版社，2012.

[9] 刘景发，尹庆水．临床颈椎外科学［M］．北京：人民军医出版社，2005.

[10] 张朴，张卫华．张卫华教授运用尺胫针疗法结合减压松动手技治疗神经根型颈椎病经验撷要［J］．中国针灸．2024，44（7）：833-837.

[11] 王健，张卫华．张卫华教授“三联疗法”治疗神经根型颈椎病临床经验［J］．吉林中医药，2023，43（6）：665-668.

[12] 马星星，刘俊锋，张卫华．张卫华运用尺胫针疗法结合“点面对应手技法”治疗寰枢关节失稳经验［J］．山东中医杂志，2020，39（09）：976-978.

[13] 杨欢，张卫华．张卫华教授推拿治疗寰枢关节半脱位经验［J］．现代中医药，2018，38（2）：6-8.

[14] 柴粉霞，张卫华．张卫华教授应用尺胫针疗法治疗颈型颈椎病临床经验［J］．现代中医药，2017，37（2）：1-2.

[15] 张宁，张卫华．张卫华诊治寰枢关节半脱位经验［J］．浙江中医药大学学报，2017，41（2）：165-167.

[16] 曹雪，张卫华，郭新荣，等．尺胫针疗法的操作及其特点［J］．山东中医杂志，2015，34（07）：519-521.

[17] 曹雪．尺胫针疗法治疗痛症机理探析［J］．陕西中医，2015，36（07）：893-894.

[18] 张卫华，刘彦丽，雷寿清，等．尺胫针刺激点探析［J］．中国中医基础医学杂志，2014，20（3）：362-363.